LE LIVRE DE LA GARDE-MALADE

DU MÊME AUTEUR :

La diphtérie. — Études cliniques précédées d'une préface du professeur Grancher. (1 vol., Doin, éditeur, Paris 1888.) Édition épuisée.
Ouvrage couronné par l'Académie de Médecine (Prix Saint-Paul, 1889.)

Des concrétions fibrineuses des bronches dans la pneumonie (Thèse de Paris, 1872).

Observation d'expectoration albumineuse d'abondance extrême, provenant par accès en dehors de toute pleurésie (*Gazette des Hôpitaux*, 1874).

Syphilis viscérale, accidents au cœur et au foie (*Bulletin de la Société de Médecine d'Indre-et-Loire*, 1877).

Intoxication saturnine par les pompes ordinaires ; expertise médico-légale (*Bulletin de la Société de Médecine d'Angers*, 1879).

Embolies pulmonaires répétées et considérables après accouchement ; phlegmatia ; guérison (*Bulletin de la Société de Médecine d'Angers*, 1882).

Note sur une application de la méthode antiseptique à l'angine couenneuse et au croup (*Bulletin de la Société de Médecine d'Angers*, 1883).

Croup, méthode antiseptique (*Gazette des Hôpitaux*, 1884-1885-1886).

De la médiastinite consécutive à la trachéotomie (*Gazette hebdomadaire de Médecine et de Chirurgie*, 1884).

Un cas de paralysie pseudo-hypertrophique ou scléromyose considérable (*Bulletin de la Société de Médecine d'Angers*, 1887).

Note relative à la contagion de l'érysipèle (*Revue générale de Clinique et Thérapeutique*, 1888).

Considérations pratiques sur un cas de hernie crurale étranglée et sphacelée. — Anus contre nature opéré et guéri (*Bulletin de la Société de Médecine d'Angers*, 1889).

De la dilatation forcée de la glotte dans le croup (*Bulletin de la Société de Médecine d'Angers*, 1890).

Croup et laryngite striduleuse ; diagnostic et traitement (*Revue générale de Clinique et Thérapeutique*, 1891).

Considérations sur l'empyème (*Bulletin de la Société de Médecine d'Angers*, 1892).

Observation de somnambulisme spontané avec fascination. — Publiée dans l'ouvrage du Dr Mesnet : *Somnambulisme provoqué et fascination*, 1893).

Incident dans une kélotomie : considérations pratiques (*Bulletin de la Société de Médecine d'Angers*, 1894).

A propos du traitement ambulatoire des fractures de jambe (*Revue générale de Clinique et Thérapeutique*, 1895).

Communication au congrès de Médecine de Bordeaux sur la dilatation forcée de la glotte dans le croup. 1895.

Cotylédons excentriques, erratiques ou isolés (*Archives médicales d'Angers*, 1897).

Le Ver de Guinée (*Archives médicales d'Angers*, 1902).

LE LIVRE ILLUSTRÉ

DE LA

GARDE-MALADE

VÉRITABLE

Manuel des Mères de Famille

PAR

Le Docteur RENOU
(de Saumur)
Membre correspondant de l'Académie de Médecine

QUATRIÈME MILLE

PARIS
SOCIÉTÉ FRANÇAISE D'IMPRIMERIE ET DE LIBRAIRIE
15, rue de Cluny, 15

SAUMUR
C. CHARIER, Éditeur

*a**

TABLE DES MATIÈRES

PREMIÈRE PARTIE

Notions générales. — Anatomie et physiologie élémentaires. — Les microbes. — L'antisepsie et l'asepsie. — Les plaies. — Accidents et complications. — La garde-malade en chirurgie.

CHAPITRE PREMIER

LA GARDE-MALADE

CHAPITRE II

IMPORTANCE DES DÉCOUVERTES DE PASTEUR

CHAPITRE III

LES PLAIES

CHAPITRE IV

ACCIDENTS DES PLAIES

CHAPITRE V

LES HÉMORRHAGIES. — L'HÉMOSTASE. — HÉMORRHAGIES DES MUQUEUSES

CHAPITRE VI

CERTAINS PANSEMENTS. — CERTAINES PLAIES

CHAPITRE VII

LA GARDE-MALADE EN CHIRURGIE

DEUXIÈME PARTIE

L'arsenal de la garde-malade. — Soins usuels — internes et externes.

CHAPITRE VIII

LES SOINS GÉNÉRAUX

CHAPITRE IX

LA MÉDICATION INTERNE

CHAPITRE X

MÉDICATION INTERNE. — DIFFÉRENTES VOIES D'ABSORPTION

CHAPITRE XI

MÉDICATION INTERNE. — L'ALIMENTATION. — LES RÉGIMES

CHAPITRE XII

LA MÉDICATION EXTERNE. — LOCALE. — MÉTHODE ÉMOLLIENTE.

CHAPITRE XIII

MÉDICATION EXTERNE LOCALE. — LA RÉVULSION

CHAPITRE XIV

MÉDICATION EXTERNE LOCALE. — LE MASSAGE

CHAPITRE XV

MÉDICATION EXTERNE LOCALE. — SOINS AUX MUQUEUSES. — L'IRRIGATION

CHAPITRE XVI

LA MÉDICATION EXTERNE GÉNÉRALE : LES BAINS. — LA RÉFRIGÉRATION — L'HYDROTHÉRAPIE

CHAPITRE XVII

LA MÉDICATION GÉNÉRALE. — L'ÉMISSION SANGUINE

CHAPITRE XVIII

LES PREMIERS SOINS

TROISIÈME PARTIE

La garde-malade en médecine. — Notions premières sur les maladies les plus communes, leur prophylaxie, leur traitement.

CHAPITRE XIX

LA MALADIE EN GÉNÉRAL

CHAPITRE XX

LES MALADIES INFECTIEUSES A SIÈGE ET DÉVELOPPEMENT INTESTINAL

CHAPITRE XXI

LES MALADIES INFECTIEUSES A SIÈGE ET DÉVELOPPEMENT BUCCO-PULMONAIRE

CHAPITRE XXII

MALADIES INFECTIEUSES A SIÈGE ET DÉVELOPPEMENT EXTÉRIEUR OU CUTANÉ

CHAPITRE XXIII

DU REFROIDISSEMENT COMME CAUSE DES MALADIES

CHAPITRE XXIV

SOINS DANS LES MALADIES DU SYSTÈME NERVEUX

QUATRIÈME PARTIE

Soins à la jeune mère. — Soins au nouveau-né.

CHAPITRE XXV

SOINS A LA JEUNE MÈRE

CHAPITRE XXVI

LES SOINS AU NOUVEAU-NÉ

CHAPITRE XXVII

L'HYGIÈNE DU NOURRISSON

PREMIÈRE PARTIE

Notions générales
L'Anatomie et la Physiologie élémentaires
Les Microbes
L'Antisepsie et l'Asepsie
Les Plaies, Accidents et Complications
La Garde-Malade en Chirurgie

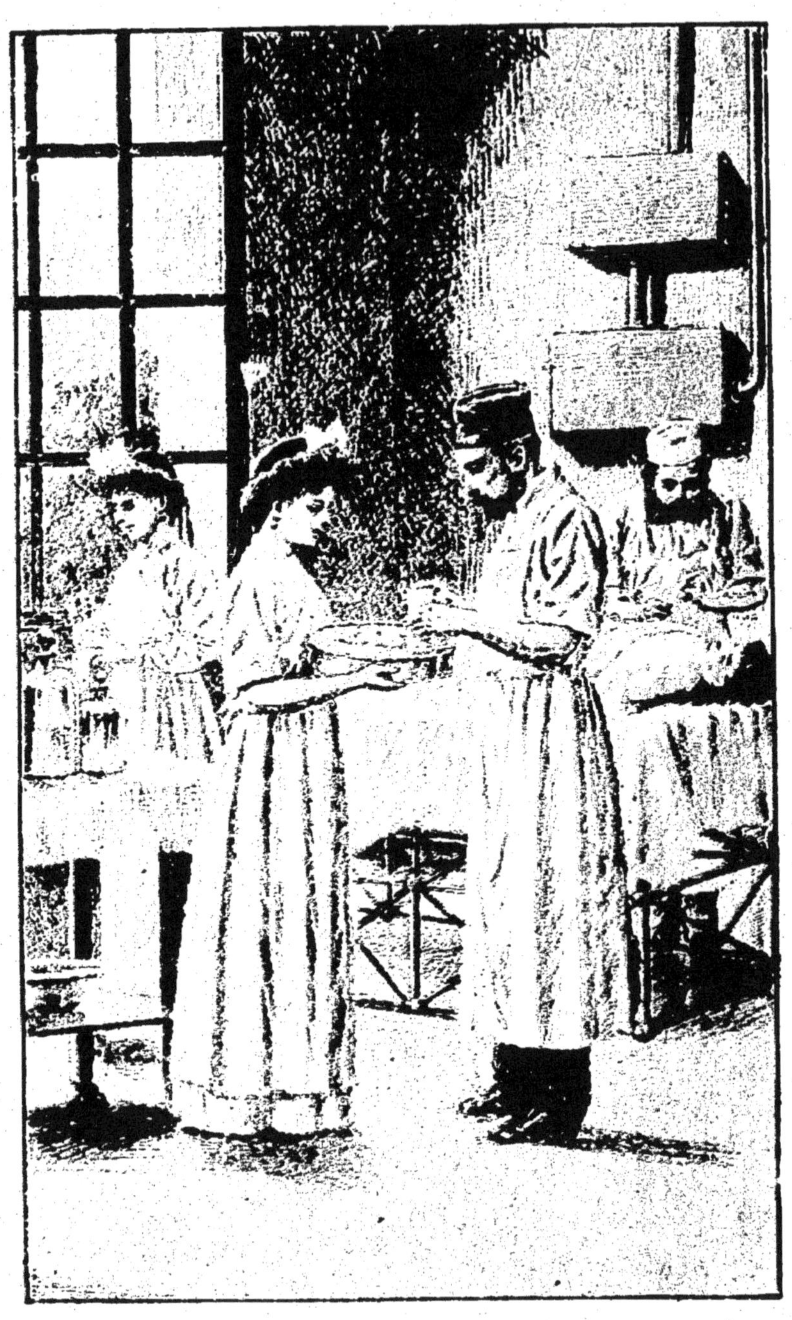

L'INFIRMIÈRE EN FONCTION

CHAPITRE PREMIER

La garde-malade — improvisée — professionnelle. — Ses qualités morales : — instruction — subordination — calme — discrétion. — Ses qualités physiques. — Son rôle en général moral et social.
L'anatomie et la physiologie élémentaires.

Lorsque la maladie vient, comme a dit un poète, s'asseoir au foyer familial, immédiatement la garde s'organise et la lutte commence. L'improvisation de ce rôle si considérable de garde-malade, — quelles que soient les qualités d'intelligence et de cœur, quelles que soient, d'autre part, les qualités physiques de délicatesse, de force, d'endurance de celles qui le prennent, — est pleine d'écueils. Savoir d'abord ce qu'il ne faut pas faire, et savoir bien faire ce qu'il faut, est chose beaucoup plus difficile qu'on ne le pense. Et, quand on ne sait pas, le dévouement le plus absolu, l'abnégation poussée jusqu'à l'héroïsme, l'esprit de sacrifice le plus affectueux et le plus complet, restent stériles. La garde improvisée.

C'est donc un honneur très lourd d'être garde-malade, comme d'être médecin, et la somme de connaissances, toujours perfectibles, que ces situations comportent est infinie.

En revanche, il n'y a rien au monde qui vaille le bonheur de soulager ceux qui souffrent, de voir sortir la guérison de son intervention et de ses soins, de lutter pas à pas contre la mort qui menace, et, quand elle vient, malgré tout, de rendre plus doux le dernier sommeil. Quelqu'un a dit : supprimer la douleur est œuvre divine ; c'est vrai.

On ne s'improvise pas garde-malade. Il arrive tous les jours que le médecin utilise autour de son patient les dévouements intelligents qu'il y trouve, Dieu merci, souvent. Ce sont des suppléances, efficaces et suffisantes dans beaucoup de cas. Pour une bataille âpre et prolongée rien ne remplacera, au point de vue de la marche et de l'issue de la lutte, de l'efficacité des moyens à employer, la garde professionnelle instruite.

La professionnelle.

C'est pour son instruction que ces pages sont écrites. Puissent-elles empêcher bien des tâtonnements, bien des expériences nuisibles dont j'ai été souvent le témoin attristé, et lui donner une autorité, un prestige qui est un élément de succès !

La vulgarisation scientifique dans l'ordre médical me paraît être chose toujours bonne. Elle l'est d'autant plus que, depuis quelque temps, une véritable transformation s'est opérée en médecine. Il y a, comme dans la religion, un ancien et un nouveau testament, et entre les deux un véritable messie, qui est Pasteur. Une évolution s'est faite qu'il faut connaître, qu'il faut suivre dans les interprétations et dans les moyens. On ne soigne plus, on ne doit plus soigner comme il y a vingt ans. Les retardataires sont coupables. De même, il n'est pas douteux que dans vingt ans encore ce qui est admis et consigné ici comme vrai, comme un fait de pratique définitivement établi, ne soit en plusieurs points vieilli et remplacé, ce qui prouve qu'on est toujours écolier et par conséquent que l'enseignement est toujours à reprendre.

Ses qualités morales. La vulgarisation médicale scientifique.

L'aide-médecin, ou la garde-malade instruite, devrait être un apôtre de premier ordre de la vulgarisation scientifique. Elle est entre le malade et le médecin un intermédiaire souvent consulté. Lorsqu'elle se gourme dans une autorité qu'elle n'a pas, mais qu'elle s'attribue, elle fait œuvre malsaine et inintelligente. Elle ne diffère en rien de cette pléiade de gens qu'on a classés sous le nom générique de « forbans de la médecine », empiriques, rebouteux, juges à l'eau, médecins à réclame, voyageurs diplômés ou non, pharmaciens de la 4e page, vendeurs de spécifiques à tous les maux, exploiteurs de la crédulité et de l'ignorance humaines, très grandes pour ce qui regarde la santé et la vie. C'est même une chose étrange, qu'on s'éclaire et qu'on enquête beaucoup moins pour obtenir un soulagement que pour une affaire d'intérêt, qu'on livre plus facilement son existence que sa bourse. Une garde instruite restera dans son rôle, que nous avons représenté assez grand et assez difficile; elle saura où s'arrête sa compétence, elle empêchera ceux qu'elle approche de dévier vers des gens et d'employer des moyens qui leur seraient aussi préjudiciables qu'une expectative trop prolongée. Sa direction peut sou-

Direction. vent rendre plus de service que ses soins, les explications qu'elle pourra fournir seront une diffusion scientifique utile, elles lui feront conquérir l'autorité qu'elle peut avoir ; mais cette autorité ne devra jamais s'élever contre celle du médecin.

Subordination au médecin. La subordination absolue est le premier devoir de la garde.

Elle sera donc instruite ; ce que nous avons dit et surtout ce que nous dirons en établit l'importance ; elle sera subordonnée ; elle aura ou elle acquerra l'esprit d'observation. « Il y a un don spécial d'observation qui fait que l'on remarque chez les gens, « sans effort, ce qui se passe en eux, aussi bien au « moral qu'au physique. En ceci on rencontre beaucoup de nuances. Chacun a des yeux, des oreilles, « de l'odorat, du goût et du toucher, et cependant « chacun ressent difficilement les mêmes impressions perçues. L'esprit d'observation, plus ou « moins développé, peut s'accroître en l'exerçant « et en le dirigeant; il est indispensable de lire dans « les yeux l'expression du malade, le désir ou la « souffrance qu'il peut avoir, et savoir rendre « compte de tout au médecin. » (Billroth.)

L'esprit d'observation.

Le calme. Une qualité non moins importante d'une garde est le calme, qui est, comme la précédente, partie un don naturel, partie le fait d'une conquête sur soi-même. La nature la plus passionnée, la plus vibrante, peut arriver à ce calme, mélange de douceur, de patience, de bonté, d'effacement et de silence voulus, qui permet d'être toujours en possession de ses moyens et met sur la physionomie un masque sur lequel le malade anxieux ne lit que la confiance et la sympathie. L'écueil serait une froideur, une indifférence, aussi redoutables que l'emballement et l'agitation. Le masque dont nous parlions tout à l'heure doit être souriant. Une expression un peu gaie, à l'occasion, est plus agréable à celui qui souffre que l'air renfrogné, prude, mystique, de certains visages.

La discrétion

Enfin, une dernière qualité morale que nous demandons à la garde est la discrétion. Être à sa place, dans son rôle, sans être importune près de son malade, s'effacer près de son entourage et vis-à-vis des familles dans lesquelles elle porte successivement ses soins, se rappeler qu'elle est comme le médecin, comme le prêtre, tenue à un véritable secret professionnel. Elle a pu surprendre ou s'entendre confier, dans un intérieur, des choses qui doivent y rester. La garde-malade gazette est un être dangereux et détestable. Or, c'est la tendance naturelle de tout malade de s'informer si on a vu un cas comme le sien, où on l'a vu, comment cela s'est passé, ce qui est arrivé au cours de la maladie. Une garde avisée répondra d'une façon générale et arrêtera où il faudra, délicatement, les interrogations.

Qualités physiques.

Instruite, dévouée, observatrice, calme, discrète, consciencieusement obéissante et subordonnée au médecin : voilà ce que sera au moral une garde.

Physiquement, elle sera forte; c'est une rude vocation que la sienne, la force est nécessaire, et la force suppose la jeunesse qui est aussi le temps du dévouement facile. On est jeune de vingt à quarante ans. Elle devra veiller à sa force, par conséquent à son estomac. Sa nourriture sera substantielle, ses repas réguliers, le jour, et la nuit plus fréquents, moins copieux.

Nous aurons l'occasion d'insister en détail sur la propreté qu'elle aura pour elle-même, pour son malade, la chambre, le lit, suivant les circonstances et suivant les maladies.

Elle veillera à avoir une somme de repos et d'aération suffisante au bon entretien de sa santé. Les malades et leur entourage ont quelquefois un égoïsme et des exigences à travers lesquels elle frayera doucement son chemin.

Son rôle moral et social.

C'est avec cet ensemble de qualités morales et physiques dont nous terminons ici la pâle énumération qu'une garde-malade peut avoir dans la vie sociale un rôle que nous avons dit être très considérable et très important, tout modeste et effacé qu'il semble. Elle a d'abord en elle-même, en plus de ce qu'elle peut acquérir pour sa perfection, des ressources qui relèvent de son cœur de femme, où elle trouvera toujours pour le malheur des délicatesses de soins, d'attention, des mots de consolation et d'encouragement qui valent bien des remèdes. Il n'y a pas de souffrance qui n'éveille en elle l'instinct de la maternité, et n'en ouvre les trésors infinis. Et c'est avec des riens merveilleux qu'elle prend la confiance et la sympathie du malade, qu'elle le conquiert. Il arrive aussi que son rôle s'agrandit et que ses responsabilités s'accroissent : c'est lorsqu'elle est appelée avant l'arrivée du médecin à prodiguer les soins d'urgence. Elle devient plus qu'une aide. L'avenir du malade ou du blessé peut être entre ses mains et dépendre de la décision et des connaissances avec lesquelles elle abordera la situation. C'est là qu'une dose d'instruction, malheureusement très indéterminée, est indispensable. L'acquérir et la développer tous les jours est un devoir de conscience de la garde professionnelle.

Nous venons d'indiquer par un mot la vraie difficulté du travail que nous entreprenons ici après beaucoup d'autres auteurs. Cette difficulté est l'imprécision d'un programme d'études.

Pour les uns, le programme devra se limiter à la partie manuelle du rôle de la garde, exclure les développements scientifiques qui dépassent en général sa portée, supprimer toute théorie et codifier seulement la pratique, quelque chose comme le règlement du fantassin.

Le programme d'études.

Pour les autres, au contraire, une garde ne sera jamais assez documentée, assez cultivée, assez armée pour la lutte contre le mal qu'elle suit dans ses détails et heure par heure, loin de la direction du médecin, simple passager dans le drame. Dès lors, un cours complet de médecine et de chirurgie, à l'usage des familles, s'entasse en laborieux et ténébreux volumes.

Cette divergence de vues s'explique par deux raisons. La première est l'horreur, l'effroi qu'éprouvent ceux qui ont approfondi les difficultés de l'art de guérir, de se prêter à ces demi-instructions.

Effleurer une science ne donne que l'illusion qu'on la connaît. Notre société, a-t-on dit, meurt de pareilles illusions.

Toujours et partout mauvaises, les notions superficielles sont dangereuses en médecine, d'autant que nous sommes naturellement enclins à nous en contenter très facilement, à nous croire très vite et très volontiers médecins, à juger avec une désinvolture surprenante les maladies et les médications. La conclusion est qu'on ne saurait jamais assez s'instruire, par conséquent jamais assez enseigner.

La seconde raison est que le rôle, qu'on peut appeler scientifique, de la garde-malade, est resté trop vaguement défini. On n'est pas garde-malade pour une simple assistance près de ceux qui souffrent. L'idée du médecin, réalisée en moyens d'action par le pharmacien, aboutit pour la mise en œuvre à la garde. Le traitement est entre les mains de la garde, dont le dévouement ne suffira jamais s'il n'est guidé par l'intelligence. Ni femme de chambre, ni doctoresse, elle est à un degré de la hiérarchie médicale. Elle ne peut bien faire sans comprendre ce qu'elle fait, en connaître la portée, les résultats, les inconvénients, les indications. Sentinelle à un poste périlleux, elle a charge de dépister l'accident, d'empêcher la surprise, d'appeler à temps le secours. Encore faut-il que de l'accident et de la surprise possibles elle soit prévenue. Et si telle urgence, plus fréquemment observée par elle que par qui que ce soit, la trouve prête, quels services ne rendra-t-elle pas ? C'est l'aide-malade, c'est l'aide-médecin. Combien de pauvres gens meurent, non pas seulement dans l'isolement de la campagne, mais partout, parce qu'il ne s'est pas trouvé près d'eux, à un moment donné, pour parer à une toute petite chose devenue mortelle, ou pour appliquer telle médication qui eût sauvé, une garde-malade instruite !

N'est donc pas qui veut garde-malade. Pourra l'être une personne intelligente, préparée par une instruction première aux études spéciales que nous exigerons d'elle. La vocation ou la nécessité aidant, ces personnes-là se rencontrent dans toutes les catégories sociales, sous le vêtement laïque comme sous le costume religieux. Il est toutefois hors de doute que l'amour d'une mère de famille, et l'idéal qui explique et illumine la vie d'une religieuse, sont des stimulants que rien ne peut remplacer. De là l'intérêt qui s'attache en général aux choses de la médedecine et à des œuvres de vulgarisation médicale comme celle-ci.

Le programme d'études qui fait le plan de ce livre, et qu'il nous faut présenter dans ses grandes lignes, s'efforcera de n'être ni trop étroit ni trop chargé, de ne contenir en théories que ce qui est nécessaire pour éclairer la pratique vers laquelle tout converge, d'être conforme enfin au rôle de la garde tel que nous le comprenons et venons de l'exposer tout à l'heure.

L'anatomie et la physiologie élémentaires.

S'occuper du corps humain sans en connaître la *structure* et le *fonctionnement* serait un non-sens. *L'anatomie* et la *physiologie* élémentaires forment donc une des bases de l'instruction de la garde-malade.

Fallait-il la lui apporter ici même, et grossir ce manuel de descriptions qu'elle se procurera facilement, en dehors même des leçons qu'elle entendra, dans un grand nombre de livres classiques ? Nous ne l'avons pas pensé et croyons suffisant de guider ses recherches par un *plan d'études* qu'elle trouvera à la fin de ce volume. Beaucoup de détails relatifs à cette science du corps humain lui seront enseignés ou rappelés avec les procédés de traitement que nous aurons à lui exposer.

Microbiologie. Une autre base de l'instruction de la garde-malade est la connaissance des infiniment petits, ou microbes (microbiologie), qui sont la cause principale, sinon unique, de toutes les maladies. Nous donnerons à cette question le développement que comporte son importance.

La garde en chirurgie. Eclairée sur ces deux points : l'anatomie et les microbes, la garde est en mesure de comprendre tout ce qui intéresse sa fonction dans les lésions extérieures, les plaies, leurs complications, la chirurgie, le pansement, l'antisepsie et l'asepsie.

Puis, initiée ainsi déjà à un assez grand nombre de maladies, d'accidents et de procédés de lutte, nous la conduirons dans ce que nous appelons l'*arsenal*, lui montrant les armes dont elle aura à se servir en thérapeutique interne, externe, générale et locale, les premiers soins dans tous les cas urgents.

La garde en médecine. Elle est dès lors toute prête à son rôle en *médecine*. Les maladies infectieuses, leur traitement, les mesures de préservation qu'elles comportent, l'obligent à la pratique de moyens précédemment étudiés.

L'histoire sommaire des maladies, aiguës ou chroniques, lui apprend les accidents qu'elle aura à prévoir, les difficultés à surmonter, la mesure et les limites de son action.

La garde des jeunes mères et des nouveau-nés.

Une des assistances les plus importantes d'une garde est celle qu'elle donne aux jeunes mères et aux nouveau-nés. Nous avons eu garde d'en omettre l'étude, et c'est par là que se termine ce livre où nous avons travaillé à être clair (1) et, suivant une phrase célèbre, « pris le temps de faire court ».

(1) Un dictionnaire placé à la fin du volume donne la définition des mots scientifiques qu'il a été indispensable d'employer et qu'il est indispensable de connaître.

CHAPITRE II

Importance des découvertes de Pasteur. — Le microbe — sa structure — sa forme — sa reproduction — sa résistance et sa culture — ses excrétions et sécrétions.
Le microbe dans l'air — le sol — sur la peau humaine — les muqueuses — l'organisme — ses voies de pénétration.
Le terrain — immunité naturelle ou acquise. — Vaccin et sérothérapie. — Phagocytose. — Contagion. — Infection. — Epidémies. — Endémies. — Les principaux microbes.

Découvertes de Pasteur

Le royaume des infiniment petits, soupçonné et entrevu depuis longtemps, a été découvert et exploré par Pasteur. C'est la plus grande de nos gloires nationales. Pratiquement, quiconque s'occupe des choses de la vie, de la maladie ou de la santé, de l'hygiène, a le devoir de connaître les découvertes et les méthodes qui ont donné aux sciences médicales une base nouvelle, certaine et expérimentale.

leur importance.

Il faudrait, disait Nélaton, élever une statue d'or à celui qui trouvera d'où vient le pus et comment le supprimer. C'est fait. L'agent de la suppuration des plaies, l'agent de la contagion des maladies, l'agent de toutes les infections et de toutes les fermentations, c'est l'infiniment petit — le microbe. Il est dans l'air, dans l'eau, dans le sol, dans toute substance transformable, dans tout milieu.

Le microbe.

Qu'est-ce que le microbe ? un animalcule ou un végétal ? — Très peu de ces êtres microscopiques sont rangés parmi les animalcules protozoaires, infusoires, tel celui de la malaria (fièvre intermittente), inoculé par les piqûres de moustiques ; presque tous sont regardés comme des végétaux. Ils sont tellement nombreux sur toute chose, et en toute chose, qu'il n'y aurait de vie que pour eux s'ils étaient tous malfaisants. Il n'y a que certaines espèces, *microbes pathogènes*, qui soient la cause, la graine, des maladies infectieuses. Les autres sont *utiles* : microbes des fermentations, ou *indifférents*, peut-être parce qu'on ignore leur rôle.

Un microbe est adulte, arrivé au maximum de son développement, alors on dit que c'est une *thalle*. — Il est à l'état embryonnaire : c'est le *corpuscule-germe*, ou *spore*.

Structure.

Un globule sanguin mesure 7 millièmes de millimètre, un microbe adulte, ou thalle, mesure de 2 dix-millièmes à 2 millièmes. Il est composé d'une enveloppe, d'une substance nucléaire (sorte de noyau), d'un protoplasma qui est une partie en apparence liquide. — Quelques microbes ont leur enveloppe recouverte de *cils vibratiles*, espèces de rames à l'aide desquelles ils se déplacent avec rapidité.

Forme.

Ils sont de forme sphérique : le coccus ou microcoque — de forme cylindrique, droite comme un bâtonnet : la bactérie — de forme cylindrique courbe : une virgule, un accent aigu, un accent circonflexe, un S majuscule, un tire-bouchon.

Reproduction scissipare. Ils se reproduisent par scissiparité et sporulation. La scissiparité est le partage du microbe en deux ou plusieurs parties, formant chacune aussitôt un organisme nouveau et complet. Davaine a compté qu'une bactérie charbonneuse introduite dans le sang d'un homme pouvait produire au bout de 72 heures 71 milliards de bactéries, par scissiparité.

Sporulation résistance. Le corpuscule-germe ou spore est une véritable graine issue de la thalle. Ces spores sont d'une résistance incroyable au froid, au chaud, aux agents chimiques, aux antiseptiques. Le froid à 250° sous zéro n'empêche pas leur puissance germinative, dès qu'ils sont remis en milieu favorable. Il faut 115 à 125 degrés de chaleur pour les tuer. Quant aux substances antiseptiques, beaucoup arrêtent leur germination, arrêtent le développement et la vitalité des germes, sans les tuer. Exception faite pour le sublimé, qui à 1 gr. pour 1000 tue en 8 secondes la plupart des microbes, en quelques minutes les spores.

Culture. On cultive chaque microbe après l'avoir isolé dans un milieu qui est favorable à son développement. Beaucoup ont leurs préférences. C'est souvent le bouillon de bœuf, de veau, de poule, la gélatine peptonisée, la pomme de terre, l'agar-agar, la gélose, le sérum de sang humain ou animal, l'eau salée et peptonisée, la glycérine, en général les milieux alcalins. Les acides leur sont défavorables, ce qui explique l'antisepsie de l'estomac.

Comme tout organisme vivant, non seulement ils absorbent, mais ils excrètent. Ces excrétions se nomment *ptomaïnes*. Ils *sécrètent* aussi, comme nos glandes à nous sécrètent ; cette sécrétion, souvent très dangereuse, s'appelle *toxine*. On sait que le microbe de la diphtérie empoisonne l'organisme humain par ses toxines, et non par sa pullulation comme la bactérie du charbon. Excrétions. Sécrétions.

Les infiniment petits ont leurs couleurs : le rouge, le jaune, le bleu (le pus bleu est le fait du bacille pyocyanique), le violet, le vert. Ils développent de même une fluorescence, une phosphorescence comparable à celle des vers luisants. Il y avait à l'Exposition dernière des veilleuses à lumière douce, faite par la phosphorescence de cultures microbiennes. Couleurs, phosphorescence.

Très curieuse aussi cette propriété de la plupart des microbes de liquéfier par leurs sécrétions les substances albuminoïdes, ce qui arrive pour le microbe du fromage, du lait, du suc de canne qui le change en sucre. Peptonisation

On étudie les microbes : 1° en les examinant au microscope, après ou sans coloration par l'aniline, la fuschine, le bleu de métylène, etc. ; 2° en les cultivant, c'est-à-dire, en semant un microbe dans un milieu favorable, bouillon de culture dont nous avons déjà parlé. Ce milieu a été préalablement aseptisé pour qu'il n'y ait aucun mélange de microbes possible. Il est placé dans une étuve à 33°-38° et attend la germination ; 3° un autre moyen d'étude est l'inoculation des microbes ou de leurs toxines à des animaux ensuite sacrifiés, quand la culture s'est Modes d'étude.

mise au point dans leurs tissus et leur sang. On pulvérise les liquides infectieux dans leur cage ; on injecte dans la trachée, dans l'estomac ; on ensemence leurs aliments et leurs breuvages ; on injecte leur sang par vaccination, ou injection sous-cutanée, dans leur plèvre, leur péritoine, leur cerveau, leurs veines.

Microbes de l'eau.

L'eau de source qui sort du sable ou du rocher est sans microbes. L'eau distillée en contient d'assez rares. Il y en a 248.000 par litre dans l'eau de pluie, 80 millions dans l'eau d'égout, 4.800.000 par litre dans l'eau de Seine au-dessus de Paris, et 12.800.000 au-dessous. L'eau dite potable ne contient que 500.000 germes par litre. L'eau est le véhicule du germe de la fièvre typhoïde (b. d'Eberth), du germe du choléra (b. virgule de Koch) et du bacille commun du côlon, tous les trois pathogènes, et par conséquent dangereux. On suit par l'eau potable contaminée la propagation de la fièvre typhoïde, du choléra et des infections intestinales dues au bacille du côlon.

Microbes de l'air.

L'air est pur sur les mers à une assez grande distance de la terre et dans les altitudes à 2.000 mètres. Mais plus on s'éloigne de ces milieux pour arriver à l'entassement humain, plus l'air s'emplit de micro-organismes et de moisissures. Une salle d'hôpital en contient 10 à 15.000 par mètre cube. On admet que l'air expiré, même par une bouche de malade, est stérile, et que l'air n'est pas le véhicule commun de la contagion, mais plutôt les contacts.

Microbes du sol.

C'est sur le sol et dans le sol que se gardent et pullulent les germes « Sur le sol, la poussière

« en est pleine Semée sur une plaie, cette pous- « sière engendre, dit G. Roux, toutes les complica- « tions immédiates ou secondaires qui autrefois « rendaient si graves et si souvent mortelles les « interventions chirurgicales : érysipèle, phlegmons, « septicémies, pyohémies, pourriture d'hôpital, « etc... » Sur d'autres terrains de culture, nos muqueuses, par exemple, ne sait-on pas aujourd'hui que la poussière des crachats desséchés de tuberculeux, greffe chez des prédisposés, pour un simple rhume ou une bronchite légère, cette épouvantable maladie? Aussi le balayage et l'époussetage à sec sont-ils partout à proscrire de la façon la plus énergique. C'est le moyen le mieux trouvé de souiller l'air et les vêtements. La traine des robes est un balayage. Une mère de famille peut, avec elle, rentrer à la maison bien des germes que recueilleront peut-être les enfants. Les longues manches sont un époussetage. Il faut l'écrire, sans grand espoir d'être lu.

sa surface, ses poussières.

Par gramme de terre à la surface gazonnée du parc de Montsouris, 900.000 bactéries. Dans la terre d'un champ cultivé près de Turin, 11.000.000. Dans la boue des rues de Turin, 78.000.000.

Le sol.

A mesure qu'on creuse, le nombre diminue. A 4 ou 5 mètres, il n'y a plus de microbes *aérobies* (1), dont les pathogènes sont : le staphylocoque doré,

Aérobies.

(1) Microbe à qui l'air est nécessaire pour vivre et se développer. — Anaérobie : microbe qui vit sans le secours de l'air.

le streptocoque, le bacille d'Eberth, le bacille du côlon, le bacille du charbon.

Anaérobies. Plus profondément sont les *anaérobies* : le bacille septique, le bacille de Nicolaïer ou tétanique.

En inoculant à des animaux de petites quantités de terre, on les tue : par tétanos, septicémie gangréneuse, et des infections mixtes dues aux associations microbiennes. Une plaie souillée de terre est donc à désinfecter avec le plus grand soin.

La peau. D'après ce que nous avons dit, la peau reçoit de l'air, de l'eau, des contacts, des poussières, quantité de microbes. Essenberg en a trouvé 25 espèces, dont 12 pathogènes, et six variétés de champignons parasites. Ils sont à la surface, sous les couches épidermiques, dans les pores, dans les glandes sébacées, dans les poils.

Les matières grasses, la peau huileuse, gardent et favorisent les éclosions microbiennes. Aussi est-il à remarquer que les peaux grasses sont précisément les peaux à boutons, à éruptions pustuleuses, celles où l'inflammation se loge et s'inocule à propos de la moindre érosion. Quand une glande sébacée est pleine de germes, un simple frottement les fait pénétrer. Frotter la peau avec un liquide de culture du microbe orangé fait naitre aussitôt des pustules et des furoncles.

On voit qu'on n'a jamais assez de précautions pour les soins à la peau, et que la toilette chirurgicale des mains et du champ opératoire ne saurait jamais comporter trop de détails antiseptiques.

Muqueuses. Sur notre revêtement interne : la bouche, les

fosses nasales, les organes génitaux, l'intestin, la muqueuse pulmonaire, la flore microbienne n'est pas moins luxuriante.

Le sang.

Sous la peau et sous les muqueuses, nos tissus, notre sang, pour peu que nous soyons en santé, ne contiennent aucun germe.

Voies de pénétration dans l'économie.

Le microbe entre toujours en nous par effraction, par une infidélité, si petite qu'elle soit, de notre revêtement interne ou externe : extérieurement les plaies petites ou grandes, une simple piqûre ; intérieurement les moindres modifications de l'épithélium muqueux : un rhume, une bronchite, un point d'entérite pour l'intestin.

Le terrain.

Une fois entré, il lui faut encore un terrain favorable. Et là se dresse devant nous ce grand problème des immunités. Qu'est-ce qui fait la résistance des uns à la contagion et la facilité des autres à la subir ? — Ce que nous savons : 1° c'est que l'âge, le sexe, la santé générale, les climats, les saisons, la race, l'hérédité, le surmenage, la misère physiologique, la mauvaise hygiène, les maladies antérieures, telles que la grippe, le diabète, l'albuminurie, une infection en cours, sont d'excellents facteurs de réceptivité ; 2° que du côté du germe, la nature du microbe, son espèce, sa quantité, sa virulence, son point d'inoculation, sont d'autres facteurs non moins importants.

Immunité acquise, vaccins.

Ce que nous savons encore, c'est que l'organisme qui a subi l'action d'un germe pathogène devient réfractaire à une inoculation nouvelle. La coqueluche vaccine contre elle-même ; le vaccin contre la variole ; tous les vaccins, de plus en plus nombreux depuis les découvertes de Pasteur, contre la maladie qui les concerne.

Sérothérapie. « Le génie de Pasteur a poursuivi avec une perspicacité merveilleuse la préparation du vaccin de toutes les maladies microbiennes, en se servant des sécrétions du microbe lui-même, *connu* ou *supposé*. Les virus atténués par le chauffage, la lumière, le vieillissement, ou préparés, exaltés par leur passage dans le sang de divers animaux, lapin pour la rage, cheval pour la diphtérie et la peste, etc., servent à préserver de leur maladie, ou à la guérir, s'ils sont administrés à temps. C'est une branche nouvelle de l'art de guérir qu'on appelle sérothérapie. Le sérum du sang des animaux, qui constitue le milieu de culture, est injecté à dose variable à ceux qu'on veut ou préserver ou guérir des maladies infectieuses. » (Vincent.)

Phagocytose. Enfin l'étude des moyens de défense de notre organisme contre les agents infectieux a amené la découverte de ce qu'on a nommé la *phagocytose*. Dès qu'une effraction est faite à notre revêtement, il se produit au point d'effraction, véhiculés par nos moyens circulatoires, une quantité, une barrière plus ou moins considérable, suivant la puissance individuelle, de globules blancs appelés *leucocytes*. Ces leucocytes englobent les germes, les isolent, les rendent inoffensifs. Ils sont alors éliminés par les voies habituelles : suppuration, sueurs, urines, excrétions intestinales. On connait les sueurs et diarrhées *critiques*ce ; sont des triomphes de l'organisme, que le médecin cherche et favorise dans toutes les maladies infectieuses.

Durée des germes.

La vie des infiniment petits est de durée indéfinie, surtout à l'état de spores. A l'état adulte ils prennent facilement la vie latente, le *sommeil*. Un peu d'humidité et de chaleur, et les voilà en fonction. La pullulation recommence avec ses excrétions et dangers, leur fonction, en un mot, car ils en ont une dans ce monde, où suivant la phrase célèbre, reprise par Pasteur, « rien ne se crée, rien ne se perd. »

Ce résumé de microbiologie rend très simples quelques définitions par lesquelles nous le terminerons.

Contagion.

La contagion est la transmission d'un germe à l'organisme par contact *médiat* ou *immédiat*.

Infection.

L'infection est l'action exercée sur l'organisme par la pénétration de ce germe.

Maladie infectieuse.

Une maladie infectieuse est le résultat de l'action du germe, ou de ses toxines, sur les différents organes, l'ensemble des symptômes développés par l'empoisonnement microbien.

Épidémie.

Lorsque l'infection s'exerce sur un certain nombre d'individus à la fois, c'est une épidémie.

Endémie.

L'endémie est l'infection qui dépend de causes locales. C'est la contagion sédentaire, tandis que l'épidémie est la contagion ambulante. L'une peut se transformer en l'autre et réciproquement.

La propagation suit toujours le mouvement de la population, les contacts, les moyens de transport.

Si le germe se propage par l'eau, l'infection et la maladie suivent le cours et l'emploi de l'eau, ce qui s'est constaté cent fois pour la fièvre typhoïde et le choléra.

Principaux microbes.

Les principaux microbes sont : 1° parmi les micro-coques ou microbes sphériques : le *staphylocoque* doré ou blanc, microbe de la suppuration. Il est le plus répandu, il est partout. En dérivent : l'abcès, le phlegmon, les furoncles, l'infection purulente, tout ce qui suppure.

Le *streptocoque* est aussi répandu ; il est la cause de l'érysipèle et de la péritonite puerpérale. On a contre lui le sérum de Marmoreck.

Le *pneumocoque* se trouve surtout dans la salive des gens, même bien portants. Un surmenage, ou un coup de froid, et il cause la pneumonie et la broncho-pneumonie.

2° Parmi les bacilles : celui de la tuberculose ou de Koch que les crachats sèment et que les poussières dispersent, se rencontre partout comme la tuberculose : le bacille de Lœffler (diphtérie), le bacille de la lèpre (Hansen), du charbon (Davaine), du tétanos (Nicolaïer), de la fièvre typhoïde (Eberth), bacille virgule du choléra (Koch), etc...

Les bacilles sont thalles et spores. Beaucoup sont à trouver, comme ceux de la rage, de la variole, de la rougeole, de la coqueluche, de la scarlatine, etc.

QUESTIONNAIRE

Qu'est-ce que Pasteur a découvert ?

Qu'est-ce que le microbe ? Division des microbes au point de vue de leur but.

Qu'est-ce qu'une thalle et un spore ? Grosseur et forme des microbes — leur structure.

Leur reproduction — leur résistance. — Culture des microbes.

Leurs excrétions et sécrétions — ptomaïne et toxine.

Comment étudie-t-on les microbes ?

Y a-t-il des microbes dans l'eau ? Dans l'air ? Dans le sol ? — Aérobies — anaérobies. — Sur la peau humaine ? — Les muqueuses ? Dans notre sang et nos tissus ?

Comment pénètrent-ils dans notre économie ?

Qu'est-ce qui fait de notre économie un terrain favorable à la culture des germes ?

Qu'est-ce que l'immunité ? Qui la donne ?

Qu'est-ce que le vaccin ? La sérothérapie ?

La phagocytose ?

Quelle est la durée des germes ?

Qu'est-ce que la contagion ?

L'infection ?

Une maladie infectieuse ?

Une épidémie et une endémie ?

Quels sont les principaux microbes connus ?

CHAPITRE III

LES PLAIES.

Définition, division — phénomènes qu'elles présentent — — conséquences pratiques. — La plaie terrain de culture et d'absorption.
Asepsie — antisepsie — méthode antiseptique.
Pansement d'une plaie — sec et humide. — Cicatrisation.

Définition. Une plaie est une solution de continuité accidentelle des tissus. Il peut y avoir plaie, c'est-à-dire rupture, sans rien d'extérieur, dans une fracture par exemple. Une plaie peut donc être *externe* ou *interne*. Elle est dite *pénétrante* si elle atteint une cavité naturelle : la poitrine, l'abdomen, une articulation.

Division. On classe les plaies d'après la cause productrice, de la façon suivante :

1° Par instruments tranchants. Toute la chirurgie entre dans cette partie.

2° Par instruments piquants : le coup d'épée, la piqûre d'injection sous-cutanée.

3° Par instruments contondants. Les plaies par arme de guerre, par coup de bâton, roue de machine, etc... Ce sont les plus communes.

4° Par arrachement. Les accidents de machine à battre en sont le type.

5° Par agents physiques : brulûre et froidure — par agents chimiques : acides, vitriol, vésicatoire.

Phénomènes que présente une plaie.

Une plaie, quelle qu'elle soit, donne toujours lieu à trois phénomènes : *douleur*, parce qu'il n'y a pas de rupture qui ne compromette des filets nerveux sensitifs ; *hémorrhagie*, parce qu'il n'y a pas de rupture de tissus sans rupture des vaisseaux sanguins qui nourrissent la région ; *écartement* plus ou moins considérable suivant la profondeur et les tissus, parce que tous nos tissus sont élastiques.

Conséquences pratiques.

Pratiquement, toute plaie comporte donc, d'abord 1° l'*hémostase* ou arrêt de l'hémorrhagie ; 2° le rapprochement des surfaces divisées qui devra faciliter la cicatrisation : c'est le plus souvent une *suture* qui est entre les mains du médecin ; 3° enfin, un *pansement* qui, fermant la plaie, soustrayant les filets nerveux au contact de l'air, empêchera la douleur dans les limites possibles.

De ces trois choses (la suture isolée) nous avons à étudier l'*hémostase* et le *pansement*, qui doivent être à la disposition de tous ceux qui s'occupent de secourir.

L'hémostase et les hémorrhagies obligent à des développements qui feront l'objet d'un chapitre spécial. Nous ne nous occuperons donc ici que du *pansement*, supposant l'hémorrhagie arrêtée par les moyens que nous indiquerons.

Il nous reste sous les yeux une surface étanche,

qu'il s'agit de mettre et de maintenir dans les meilleures conditions de réparation.

La plaie terrain de culture.

La première chose à laquelle on ait le devoir de réfléchir, c'est qu'on est en présence d'une surface recouverte d'une couche de sérum sanguin, qui offre le terrain de culture le plus favorable possible aux pullulations microbiennes. Celles-ci, outre le terrain, vont trouver le milieu de chaleur utile, et un organisme peut-être en dépression et en réceptivité. L'intoxication microbienne guette tout blessé : sa vie a une porte ouverte, par laquelle elle peut passer. La grandeur de cette ouverture importe peu. On meurt souvent d'une piqûre. D'où il résulte que ceux qui vont toucher à cette plaie ont une responsabilité énorme.

La plaie surface d'absorption.

De plus, une plaie est une surface d'absorption. Une quantité minuscule de morphine, de belladone, de strychnine, mise sur une plaie, donne immédiatement les symptômes de l'empoisonnement.

A la lumière de ces deux faits indiscutables, on est effrayé des fautes quotidiennement commises, de l'absence de précaution et de soins pour certaines plaies, de ce qu'on imagine pour en couvrir d'autres : les pommades aussi réputées que rances, les agglutinatifs de toute couleur et de toute malpropreté, les eaux et liquides cicatrisants, d'impureté infinie, même avec l'étiquette *antiseptique*.

Asepsie.

La grande préoccupation de quiconque approche une plaie doit être de se mettre en mesure de ne lui apporter aucun germe. C'est le fait de ce qu'on nomme l'*asepsie*. La *méthode aseptique* préside à toute intervention chirurgicale.

La seconde préoccupation doit être de détruire les germes que l'instrument producteur de cette plaie, ou les contacts qu'elle a subis, doivent ou simplement peuvent y avoir déposés. C'est l'*antisepsie*. Antisepsie.

La *méthode antiseptique* est l'union des moyens d'asepsie, c'est-à-dire de stérilisation de ce qui doit produire une plaie ou en approcher : mains du chirurgien, le champ opératoire, les instruments et objets de pansement ; et d'*antisepsie*, c'est-à-dire de destruction sur la plaie même des germes qui ont pu ou pourraient l'atteindre. Méthode antiseptique.

Voyons maintenant les moyens mis à notre disposition par la méthode antiseptique.

La main est par excellence l'agent des contacts, le point de notre surface qui peut le plus et le mieux recevoir et donner tous les germes. Sa propreté absolue a été l'objet d'une quantité de recherches et de contrôles. Voici comment se lave un chirurgien : Stérilisation des mains.

1° Ses ongles sont coupés au ras, il a nettoyé à la lime à ongles leurs contours.

2° Il brosse et lave pendant 2 à 5 minutes ses mains, ses ongles et ses avant-bras dans de l'eau bouillie aussi chaude que possible, savonneuse (1).

(1) Le savon le plus employé est le suivant : savon noir 800 gr, — alcool camphré, 200 gr. — On peut le rendre antiseptique en y ajoutant 1 à 3 gr. d'oxycyanure de mercure.

— Il brosse un doigt l'un après l'autre, en insistant sur les plis, les espaces interdigitaux, le bord et le contour des ongles.

3° Il fait un second lavage, brossage, savonnage.

4° On verse sur ses mains de l'alcool rectifié avec lequel il se frictionne.

5° Nouveau lavage à l'éther. Ces deux lavages ont pour but de dissoudre les matières grasses qui protègent, autour des orifices des glandes sébacées, les colonies microbiennes.

6° Il plonge ses mains et ses avant-bras dans la cuvette antiseptique : solution de sublimé, 1 gr. par litre ; ou d'oxycyanure de mercure, 1 à 3 gr. Cette dernière moins nuisible à l'épiderme.

Souvent alors le chirurgien procède à la toilette du champ opératoire de son malade. Puis, avant de prendre le bistouri, recommence pour lui-même un second lavage semblable au précédent.

Naturellement les mains ainsi stérilisées ne comportent aucun essuyage. Et si, avant ou au cours de l'opération, quelque attouchement d'un objet quelconque a lieu par inadvertance, immédiatement il repasse ses mains dans la solution antiseptique.

Du malade. La toilette de la région opératoire est faite de la même façon, les poils (très microbiens comme on le sait) sont rasés.

Instruments. Les instruments sont stérilisés par l'autoclave, le flambage, l'ébullition.

Objets de pansement. Les objets de pansement sont stérilisés par la chaleur et maintenus stérilisés, c'est-à-dire, soustraits à l'air et aux contacts, le plus possible.

En résumé, les moyens antiseptiques sont : la chaleur qui, comme nous l'avons vu, détruit sûrement bacilles et spores à 110-115°. En second lieu les substances chimiques reconnues microbicides, dont la meilleure est le sublimé, solution à un gramme pour mille grammes d'eau bouillie. Moyens antiseptiques.

Après le sublimé et d'emploi plus difficile il faut ranger l'acide phénique avec ses deux solutions classiques : solution forte 50 pour mille, solution faible 25 pour mille.

On utilise également le sulfate de cuivre à 5 gr., 10 gr., 25 gr. pour mille. Le sulfate de fer aux mêmes doses. L'application de ces antiseptiques est à peu près réservée aux objets, aux déjections, au nettoyage des vases et des planchers

L'acide borique est d'emploi très vulgaire à 30 pour mille, mais d'efficacité faible.

Sous la forme solide pulvérulente on utilise surtout le salol, le dermatol, l'aristol, l'iodoforme.

Si maintenant nous remettons une garde, ou le médecin (l'une n'est que la suppléance de l'autre et elle doit savoir pour ne pas être nuisible), en face d'une plaie dont l'hémostase est faite, et qu'il faut panser, voici comment elle se conduira : Pansement d'une plaie.

Elle se dira que la plaie devant laquelle elle se trouve est sûrement infectée: 1° par la cause, presque toujours contondante ; 2° par les contacts qu'elle a subis. Il n'y a que les plaies opératoires assez circonvenues pour avoir chance d'être stériles.

Elle se procurera, non pas tel ou tel remède réputé, mais des choses propres, de la propreté qu'elle comprend. Eau bouillie pour le lavage de la plaie et celui de ses mains.

Elle fera l'antisepsie de ses mains, l'antisepsie de la plaie, en se rapprochant dans la mesure possible du type que nous avons tracé.

Elle couvrira la plaie d'une substance propre, ouate stérilisée, mousseline stérilisée, poudre antiseptique: à défaut d'autre chose, linge bouilli imbibé d'eau bouillie, finalement d'une couche d'ouate maintenue par un bandage, une bande, un moyen de contention quelconque.

En un mot, un pansement : c'est l'antisepsie et la fermeture d'une plaie.

Le pansement chirurgical est sec, c'est-à-dire, la plaie faite par le chirurgien, maintenue aseptique et suturée, est simplement recouverte d'une mousseline aseptique, d'ouate aseptique, et d'un bandage contentif.

Pansement sec et humide.

Le pansement humide est le pansement des plaies infectées ou qui peuvent l'être : la compresse sèche est remplacée par une compresse imbibée d'une solution antiseptique : sublimé, acide phénique, eau bouillie faute de mieux, dont l'humidité est maintenue par l'apposition d'un taffetas imperméable, pardessus lequel ouate et bandage. C'est un bain antiseptique en permanence sur une plaie, qui devra être renouvelé, qui devra être surveillé, à cause de cette faculté d'absorption qui est celle des plaies. Les enfants s'empoisonnent très vite par l'acide phénique à la surface d'une plaie.

Comment se guérit une plaie.

Une plaie ne se guérit donc pas par tel ou tel

remède employé. L'agent de cicatrisation est en nous. L'important est de ne pas l'entraver, ce qui était le résultat infaillible de la plupart des procédés vantés autrefois. Une plaie guérit par l'apport des *leucocytes* que nous connaissons, et que notre organisme met à profusion sur toute solution de continuité. Une membrane se forme par leur agglutination : c'est ce qu'on appelait la lymphe plastique. Celle-ci s'organise, les petits vaisseaux y projettent leurs courbes. Elle devient consistante : c'est l'occlusion définitive, la cicatrice.

QUESTIONNAIRE

Qu'est-ce qu'une plaie ?
Comment divise-t-on les plaies ?
Phénomènes observés sur une plaie.
Pourquoi une plaie est-elle un terrain de culture ?
A-t-elle besoin d'être grande pour être dangereuse ?
Une plaie absorbe-t-elle ?
Qu'est-ce que l'asepsie ? — l'antisepsie ? — la méthode antiseptique ?
Comment stérilise-t-on les mains ?
Le champ de la plaie ?
Les instruments ?
Les objets de pansement ?
Quels sont les différents liquides antiseptiques ?
Leur valeur — leurs inconvénients ?
Les poudres généralement employées ?
Quelles sont les plaies stériles ? — Les plaies communes le sont-elles ?
Comment ferez-vous un pansement ?
Pansement sec — pansement humide ?
Comment se fait une cicatrice ?

CHAPITRE IV

ACCIDENTS DES PLAIES.

Infection immédiate ou secondaire — microbienne. — Suppuration — ses symptômes. — Phlegmon — infection purulente — le panaris – lymphangite — phlébite. — Erysipèle. — Associations microbiennes — Tétanos. — Symptômes généraux de l'infection.
Infection immédiate — plaies venimeuses — vipère — la rage — les piqûres.

Le rôle de la *garde-malade professionnelle* n'est pas seulement un rôle de surveillance éclairée et d'assistance. Plus à portée que le médecin, elle est souvent la première arrivée : c'est une « secouriste ». Surveillante, elle doit savoir les accidents possibles, leurs manifestations, pour les signaler à temps au médecin : secouriste, elle doit connaitre les premiers soins à apporter, ne pas nuire d'abord, et ensuite pourvoir à ce qui est urgent.

Accidents. C'est suivant cette conception que nous traitons des accidents des plaies, d'une façon qui pourrait sembler extraordinaire et qui n'est que pratique.

Ils viennent d'une infection immédiate ou secondaire. Les accidents consécutifs d'une plaie viennent uniquement des facultés qu'elle possède au plus haut degré, d'être un terrain de culture et d'absorption. Ils se résument dans un mot : l'infection.

L'infection est immédiate ou secondaire : immédiate, quand la cause vulnérante même offre à la plaie un virus, ce qui est le cas pour les blessures par armes empoisonnées, la rage, les morsures de vipère, certaines piqûres, la vaccination ; — secondaire, quand l'infection résulte de cultures microbiennes développées à la surface de la plaie et versant sur elle ou introduisant dans les vaisseaux béants des proliférations de germes ou leurs toxines.

Fréquence.

Ces dernières sont les plus fréquentes ; elles se rencontrent tous les jours. Leur fréquence est en proportion directe de ce que nous ont appris nos études sur les germes et leur diffusion autour de nous.

Suppuration.

Le premier ennemi d'une plaie est en effet le staphylocoque ou microbe de la suppuration. Il est si commun qu'on a longtemps considéré le pus comme une nécessité des plaies. On étudiait ses qualités, de bonne ou mauvaise nature, disait-on ; on décrivait le pus *louable*. Tous les efforts de l'antisepsie sont aujourd'hui dirigés contre la suppuration.

Symptômes.

Le premier effet de la présence de cet accident est l'inflammation. Rougeur de la plaie et de son contour, tuméfaction, élévation de la température locale, douleur caractéristique en battements.

Phlegmon, infection purulente.

C'est le *phlegmon*, *circonscrit* quand la zone inflammatoire est limitée ; *diffus* quand il envahit sans limites le tissu cellulaire *sous-cutané*, qui est son siège principal. Quand l'infection, de locale s'est faite générale, quand l'organisme tout entier est infecté, c'est l'*infection purulente*, qui va semant ses collections purulentes ou abcès dans tous les organes, le foie, le poumon, le cerveau, empoisonne et tue.

Le panaris. L'exemple le plus commun du phlegmon circonscrit est le panaris, un des fléaux du travailleur. Une excoriation insignifiante, une piqûre, en est le point de départ. La tuméfaction du tissu cellulaire, premier effet de l'inflammation, est à l'étroit dans cette gaine en doigt de gant formée par l'épiderme épaissi. La compression obture les vaisseaux nutritifs, et détermine une mortification du tissu ou nécrose. Les gaines des tendons, qui font mouvoir les doigts et en font un organe admirable de préhension, s'ouvrent aux germes qui les suivent, la main est prise, et voilà, en dehors du temps perdu et de souffrances énormes, tout un avenir compromis. Il faudrait que cet accident grave fût soustrait à l'empirisme qui l'entoure obstinément, aux pommades, aux recettes infaillibles infinies de nombre, et dirigé de *bonne heure* vers le médecin, pour une large incision libératrice, qu'on est arrivé, grâce à la cocaïne, à faire sans douleur. Le salut est là d'abord et à l'antisepsie ensuite.

Extension aux lymphatiques. Nous en sommes encore à l'action du staphylocoque sur la plaie. Mais la plaie a ses canaux vasculaires aboutissants de deux sortes : les vaisseaux blancs ou lymphatiques, et les vaisseaux rouges ou les veines. Les artères sont fermées par l'hémostase.

L'inflammation des lymphatiques fait : la *lymphangite*. Son début est marqué par une fièvre intense à frisson, et le vomissement. Très rapidement, apparaissent des traînées rouges , qui, de la plaie, suivent les principaux vaisseaux blancs jusqu'aux ganglions du coude, de l'aisselle, de l'aine. Lymphangite.

Dans les veines, c'est la *phlébite*, qui se trouve d'ordinaire à la jambe et à la cuisse, où les vaisseaux sont plus nombreux, plus gros, souvent variqueux. Une traînée rouge, si la veine est superficielle, une douleur intense, surtout quand le malade veut se mettre debout, une induration qui vient de la coagulation du sang dans la veine enflammée, en sont les signes. Le danger est là ; ce caillot sanguin peut se détacher et passer dans le torrent circulatoire. C'est la mort subite possible, par *embolie*. D'où l'importance de l'immobilité prolongée. Aux veines. Phlébite.

Le streptocoque, lui, va produire l'érysipèle. Tache rouge, qui fait à la plaie une auréole, et qui s'étend indéfiniment comme une tache d'huile. C'est une inflammation du derme, une dermite, dont l'aspect plus ou moins rouge, l'épaisseur, les phlyctènes dont elle se couvre, trahissent l'intensité virulente. L'érysipèle est contagieux. Erysipèle.

Une plaie peut être le théâtre d'évolution de toute la série microbienne, séparément, ou en associations qui créent des infections mixtes. Citons seulement le bacille de la diphtérie qu'on trouve régulièrement associé. Associations microbiennes.

L'infection produite par le bacille de Nicolaïer porte, comme on sait, son action convulsivante sur Tétanos.

le système nerveux. Un jour, le blessé dont la plaie a été souillée de terre, réceptacle ordinaire du germe, a une contracture des mâchoires. Peu à peu la contracture s'étend à d'autres groupes musculaires, c'est l'*opisthotonos* ou renversement en arrière, ou la courbure en avant : *emprosthotonos*. Ainsi, jusqu'à la contracture des muscles de la respiration et du cœur, qui détermine la mort.

A l'encontre de la plupart des infections, le tétanos est sans fièvre, ou presque sans fièvre.

Symptômes généraux de l'infection.

Dans tous les autres cas, lorsque l'organisme est envahi par les toxines parties d'une plaie, l'envahissement est marqué par *un frisson subit*, la fièvre plus ou moins forte, le vomissement, quelquefois la diarrhée. C'est ce qu'on a appelé le coup de sonnette de l'empoisonnement.

Plaies primitivement infectantes ; vipère, rage.

Il nous reste à dire un mot, pour la garde secouriste, des plaies portant leur virus dans leur cause même : morsure de vipère, morsure d'animaux atteints de rage, qui sont : le chien surtout, plus rarement le chat et le cheval.

Voici les premiers soins : 1° mettre une forte ligature au-dessus de la plaie, afin de supprimer ou tout au moins retarder la circulation veineuse, véhicule du virus inoculé ; 2° laver et frictionner la plaie avec un antiseptique : sublimé, caustiques dilués ; 3° avec un canif flambé, élargir la plaie en haut et en bas ; 4° appliquer une ventouse sur la plaie, plutôt que la succion buccale dont on parlait autrefois (la salive étant peu recommandable au point de vue propreté absolue) ; 5° promener dans la plaie un fer rougi ; 6° faire un pansement antiseptique humide au sublimé.

Certaines piqûres de scorpion, les piqûres faites par le couteau d'un équarrisseur sont justiciables des mêmes soins. Piqûres.

Une piqûre d'injection sous-cutanée qui s'enflamme n'a pas été faite avec les précautions de propreté voulue. Elle est le résultat d'une faute d'antisepsie.

QUESTIONNAIRE

Quel est l'accident général d'une plaie ? (L'infection.)

Quelle est l'infection la plus commune ?

Qui la produit ? Comment évolue-t-elle ?

Phlegmon circonscrit — diffus — infection purulente. Le panaris.

La lymphangite. — La phlébite. — Quel est le danger de la phlébite ?

Qu'est-ce que l'érysipèle ? Est-il contagieux ?

Qui produit le tétanos ? Par où commence-t-il ? Par où finit-il ?

A quoi reconnaît-on que l'organisme est envahi par une infection ?

Que ferez-vous à une morsure de vipère ? de chien enragé ?

Une injection sous-cutanée doit-elle suppurer ?

CHAPITRE V

LES HÉMORRHAGIES — L'HÉMOSTASE HÉMORRHAGIES DES MUQUEUSES.

Les trois vaisseaux qui saignent. — Compression directe — indirecte avec les points de compression. — Instruments de compression. — Agents hémostatiques : froid et chaleur — astringents — absorbants — caustiques. Hémorrhagie des muqueuses — l'épistaxis — la gastrorrhagie — l'hémoptysie. — Soins de chacune. — Ligature des membres. — Hémophilie.

Toute blessure ne saigne pas.

Les plaies qui saignent sont les plaies par instruments coupants et par instruments contondants, comme les plaies par arme de guerre. Les plaies par écrasement, par arrachement, par agents physiques ou chimiques ne saignent pas. Egalement les piqûres ne donnent d'hémorrhagie que lorsque l'instrument, comme une épée ou un couteau, est d'une certaine surface qui l'assimile à un instrument coupant.

Trois sources d'hémorrhagie.

L'hémorrhagie a trois origines : les artères, les veines, les capillaires. Ces derniers font ce qu'on appelle l'hémorrhagie en nappe ; les veines donnent un jet, peu considérable ou bavant, de sang noir ; les artères donnent un jet puissant, saccadé, comme les mouvements du cœur, d'un sang vermeil.

Le moyen par excellence d'hémostase est la compression directe de la surface saignante, par le doigt, les doigts, avec ou sans interposition d'un tampon. Le doigt, instrument de compression, doit être aseptique. L'interposition sous le doigt d'un tampon d'ouate hydrophile, trempé dans la solution de sublimé, peut, en cas de presse, pourvoir à cette condition. Compression directe.

Cette pression suffisamment prolongée a toujours raison de l'écoulement capillaire et veineux.

Elle est insuffisante pour obturer définitivement une ouverture artérielle, si le vaisseau est de fort et même de moyen calibre. Dans ce cas le pincement par la pince à forcipressure, la ligature ou la torsion, sont œuvre du médecin. La garde peut, en attendant, ou maintenir la pression directe, ou faire la compression indirecte entre la blessure et le cœur. L'artère.

Elle doit donc connaître les points de compression indirecte des principales artères. Pour les plaies de la tête et du cou, c'est la carotide. Elle se comprime entre le larynx et la saillie du muscle sterno-mastoïdien. Compression indirecte.

On comprime la sous-clavière (plaies de l'aisselle) en cherchant cette artère au-dessus et en dedans de la clavicule, avec l'index ou un objet dur formant tampon. On peut également comprimer cette artère en tirant sur l'épaule en bas et en arrière, ou en rapprochant fortement les deux coudes en arrière. On abaisse ainsi la clavicule sur l'artère sous-jacente. Points de compression.

On comprime l'artère humérale en dedans de la

L'aisselle. Le bras. saillie bien connue du biceps, à quatre doigts, écrasant fortement l'artère sur l'os. On peut remplacer les doigts en appuyant le bras sur la poitrine, serré avec des bandes, après interposition, sur le trajet du vaisseau, d'un corps résistant qui peut être une serviette roulée, un parapluie.

La fémorale. L'artère fémorale s'atteint dans l'aine, un peu en dedans de sa moitié. Les deux pouces seront mis sur le point où on la sent battre. C'est une grosse artère ; la fatigue de pression vient vite.

La poplitée. L'artère poplitée s'atteint dans le creux du jarret. On peut la comprimer également par une flexion forcée de la jambe ; comme on peut arrêter une hémorrhagie de l'avant-bras par la flexion forcée du coude.

L'aorte inférieure. Dans un cas grave et urgent d'hémorrhagie utérine, ou d'hémorrhagie même de la fémorale, il faut penser qu'on peut comprimer la partie inférieure de l'aorte sur la colonne vertébrale à travers la paroi du ventre.

Seulement les mains se fatiguent vite dans la compression indirecte. On peut provisoirement demander l'aide d'une autre personne qui superpose ses mains et son effort aux vôtres, mais il faut improviser un appareil.

Le tourniquet. Ce sera : 1° le tourniquet : deux bâtonnets réunis par une ficelle. Un bâtonnet sur le trajet de l'artère avec ou sans tampon sur le point à comprimer, l'autre bâtonnet sous le membre. Un lien rapproche et serre les deux extrémités libres. — La cravate. 2° La cravate de Mayor : un long mouchoir ou une serviette avec

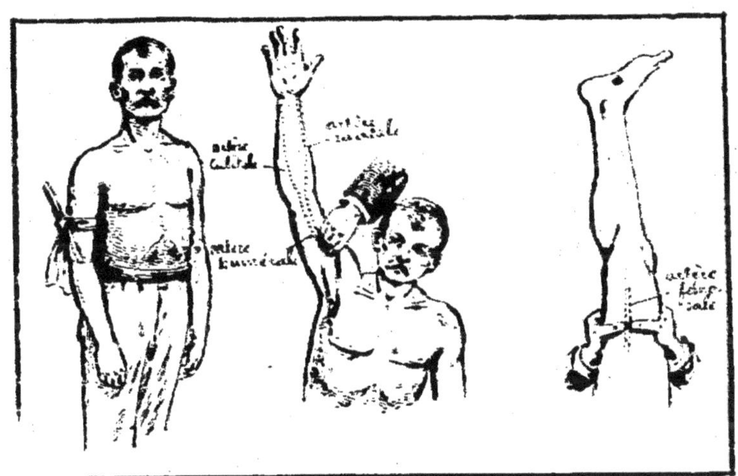

Compression de l'artère humérale sur l'os du bras avec le garrot et avec les doigts. — Compression de la fémorale sur l'os de la cuisse avec les doigts.

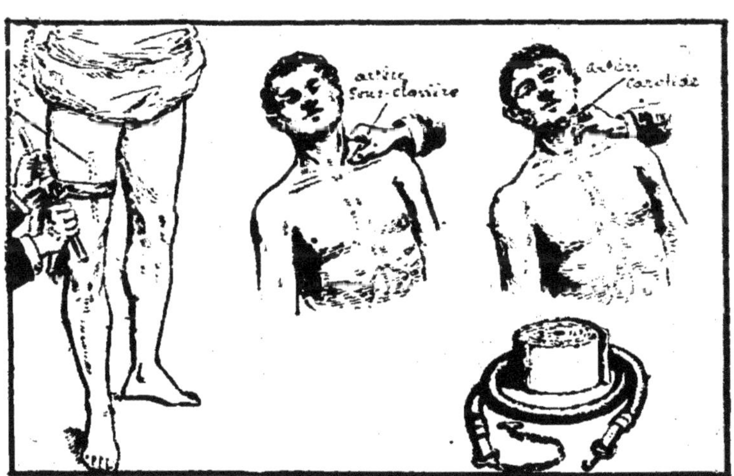

Compression de l'artère fémorale avec un garrot. — Compression de l'artère sous-clavière et de l'artère carotide. — Bande d'Esmarck avec le lien constricteur.

SYSTÈME ARTÉRIEL

un gros nœud au milieu, qui appuiera comme une pelote sur le point à comprimer, et qu'on serre autour du membre. — 3° Le garrot : c'est le plus puissant compresseur : une pelote improvisée sur le point à comprimer, par-dessus un lien faisant le tour du membre (mouchoir, serviette, corde) et qu'on tord au moyen d'un bâton. — 4° La bande d'Esmarck : une bande en caoutchouc, qu'on peut remplacer à la rigueur par une bande de toile mouillée, serre en roulant, et refoule progressivement vers le tronc tout le sang d'un membre de son extrémité à sa racine. A la racine du membre, à l'endroit où s'arrête la bande enroulée, on applique un lien solide, élastique (tube de caoutchouc, ceinture élastique, forte jarretière, une bretelle).

Le garrot.

La bande d'Esmarck.

Inutile de dire que ces moyens sont douloureux, dangereux par arrêt de la circulation, et ne peuvent être que provisoires. Ils permettent d'attendre et de prendre un parti.

Agents hémostatiques.

En dehors des deux moyens que nous venons d'indiquer, la compression directe ou indirecte, et la ligature, on étudie d'ordinaire à l'article hémostase toute une série de moyens sous le titre d'*agents hémostatiques*.

Ils s'adressent à l'hémorrhagie capillaire et veineuse, dont la compression vient vite et sûrement à bout, aidée d'un peu de patience. Un seul peut fermer les trois sources d'hémorrhagie, c'est la cautérisation.

Froid, chaleur.

On utilise donc comme hémostatiques : 1° le froid. Il provoque la contracture des vaisseaux et finit par les obturer. — 2° La chaleur, employée surtout passagèrement, arrive au même résultat. On sait que l'eau bouillie à 45° en injection vaginale est un excellent moyen contre toute hémorrhagie utérine. — 3° Les astringents. Le plus réputé est le perchlorure de fer. Il a l'inconvénient de produire sur les plaies des coagulations sanguines très adhérentes, peu compatibles avec leur propreté. Il a, de plus, une action caustique peu favorable aux proliférations cellulaires, au travail de réparation d'une plaie. C'est un moyen à éviter. De même le vinaigre, plein de germes dont l'immunité n'est pas absolument démontrée. — 3° Les absorbants : éponges, amadou, sont des substances qui demandent avant l'emploi une forte asepsie préalable bien rarement réalisée. C'est, avec les poudres de toute sorte : écorce de chêne par exemple, et les toiles d'araignées, un vestige d'un passé déjà lointain. — 4° La cautérisation au fer rouge est un moyen hémostatique plus sérieux. Je comprendrais qu'une garde ou un médecin n'ayant pas sous la main de pince hémostatique pour fermer une artériole qui saigne à la surface d'une plaie, fît rougir une aiguille à tricoter et l'appliquât en guise de ligature sur l'orifice du vaisseau. Elle aura arrêté l'hémorrhagie sans nuire à la cicatrisation.

Astringents.

Absorbants.

Cautérisation.

En présence d'une blessure, la première préoccupation sera donc l'hémostase, faite suivant les règles et moyens que nous venons d'exposer ; puis, on appliquera un pansement propre, après nettoyage sérieux et stérilisation de toute la région blessée. Le

Résumé du pansement des plaies.

pansement sera sec ou humide suivant les indications ; il sera *légèrement compressif* pour parer à l'éventualité d'un retour de l'hémorrhagie. Puis, la région blessée et pansée sera *immobilisée*, et, si c'est un membre, il sera immobilisé dans une *position élevée*, c'est-à-dire favorable à la circulation de retour.

Hémorrhagies des muqueuses.

Les hémorrhagies des plaies ne sont pas les seules, tant s'en faut, que rencontrera une garde-malade. Non moins fréquentes sont les hémorrhagies des muqueuses, qu'elle doit également connaître, et contre lesquelles elle doit être armée de tout ce qui est compatible avec son rôle.

Epistaxis.

Une des plus fréquentes est l'épistaxis, ou saignement de nez. On saigne du nez pour une quantité de raisons. Le traumatisme n'est pas la plus commune. La plupart du temps, c'est subitement, sans effort même au moment où il se manifeste, que le saignement de nez apparait. On a invoqué la pléthore sanguine, la tension excessive des capillaires qui se produit sous l'influence de la chaleur, de l'air confiné, des poussées de développement chez les enfants. Les vaisseaux de la muqueuse du nez s'ouvrent spontanément, parce qu'ils sont malades eux-mêmes, chez ceux par exemple qui ont une maladie du cœur, du foie, une infection du sang comme dans la fièvre typhoïde et bon nombre de maladies infectieuses ; parce qu'il y a une maladie des fosses nasales comme l'ozène, et les polypes, assez fréquents. Enfin il y a, chez les jeunes filles et les femmes mal réglées, des hémorrhagies, dites supplémentaires des règles, qui se font par les mu-

Causes.

queuses du nez comme par d'autres muqueuses.

La connaissance des causes a une certaine importance dans la conduite à tenir vis-à-vis d'une épistaxis. Il en est qu'il faut laisser aller, parce qu'elles sont salutaires ou parce qu'elles sont peu abondantes.

Quand on aura décidé d'arrêter l'écoulement sanguin, il faudra d'abord mettre le malade dans la position assise, la tête légèrement penchée en avant, ce qui permet mieux de juger l'importance de la perte sanguine, et lui faire renifler de l'eau très froide. 2° On élèvera et maintiendra élevé le bras du côté qui saigne, car l'épistaxis est toujours unilatérale. 3° On fermera avec un doigt la narine de ce côté, afin de déterminer la formation d'un caillot obturateur. 4° On fera le tamponnement antérieur. C'est l'obturation, non seulement de la narine, mais de toute la partie antérieure de la fosse nasale. Il consiste à pousser dans la direction antéro-postérieure de ce conduit (le nez un peu relevé), à l'aide d'un porte-mèche improvisé, une série de tampons reliés en leur milieu par un fil. Ce fil sert à les extraire le lendemain. Chaque tampon est conduit le long de la cloison, qu'on a signalé être le siège ordinaire de l'hémorrhagie. On fait ainsi par tampons successifs un véritable bouchon. On s'arrête dès que le sang cesse de couler, par cette narine, par la narine opposée, ou par la gorge. Les fils sont réunis et fixés sur la joue avec un morceau de diachylon. On pratique dans les cas extrêmes un tamponnement postérieur de la fosse nasale : c'est affaire du médecin.

Moyens d'hémostase.

Quand on a terminé, il est toujours bon d'examiner la gorge pour s'assurer que l'hémorrhagie ne continue pas à se faire par là, si le malade, comme on dit, ne se saigne pas dans l'estomac, fait assez fréquent lorsque l'épistaxis survient pendant le sommeil. Le réveil alors est marqué par un vomissement qui a pu faire croire, à un examen superficiel, qu'il s'agissait d'une gastrorrhagie.

Gastrorrhagie, méléna.

L'estomac, de son côté, peut saigner. L'estomac est le siège assez fréquent d'ulcérations simples, par maladie inflammatoire de la muqueuse gastrique, ou cancéreuses. L'estomac peut saigner sans ulcérations, sous l'influence de maladies du foie, de maladies du sang. Le sang s'y accumule en subissant les transformations habituelles dans ce milieu acide. Il se coagule, il noircit. Aussi, le vomissement est-il caractéristique. Pareillement, les selles, qui sont toujours à surveiller en ce cas, régulièrement deviennent sanguinolentes, d'une coloration brune, plus foncée encore que celle du vomissement. C'est ce qu'on appelle le méléna : vomissement et diarrhée noire.

Soins.

Le vomissement de sang est toujours précédé d'un état syncopal, d'angoisse subite.

La garde *immobilisera* son malade, la *tête très basse*. Elle supprimera, en attendant le médecin, toute alimentation et toute boisson. Elle pourra faire avaler seulement quelques morceaux de glace et couvrira la région épigastrique de compresses d'eau glacée.

Hémoptysie.

Au contraire, dans l'hémoptysie ou crachement

de sang, lequel se fait quelquefois avec assez d'abondance pour provoquer des mouvements de vomissement, elle doit tenir son malade assis, la tête très élevée, les jambes pendantes. Elle saura que c'est l'hémorrhagie pulmonaire, à ce que le sang, au lieu d'être noir, est vermeil, spumeux. D'autre part, le malade tousse, il a du râle dans la respiration. C'est un bronchitique qui n'est pas à sa première quinte, à moins qu'il ne s'agisse du cas assez rare d'apoplexie pulmonaire chez un malade du cœur. L'hémoptysie effraie toujours beaucoup le patient et son entourage. Le rôle moral de la garde, en pareil cas, peut être très grand. Elle le rassurera ; elle lui dira qu'on ne meurt jamais d'un crachement de sang qui vient peut-être de l'arrière-gorge ; elle l'engagera à retenir sa toux, à ne pas remuer ; elle lui fera de l'air frais ; elle lavera son cou et sa poitrine avec des linges glacés.

Ligature des membres

Il y a un moyen, dans cette hémorrhagie en particulier, et dans d'autres hémorrhagies internes, de retenir une certaine quantité de sang, de diminuer la pression artérielle, par la ligature des membres. Une forte ligature circulaire, mise à la racine des jambes et des bras, supprime en partie dans ces régions la circulation veineuse, et a une grande puissance d'arrêt pour les accidents en question. C'est une ressource à avoir en réserve

Hémophilie.

Il est bon de savoir que certaines gens saignent avec une facilité incroyable, et que des hémorrhagies, même de capillaires, s'arrêtent chez eux très difficilement. Ce sont des hémophiles, c'est l'*hémophilie*.

c'est-à dire la fluidité particulière du sang dont on ne connait pas exactement les causes.

Hémorrhagie dentaire et des piqûres de sangsues.

C'est peut-être l'hémophilie qui a fait, dit-on, mourir d'hémorrhagie, pour une dent arrachée ou une piqûre de sangsue. J'ai peine à croire qu'une compression directe, aussi longtemps tenue qu'il est nécessaire, par l'intermédiaire d'un tampon d'ouate trempée dans le sublimé, n'ait raison de l'hémorrhagie dentaire, quand on aura solidement bouché l'alvéole, à plus forte raison de la piqûre de sangsue qu'on a mieux encore sous le doigt.

QUESTIONNAIRE

Toute plaie saigne-t-elle ? Quelles sont les origines de toute hémorhagie ?

Quels sont les moyens d'hémostase ?

La compression directe ? Bouche-t-elle l'artère ?

Compression indirecte ?

Où comprime-t-on : la carotide — la sous-clavière — l'huméralo — les artères de l'avant-bras — la fémorale — la poplitée — l'aorte inférieure ?

Qu'est-ce que le tourniquet, la cravate, — le garrot, — la bande d'Esmarck ?

Qu'entend-on par agents hémostatiques ?

Froid et chaleur, — astringents, — absorbants. — Cautérisation ?

Epistaxis : ses causes, — moyens d'hémostase, le tamponnement antérieur, — postérieur ?

Gastrorrhagie, — méléna, — causes, — moyens ?

Hémoptysie, — soins ?

Que vaut la ligature des membres ?

Quel est le meilleur hémostatique ?

Comment arrêtez-vous l'hémorrhagie artérielle ?

Qu'est-ce que l'hémophilie ?

Est-elle commune ?

CHAPITRE VI

CERTAINS PANSEMENTS. — CERTAINES PLAIES.

Ce qu'il faut penser du pansement sec et humide, — pommades, — poudres, — liquides, — pulvérisations et irrigations sur les plaies, — collodion, — vernis, — agglutinatifs.
Brûlures, — trois degrés, — soins des brûlures.
Froidures, — soins.
Brûlures par caustiques.

Pansement sec ou humide.

Nos études, jusqu'à présent, nous ont mis en main deux moyens d'occlusion d'une plaie : le pansement sec aseptique, ou chirurgical, et le pansement antiseptique ou humide. Il est évident que ces deux pansements ne répondent pas à toutes les éventualités. L'application du pansement humide au sublimé ou à l'acide phénique, sur une vaste surface d'absorption comme une brûlure, par exemple, aurait tôt fait de déterminer des accidents d'empoisonnement par le mercure ou l'acide phénique. Et, en dehors des phénomènes d'absorption, il se produira forcément entre la plaie et le pansement une agglutination qui rendra le changement douloureux pour le malade et désavantageux pour la plaie, laquelle subira des tiraillements, des excoriations nouvelles, qui vont à l'encontre de l'immobilité nécessaire au travail de réparation.

Topiques gras, pommades

Outre qu'il est facile, avec de l'eau bouillie et une irrigation doucement faite, de décoller un pansement sans le moindre effort et le moindre tiraillement pour la blessure, on fait souvent intervenir sur une plaie ce qu'on appelait autrefois les topiques gras, ou pommades

Un seul a survécu aux données pastoriennes : la vaseline, antiseptique par elle-même et rendue plus antiseptique par l'incorporation de sublimé, de salol, d'acide phénique. La lanoline est un excipient de même famille. Encore faut-il que ces substances soient maniées avec des doigts ou des instruments parfaitement propres.

Topiques pulvérulents.

Les topiques pulvérulents les plus employés sont le salol, l'iodoforme, que son odeur persistante et désagréable ont fait abandonner, d'autant que ses qualités microbicides semblent moins considérables qu'on avait d'abord pensé, les poudres de charbon, etc... On les projette sur les plaies avec des poudrières et des insufflateurs, lance-poudres, de forme variée.

Liquides, pulvérisation.

Les liquides s'emploient en pulvérisations sur les plaies au moyen de pulvérisateurs nombreux que nous ne prenons pas le temps de décrire, et en irrigations. L'irrigation peut agir par sa température et ses qualités antiseptiques. Le temps n'est plus où on soumettait les plaies, contuses surtout, à l'irrigation froide continue, d'une eau de propreté apparente.

La seule application qu'on fasse aujourd'hui de l'irrigation continue est à peu près réservée aux infections consécutives à l'accouchement. L'injection est chaude, c'est une solution antiseptique qui descend d'un réservoir suspendu au-dessus du lit de la malade, rempli au fur et à mesure du besoin. Elle est reçue dans une cuvette-entonnoir placée sous la malade, qui la transmet à travers le matelas perforé à un récipient disposé sous le lit. Irrigation continue.

Le pansement humide, à renouveler dès qu'il se dessèche, est une variété du pansement par les liquides. Il remplace avantageusement l'ancien cataplasme que l'antisepsie a relégué à tout ce qui n'est pas une solution de continuité des tissus, constituant terrain de culture et bouche d'absorption, c'est-à-dire une plaie.

On a pensé, enfin, à fermer les plaies par des vernis spéciaux et les agglutinatifs. Le collodion est le type des premiers. Le collodion est une solution de fulmi-coton dans un mélange d'alcool et d'éther. C'est un liquide sirupeux qui, en se desséchant, resserre les tissus auxquels il adhère. Le collodion riciné (1 partie d'huile de ricin pour 10 parties de collodion ordinaire) est plus souple, plus élastique. On l'applique avec un petit tampon d'ouate. Il fait une occlusion parfaite. La traumaticine, le stérésol, sont des produits du même genre. Vernis et agglutinatifs.

L'avantage de ce vernis imperméable est de préserver les parties sous-jacentes de toute influence extérieure et de les resserrer ; l'inconvénient, d'empêcher l'écoulement des liquides qui peuvent se Inconvénients.

former au-dessous et de ne rien faire contre une infection existante ou possible. Aussi, ne l'emploie-t-on que pour des plaies petites, parfaitement sèches, en général les excoriations ou les piqûres.

Les agglutinatifs : diachylon, taffetas d'Angleterre qu'on humectait autrefois avec la salive (!), ne sont plus guère employés, ne présentant jamais de garantie suffisante d'antisepsie. Ils conservent une utilité en chirurgie comme moyen de traction ou de contention pour certaines fractures de la cuisse et des côtes.

Nous terminons ici ce qui a trait au pansement des plaies et aurons instruit la garde-malade de tout ce qui peut l'intéresser sur ce sujet important, quand nous aurons dit un mot des lésions déterminées par la chaleur, le froid, les agents chimiques sur nos tissus, et du traitement.

Brûlures : 3 degrés.

La chaleur détermine des lésions qu'on divise pratiquement en trois degrés : 1er degré, rougeur, avec gonflement et douleur, c'est le coup de soleil : — compresses d'eau froide et bain froid prolongé de la région atteinte. 2e degré, ampoule, l'épiderme est soulevé. Respecter l'ampoule, elle est aseptique. Si elle est tellement grosse et flottante qu'elle doit s'ouvrir spontanément, la piquer avec une aiguille flambée. Quand les ampoules sont arrachées, la brûlure est une plaie en surface, il faut la soigner comme telle. Et alors, savonnage à l'eau bouillie bien chaude, de la région, et de sa périphérie, doucement pratiqué avec un tampon d'ouate hydrophile, bain boriqué, nouveau savonnage. Puis, le meilleur

Soins.

semble le poudrage de la surface malade avec une poudre de bismuth mélangée de salol, enveloppement d'ouate hydrophile, pansement unique si possible, ou du moins très rare. A chaque pansement, nouvelle désinfection. Les pommades, les corps gras comme le liniment oléo-calcaire d'emploi très fréquent, sont inférieurs au point de vue antiseptique et forcent à des pansements répétés. On a vanté la solution d'acide picrique avec le pansement rare. Les résultats tiennent surtout à l'antisepsie que ce pansement réalise. Seulement il est assez douloureux, il détermine quelquefois des accidents d'absorption et d'empoisonnement. — 3e degré: escharre; c'est une plaie à pansements fréquents, à lavages antiseptiques répétés. Le pansement humide au sublimé est le meilleur, quand l'escharre est petite. Quand elle est étendue, on choisira un autre antiseptique, suivant le conseil du médecin. Le danger de la brûlure est plus dans son étendue que dans sa profondeur. Le contact de l'air est extrêmement douloureux dans la brûlure; le pansement doit être rapide.

Corps gras.

Acide picrique.

Ces notions feront comprendre toutes les précautions qu'il faudra pour déshabiller un brûlé. Sacrifier les vêtements plutôt que de déchirer une phlyctène, obturer avec l'ouate au fur et à mesure qu'on découvre, avoir tout préparé pour un pansement et faire vite.

Froidures.

Le froid fait également trois degrés de lésions : 1° l'engelure : frictions excitantes avec un liquide alcoolique, bains chauds prolongés. 2° L'engelure ulcérée. C'est une plaie ordinaire presque toujours infectée et suppurante. 3° Froidure profonde qui peut aller à l'escharre également profonde. On sait qu'il faut réchauffer très progressivement une partie profondément atteinte par la gelée. Frictions de neige, frictions froides, puis frictions tièdes. Une chaleur sans transition est plutôt dangereuse.

Caustiques. Les brûlures par les caustiques n'offrent, au point de vue lésion, rien de particulier Une garde devra savoir si elle arrive à temps, qu'on neutralise l'action des caustiques acides par des alcalis : vitriol, par exemple, par une solution de bicarbonate de soude ou de carbonate de soude. Et de même celle des alcalis : chaux vives, ammoniaque, potasse caustique par des acides : eau vinaigrée, jus de citron. — Neutraliser, laver et panser comme une brûlure ordinaire.

QUESTIONNAIRE

Le pansement sec et humide suffit-il toujours ? Inconvénients de ce dernier?

Quels sont les corps gras employés sur les plaies ? — Les anciennes pommades sont-elles dangereuses ?

Qu'entend-on par topiques pulvérulents ?

Comment s'emploient les liquides sur les plaies ?

Quels sont les vernis employés sur les plaies ? dans lesquelles ? leurs inconvénients ?

Le diachylon et le taffetas sont-ils propres ?

Combien de degrés dans la brûlure ?

Que ferez-vous au 1er degré ?

Quel est le 2e ? Comment vous conduirez-vous dans ce cas ?

Quels sont les inconvénients des corps gras sur les brûlures ?

Comment s'emploie l'acide picrique ?

Le 3e degré, — le pansement ?

Froidures, — soins à chaque degré ?

Réchaufferez-vous un 3e degré en l'approchant du feu ?

Quels sont les neutralisants des acides ?

Des alcalis ?

Comment panse-t-on une brûlure par acides ?

CHAPITRE VII

LA GARDE-MALADE. — EN CHIRURGIE.

Chirurgie et médecine. — Rôle de la garde. — Les salles d'opération, — le mobilier, — celui de la salle pour opérations septiques. — La salle improvisée et son mobilier. — Température d'une salle d'opération. — Rôle des aides. — L'opéré. — Les opérations aux orifices naturels. — Après l'opération : le malade, la garde.

Chirurgie, médecine.

Il y a toujours eu dans la pratique médicale cette bifurcation : chirurgie, médecine. Elle est devenue d'autant plus nécessaire que, depuis les méthodes antiseptiques, la chirurgie a considérablement agrandi le domaine de ses interventions. Il a fallu se spécialiser absolument. Le chirurgien, dans l'intérêt supérieur de ses résultats, derrière lequel il trouve l'intérêt propre de sa réputation, est tenu à une installation dont chaque détail doit être surveillé. La surveillance s'étendra à tous les milieux par lesquels il passe, à tous les contacts qu'il subit, à tous les malades qu'il approche, aux mains même d'amis qui se tendent vers la sienne. La même spécialisation est nécessaire pour les gardes-malades. Il intervient là des questions d'aptitude, de tempérament, d'entraînement. Le meilleur chirurgien et la meilleure garde en chirurgie seront ceux qui pratiqueront davantage, après avoir le mieux appris à le faire. Il n'y a pas de notion ou de moyens d'antisepsie qui ne doivent leur être familiers. Il n'y a pas de petite faute. Une maladresse, une inadvertance, une ignorance, peuvent compromettre un résultat et causer la mort.

Rôle de la garde en chirurgie.

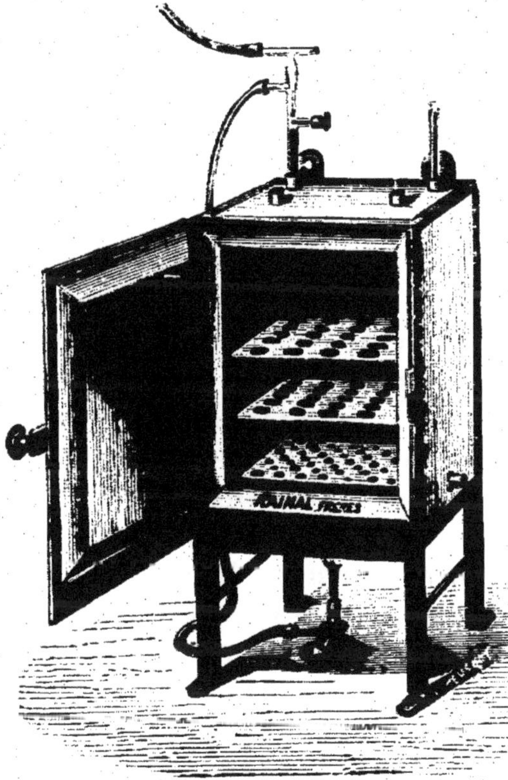

Stérilisateur.

Voici, dans ses grandes lignes, ce que sera l'installation d'une salle d'opération, telle qu'elle existera, par exemple, dans un hôpital, ou une maison de santé.

Salle d'opérations.

Et d'abord elle devrait être double : salle d'opérations septiques, — salle d'opérations aseptiques. Il n'est ni sans inconvénients, ni sans danger qu'un

Aseptique et septique.

fibrome ou un kyste de l'ovaire par exemple (opération aseptique) soient opérés là où on vient d'ouvrir et de drainer une péritonite tuberculeuse ou purulente (opération septique).

Aseptique. La salle. Un laboratoire chirurgical possédera : 1° un éclairage abondant, côté du nord de préférence, de préférence encore à ciel ouvert, système des serres, mais à double vitrage afin de conserver la chaleur en hiver ; 2° des murs imperméables, stucqués ou ripolinisés, sans angles rentrants (véritables nids à poussières), et qui pourront se laver facilement ; 3° un sol surtout bien imperméable : carrelages vernissés, mosaïques, ciments, avec une pente ménagée pour l'écoulement facile et complet des eaux de lavage.

Le mobilier. Telle est la salle ; voyons le mobilier, lequel sera toujours avantageusement placé en grande partie dans une pièce communicante.

1° Un stérilisateur d'eau sous pression, préalablement filtrée, amenée à 100°, point d'ébullition. Pour rendre une eau aussi aseptique que si elle était soumise à l'autoclave (120°), on a vérifié qu'il fallait la laisser refroidir et l'amener trois fois de suite à 100°.

2° Un réservoir d'eau bouillie froide.

3° L'appareil à stérilisation des instruments et objets de pansement. C'est : 1° des appareils à air chaud (poupinel) qui arrivent en 15 minutes de chauffage à 145°-150° ; 2° des appareils à vapeur d'eau sous pression (autoclave de Chamberland) ; 3° des appareils à stérilisation par le formol. — Le plus employé en général est l'autoclave de Chamberland.

4° Un ou plusieurs lavabos avec système mélangeur des eaux stérilisées froide et chaude, à pédale ou au genou.

5° Des étagères en verre pour les boites à serviettes, à gaze, à ouates stérilisées. Des cuvettes en verre stérilisées pour les instruments et les sutures.

6° La table d'opération, de modèle varié.

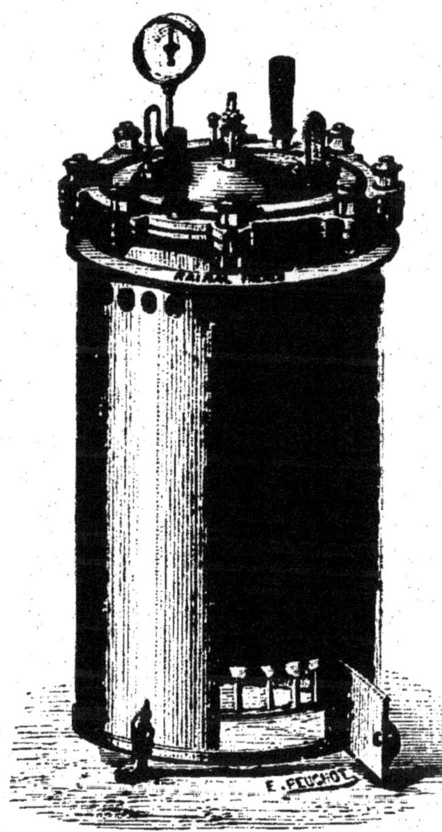

Stérilisateur.

Opérations septiques.

La salle pour opérations septiques est la même; seulement elle contient en plus :

1° L'arsenal des solutions antiseptiques avec moyen de les chauffer (sublimé, acide phénique, eau oxygénée, acide borique, les poudres antiseptiques).

2° Des porte-cuvettes et des cuvettes pour les instruments propres et salis.

3° Une table d'opération spéciale à cause des lavages à grande eau.

La salle improvisée.

Lorsqu'on devra improviser une salle d'opération, — et les cas en seront assez nombreux, comme pour tous les cas de chirurgie urgente où le malade est intransportable, — il faudra se rapprocher le plus possible du type que nous venons de décrire. On aura enlevé les rideaux, les tapis, les tentures, les meubles inutiles. On aura fait avec de l'eau bouillante additionnée de carbonate de soude, ou une solution de sublimé, le lavage du sol. Si c'est la nuit, on fera la lumière à profusion. Une table surélevée au milieu de la chambre, et dans la lumière, fera le lit d'opération. On aura préparé l'eau bouillie, froide et chaude : marmite bien propre, ébullition longue. La marmite est recouverte d'une serviette aseptisée. On trouvera toujours des bouteilles lavées au sublimé, dans lesquelles on conservera la provision d'eau bouillie, sous un bouchon d'ouate stérilisée. La cuiller ou le pot, et l'entonnoir qui serviront au transvasement, auront été flambés ou ébouillantés.

Le mobilier de stérilisation.

Il reste la stérilisation des instruments et le moyen de remplacer autoclave et stérilisateurs ; le voici :

1° Le flambage ou punch des instruments, dans une cuvette, avec quantité suffisante d'alcool. C'est un moyen rapide, moins sûr que l'ébullition sodique.

2° L'ébullition sodique (1) des instruments et

(1) 50 grammes environ de carbonate de soude par litre d'eau.

des linges à pensement dans une solution de carbonate de soude, ou cristal de lessive. Le carbonate de soude a la double utilité : 1° d'élever la température de l'ébullition : on peut arriver à atteindre 110° ; or, à cette température, tous les bacilles et spores mêmes ont succombé ; 2° d'empêcher la rouille des instruments que l'eau pure oxyde beaucoup. Il est remarquable que, placés dans l'eau froide qu'on porte ensuite à l'ébullition, les instruments noircissent. Mis dans l'eau déjà très chaude, ils ne noircissent pas.

L'ébullition sodique doit durer vingt minutes. Faire refroidir après vingt minutes d'ébullition, faire à nouveau bouillir, donne des garanties absolues d'asepsie.

On stérilise les instruments et objets de pansement par le bain prolongé dans des solutions antiseptiques (sublimé, naphtol, thymol, alcool rectifié). C'est un moyen insuffisant, désastreux pour les instruments, et abandonné. — L'alcool rectifié est un bon antiseptique.

Improvisée ou d'installation définitive, voilà la salle d'opération. Tout est prêt, l'opération va avoir lieu. L'opération.

Deux règles générales vont dominer ce qui va être fait : 1° avant l'opération le champ opératoire, et ce qui l'atteindra, sera d'une stérilisation assurée par tous les moyens antiseptiques appropriés ; 2° pendant toute la durée de l'acte opératoire, l'asepsie sera rigoureusement maintenue, c'est à-dire la plaie soustraite à tout contact impur, direct ou indirect.

L'étude d'un acte chirurgical comprend donc : 1° les personnes, c'est-à-dire le chirurgien, le patient et les aides ; 2° le milieu ; 3° les instruments et objets de pansement.

Le chirurgien.

Le chirurgien est le guide et le modèle à suivre. Il doit pousser les précautions au maximum.

Avant d'entrer dans la salle d'opération, il a quitté ses vêtements de ville dans un cabinet voisin ; il a fait passer à l'autoclave ses vêtements d'opération ; il revêt la longue blouse stérilisée. Il n'est pas jusqu'à leurs chaussures que certains ne changent par précaution.

Un chirurgien qui a pratiqué une opération septique, travaillé à un amphithéâtre d'autopsie, a pris un ou deux bains au sublimé, ou sulfureux, et attendu 48 heures avant d'aborder une opération aseptique. — Il a fait plusieurs lavages de ses mains et de ses avant-bras ; ses cheveux sont retenus dans une calotte également désinfectée. On a poussé la précaution jusqu'à prendre une sorte de masque pour préserver la plaie de toute éclaboussure de salive, prendre des gants de caoutchouc ou de fil stérilisés, surtout en cas d'éraillure, de gerçure, d'inflammation quelconque de la peau. Un furoncle, dont il serait porteur, une plaie infectée, empêchent un chirurgien d'opérer.

Température de la salle d'opération.

Aussitôt entré dans la salle d'opération, qui doit être toujours à une température de 25°, le chirurgien procède à la stérilisation de ses mains et de ses avant-bras.

Nous avons décrit cette stérilisation, nous n'y revenons pas.

Il stérilise de même le champ opératoire, puis le circonscrit par des serviettes stérilisées.

Il refait un dernier lavage de ses mains, que naturellement il n'essuie pas, et à partir de ce moment ne touchera plus qu'à ce qui est stérilisé. Si par inadvertance il a heurté quelque chose ou subi un contact impur, il a, à portée, une cuvette antiseptique dans laquelle il s'immerge immédiatement les mains. Du reste, sans aucune faute ou aucun contact au cours d'une opération un peu longue, le chirurgien, une ou deux fois, repassera ses mains dans la cuvette antiseptique par pure précaution.

Les aides

Telle est la tenue du chirurgien ; celle des aides s'en rapprochera le plus possible au point de vue de la propreté des mains, du vêtement. Une aide se gardera, n'étant pas aseptique, de toucher aucun instrument, aucune pièce à pansement, le champ opératoire, de provoquer aucune poussière. Ce sont les vases contenant chaque chose, les cuvettes tenues par le dessous, qu'elle présentera au chirurgien sur sa demande. Elle sera attentive au moindre signe, prompte sans précipitation. Elle apprendra les noms de chaque objet, elle en saura la place pour n'avoir pas une seconde d'hésitation ; elle aura autant que possible tout prévu.

L'opéré.

Voilà pour l'opération. Il y a sur l'opéré certains renseignements que la garde doit connaître. Il a été purgé la veille ; il a pris un ou deux bains, l'un savonneux, l'autre antiseptique ; il a reçu un lavement le matin même de l'opération. Il est à jeun.

Le linge dont il sera revêtu après l'opération a été, si possible, passé à l'étuve.

Les champs opératoires des muqueuses

La garde a les soins habituels de désinfection d'un certain nombre de champs opératoires pour lesquels, sans compter sur une asepsie absolue, reconnue impossible à cause de l'abondance de la flore microbienne qui les habite, on cherche une propreté relative aussi grande qu'on peut. Ce sont tous les endroits de jonction de la peau avec les muqueuses.

Voici les mesures généralement prises :

Pour l'œil : savonnage à la brosse ou au moins au tampon d'ouate, des paupières, des sourcils, des cils. On inonde la conjonctive, c'est-à-dire l'intérieur des paupières, avec une solution antiseptique tiède (bi-iod. de mercure, 0,05 centigr. dans un litre d'eau bouillie).

L'oreille est également brossée et savonnée, le conduit auditif rempli de glycérine ou d'eau éthérée pour dissoudre le cérumen, lavé à grande eau bouillie, passé à l'alcool rectifié, obturé avec un tampon d'ouate.

La bouche est lavée à l'eau boriquée, les dents brossées, ainsi que les gencives et la face interne des joues.

Le nez est lavé au siphon de Weber avec l'eau boriquée chaude, puis les narines obstruées par une mèche de gaze imbibée d'huile mentholée.

Le rectum : le malade a été soumis quelques jours au régime lacté, a pris des désinfectants intestinaux, a été purgé, a reçu le matin plusieurs lavements. Après l'opération, il sera constipé, et reprendra la diète lactée et les désinfectants internes.

Le vagin : l'extérieur a été rasé et désinfecté ; on a fait des injections au sublimé, tamponné avec la gaze salolée ou iodoformée.

La vessie : lavage extérieur ; le lavage intérieur regarde le chirurgien.

Après l'opération. Le malade.

Après l'opération, la garde saura que le malade ne doit pas quitter la position horizontale, sous peine de vomissement et de syncope. Le malade sera donc couché et emporté dans la position horizontale. Il aura la tête plutôt basse, sans oreiller. Il ne sera jamais laissé seul, parce qu'il peut vomir, s'agiter, défaire son pansement, avoir quelque hémorrhagie.

Le jour de l'opération, le mieux est de ne donner ni boisson ni aliments, au moins pendant les cinq heures qui suivent. Autour de l'opéré, ni bruit, ni conversation, ni lumière vive. Il sera veillé. On notera sa température. On rendra compte de ses urines, de ses selles, de ses vomissements, des accidents nerveux qu'il pourra présenter.

La garde.

La garde enfin a le soin des instruments, du nettoyage de la salle d'opération. Les instruments seront brossés dans l'eau bouillie froide, savonneuse, ou légèrement tiède, essuyés et remis dans l'arsenal pour une prochaine désinfection. Elle apprendra à connaître les instruments, à bien les nettoyer, à les manier.

Lavage de la salle aux antiseptiques ou à l'eau bouillante ; essuyage au linge humide.

QUESTIONNAIRE

Décrivez-moi une salle d'opération.

Doit-il y en avoir deux dans un service assez mouvementé ? Pourquoi ?

Quel est le mobilier d'une salle d'opération ?

Nommez-moi les principaux objets ?

A quel degré va l'autoclave ? — A quel degré a-t-on une stérilisation ?

Comment improviserez-vous une salle d'opération ? Et son mobilier de désinfection ?

Les règles qui président à toute opération ?

Quelles précautions prend un chirurgien pour lui-même avant d'opérer ?

Comment se lave-t-il les mains ?

Tenue de la garde pendant l'opération.

Quelle doit être la température pendant l'opération ?

L'opéré doit-il être à jeun ?

Comment désinfecterez-vous le rectum, l'oreille, la bouche, le vagin ?

Après une opération quels sont les soins au malade ?

Comment nettoie-t-on les instruments ?

DEUXIÈME PARTIE

Arsenal de la Garde-Malade. — Soins usuels internes et externes

CHAPITRE VIII

LES SOINS GÉNÉRAUX.

La chambre du malade. — L'aération, — l'air de la nuit, — la suraération. — Le chauffage, — ses indications, — ses moyens. — La lumière. — La propreté.
Le lit et les accessoires, le changement de linge, — le changement de lit. — Pour remonter et asseoir le malade dans son lit.
La propreté du malade. — les escharres.
Rôle moral de la garde, — la température du malade. — Le thermomètre.

La garde, disions-nous après avoir fait la toilette des instruments, les avoir bien asséchés, les classe dans l'*arsenal*. L'arsenal d'un chirurgien est une boite en nickel ou une sorte d'étagère fermée dont toutes les parois sont des glaces, à demeure dans la salle d'opération. La boite en nickel remplace avantageusement, au point de vue propreté aseptique, les anciennes trousses ; elle est portative.

Trousse de la garde.

La garde aura-t-elle une trousse personnelle ? Oui, il est bon qu'elle ait toujours sous la main quelques petits instruments qui lui seront d'un usage fréquent : une paire de ciseaux, une pince dite à dissection, une pince hémostatique à cran d'arrêt, une lancette, une sonde de femme (en verre), un thermomètre à maxima, et quelques paquets de sublimé.

Son arsenal.

Elle aura son *arsenal* ; seulement il n'est pas instrumental, il est en elle-même, il est dans les ressources thérapeutiques qu'elle doit connaitre, qui lui seront journellement indiquées par le médecin et qu'il lui faut savoir manier. Cette science fourmille de détails dont aucun n'est indifférent et que la pratique seule apprendra. La pratique est le développement indispensable aux choses que nous ne pouvons qu'indiquer ici. Elle donne, avec la certitude de bien faire, le calme, la légèreté de la main, l'à-propos, le petit moyen souvent efficace.

Nous abordons dans cette seconde partie la vie pratique de la garde-malade, préparée à sa mission délicate par les notions d'anatomie générale et de bactériologie qui font l'objet des précédentes études. Elle y est, à vrai dire, déjà, dans une première et difficile conséquence de ces deux prémisses : anatomie et bactériologie. Nous voulons parler de son rôle en chirurgie qui vient de lui être exposé. Actuellement, nous entrons avec elle dans la chambre du malade, quel qu'il soit, et, avant de l'instruire des soins particuliers, des secours médicaux qu'elle sera appelée à lui fournir, nous allons lui parler des soins généraux que comporte toute assistance.

La chambre du malade.

Et d'abord cette chambre, quelle sera sa disposition, son hygiène ? — Sans doute, elle lui sera souvent imposée telle quelle. Il n'est pas pourtant admissible qu'elle ne puisse la modifier au mieux des intérêts du malade. Et l'intérêt du malade peut être de chercher un gîte autre part. Il y a des milieux supportables avec la santé, mais où la maladie n'a pas sa place, où l'assistance même est illusoire, un résultat impossible. L'hôpital ou la maison de santé sont là cent fois préférables. La frayeur qu'en ont les malades est injuste et injustifiée. C'est une assurance qu'il faut leur donner, tout en désirant, au fond de soi-même, que l'hôpital surtout devienne plus humanitaire, se débarrasse de « la terreur qu'inspirent « des infirmières grossières, brusques et cupides, « d'un ton général d'indifférence qui domine dans le « service, où les patients sont considérés comme des « numéros, des sujets. Il faut arriver à ce que nos « hôpitaux soient organisés de telle façon, que les « malades y soient traités de telle sorte, qu'ils ne s'y « fassent plus admettre par contrainte, mais avec la « conviction qu'ils y guériront beaucoup mieux. » (Billroth.) Nous traduisons pour nos hôpitaux de France, et surtout pour nos hôpitaux laïcisés, cette phrase du chirurgien allemand.

La chambre de choix pour un malade sera vaste, aérée, de ventilation facile. L'air pur et bon est une condition première de guérison, parce que l'oxygénation est d'autant plus nécessaire à notre sang qu'il est l'agent principal de la lutte et de la réparation. L'air de la chambre devrait se maintenir aussi pur que l'air extérieur. Sa rénovation fréquente sera une continuelle préoccupation de la garde. La difficulté naît de la différence des températures extérieures et intérieures, et des moyens ordinaires de ventilation d'une chambre qui ne sont autres que les portes et fenêtres. Or, il se peut que la porte puise son air dans des cours intérieures, des corridors, d'autres L'aération.

parties habitées de la maison et que cet air arrive ainsi chargé d'humidité et de souillures ; que deux fenêtres opposées (ce qui est pourtant le meilleur) fassent un courant d'air réfrigérant. Nous verrons, en étudiant plus tard l'action du refroidissement dans les maladies, qu'il y a sur l'influence de ce courant d'air des préjugés nombreux, lesquels tendent d'ailleurs à disparaître de plus en plus. Le malade, en tous cas, peut être si facilement abrité, par une couverture, un paravent improvisés ! Quels préjugés n'a-t-on pas eu longtemps contre l'air de la nuit, que l'analyse a démontré infiniment meilleur et plus pur que l'air du jour, empli, surtout dans les agglomérations urbaines, de poussières, de fumée et de vapeurs ! N'avez-vous pas constaté, en entrant le matin dans une chambre à coucher hermétiquement close pendant une dizaine d'heures, l'odeur qui naît de la literie, imprégnée des exhalations du corps, et de l'haleine de ceux qui l'habitent ? — Assurer, par une ouverture proportionnée en étendue à la différence de température extérieure, la permanence de l'aération d'une chambre de malade, nuit et jour, surtout dans une maladie infectieuse, est donc une règle. Ce ne sera, par exemple, en hiver, qu'à de courts instants, et par intervalles, qu'on ouvrira la fenêtre, d'autant que cette différence même de température active le tirage des cheminés et la filtration de l'air par toutes les issues. On est arrivé à traiter la tuberculose pulmonaire par la suraération, c'est-à-dire, la fenêtre ouverte nuit et jour, même en hiver. Les poumons s'en accommodent à tel point que lorsque les malades ont essayé ce système, ils n'en comprennent plus d'autre, et éprouvent ceci : que leur figure découverte à l'air extérieur supporte admirablement le froid, et que les couvertures forment une protection bien autrement complète que les vêtements : le corps se maintient à une bonne température, et s'abrite parfaitement du courant d'air. Un malade ne prend pas froid dans son lit. Mais hors de son lit, découvert pour un pansement, pour ses besoins, il doit aussitôt être protégé. De même, son lit sera éloigné de toute prise d'air, de la fenêtre, et la ventilation s'établira autant que possible au-dessus de lui. C'est donc par l'aération qu'on fera disparaître les odeurs, venant des selles ou des pansements, qui pourraient vicier l'air, plutôt que par les fumigations, le vinaigre ou l'eau de Cologne sur une pelle chauffée, le spray phéniqué ou odorant, qu'on emploiera pourtant faute de mieux. Ces considérations, sur la pureté de l'air assuré au malade, montrent les avantages de son isolement avec la seule personne dont il reçoit les soins, condamnent définitivement les alcôves et les rideaux.

Le chauffage.

Mais aussi elles rendent très importante la question du chauffage, qu'il faut savoir concilier avec l'aération, et les refroidissements qu'elle amène forcément.

Les indications.

Un malade qui ne quitte pas le lit n'a besoin que d'une température ambiante de 15 à 17° ; s'il est levé, 18 à 20°. Il a, comme nous tous, plus besoin de chaleur le matin que le soir, parce que la température du corps diminue le matin et s'élève le soir : le matin de 6 à 7 heures, elle atteint son minimum ; le soir de 5 à 6, fièvre ou non, son maximum. Un anémique est plus sensible au froid qu'un sanguin. Un fiévreux, un chronique, un infecté, ont une circulation diminuée et appauvrie, ils sont anémiques. Les oppressés, en général, qu'ils le soient par le poumon ou par le cœur (asthme, maladie de cœur), ont des sensations personnelles et alternatives de chaleur et de froid dont la garde tiendra compte pour les couvrir et découvrir alternativement.

Un thermomètre dans une chambre de malade, et même un thermomètre extérieur, comme point de comparaison, fourniront donc à la garde des renseignements précieux et nécessaires.

Moyens. Des moyens de chauffage, nous n'avons à dire que peu de choses utiles. La cheminée, dont le tirage assure une ventilation favorable, a un très court rayonnement calorique, et le refroidissement de la chambre suit de très près la diminution ou l'extinction du feu. Le poêle en fer dessèche l'air et laisse passer des gaz de combustion. Le poêle en faïence est d'échauffement lent, mais conserve bien sa chaleur, et dès lors devient d'un réglage plus délicat. Les poêles à gaz et les poêles à lampe de pétrole réchauffent l'air, mais ils le vicient par les produits de la combustion puisqu'ils n'ont pas de tuyau de dégagement. En plus, ils ont toujours de l'odeur.

La lumière. La lumière est aussi avantageuse à l'homme qu'aux plantes ; le soleil est un des meilleurs antiseptiques, il fortifie et contribue à la guérison. On ne craindra la lumière autour du malade que pour certains cas de maladie des yeux ou du système nerveux.

La propreté de la chambre du malade a pour La propreté.

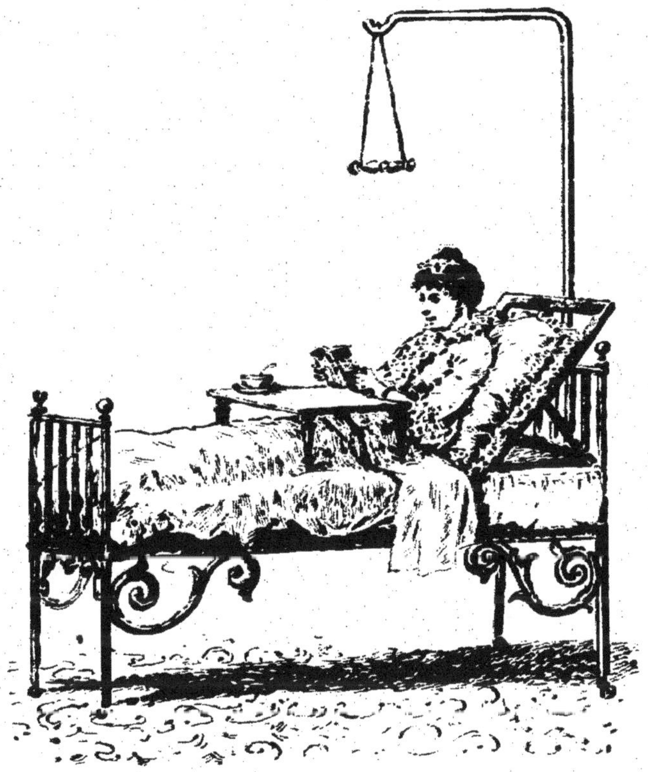

Lit de malade.

unique objectif la lutte contre la poussière, ce qui la produit et ce qui l'emmagasine. Ce qui l'emmagasine ce sont : les tapis, les rideaux, les meubles en tapisserie. Supprimez-les. Le seul tapis est le linoléum, parce qu'il n'est pas poreux et se lave facilement. Ce qui produit la poussière, c'est le balayage et l'époussetage. L'un et l'autre seront remplacés par l'essuyage, du plancher comme des meubles, avec un linge humide, trempé dans une solution antiseptique (sublimé au millième, sulfate de cuivre 50 pour mille).

Le lit. Le lit que vous choisirez sera le lit de fer à une personne, d'un mètre sur 2 de longueur, avec sommier et matelas de crin : lit à roulettes qui permettront de le déplacer facilement ; lit assez haut pour que le malade se trouve à 80 ou 90 centimètres du sol, ce qui facilite singulièrement les soins pour l'enlever, le changer, l'examiner, circuler autour. Vous le placerez, dans le même but, la tête au mur. Le sommier a sur la paillasse l'avantage de n'être pas un nid à poussière et quelquefois à vermine ou à pourriture, d'être souple. Sur le matelas, avant le drap, vous placerez une toile caoutchoutée, afin de le garantir. S'il y a lieu, à l'endroit du siège, vous placerez le drap plié qu'on nomme alèze. Les lits de plume et oreillers de plume développent trop de chaleur, ramassent facilement la transpiration, prennent de l'odeur et sont d'un nettoyage difficile.

Les accessoires. La garde connaîtra les petits moyens de rendre le séjour au lit plus tolérable : le pupitre qui relève le dos et gradue à volonté la position assise, l'appuie-pieds qui empêche le malade de glisser et lui permet de se remonter dans son lit ; la potence ou les courroies qui lui permettent de se pendre avec les mains et de se soulever ; la table de malade qu'on met au-devant de lui dans la position assise pour ses repas ou ses lectures : le filet ou la planche latérale qui l'empêcheront de tomber ; les rouleaux en crin ou en plume qui lui calent ou lui déplacent

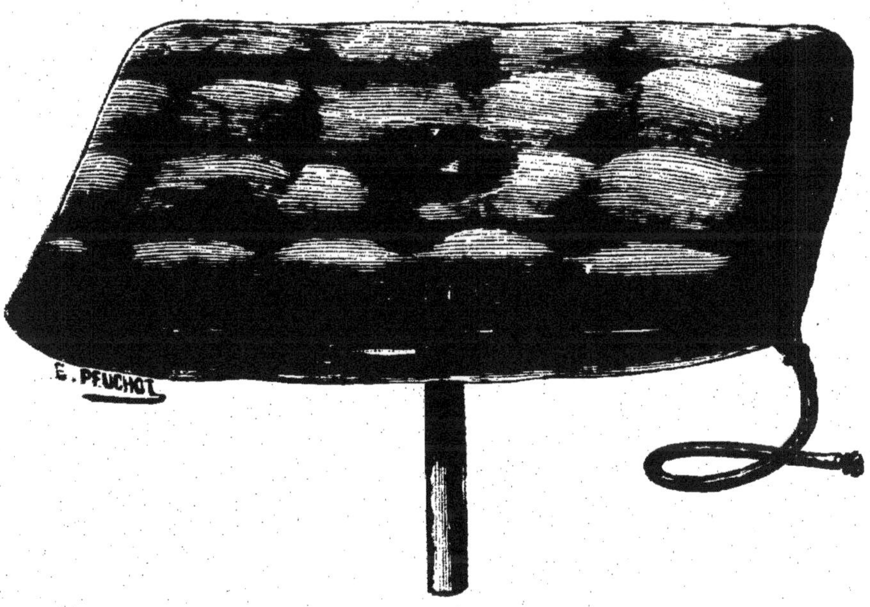

Matelas troué.

d'une façon douce et élastique le cou, la tête, le bras, les reins, un membre blessé. Ces rouleaux, ou petits oreillers, sont avantageusement faits en balle d'avoine.

La garde cherchera à voir et à s'expliquer le mécanisme du lit suspendu sur anneaux de caoutchouc, pour éviter au malade toute trépidation ; le lit mécanique qui sert à soulever, et à panser les escharres ; les cerceaux qui soutiennent les couvertures, lorsque leur poids sera douloureux et nuisible : la gouttière de Bonnet, d'emploi fréquent dans les coxalgies ; les matelas à eau, les matelas en plusieurs parties, les matelas troués pour les incontinents ou les immobilisés. Tout ce qui concerne le traitement des malades, auquel elle prend une part active, devra l'intéresser, et ce simple examen vaut mieux que les descriptions fastidieuses que nous pourrions en faire, et qu'elle ne lirait point.

Chacun sait combien deviennent insupportables dans le décubitus prolongé, surtout lorsque les mouvements spontanés sont difficiles ou impossibles, le pli du drap, le pli de la chemise. Le point de départ de petites ulcérations est souvent là. Veillez à ce que le drap soit bien tendu, vérifiez de temps en temps cette tension. L'oreiller s'écrase, devient chaud et humide par la transpiration : changez-le et secouez-le. C'est une sensation de bien-être procurée au patient.

Changement de linge.

Apprenez aussi à changer de linge le malade alité. Soulevez-le, dégagez la chemise, relevez-la par-dessus la tête, puis dégagez les bras. Pour la mettre, la même manœuvre en sens inverse. S'il y a un membre malade ou blessé, dévêtez l'autre d'abord, et si le côté correspondant au mal ne vient pas facilement, cause des douleurs trop vives, coupez. Pensez, s'il y a lieu, aux chemises fendues :

dans le dos, sur la poitrine, sur les manches, avec des lacets pour fermer.

Il vous arrivera d'être obligée de changer le drap d'un malade sans le déplacer. Roulez son drap d'un côté, dans le sens de la longueur, jusqu'à ce que le rouleau arrive tout contre son corps. Faites de

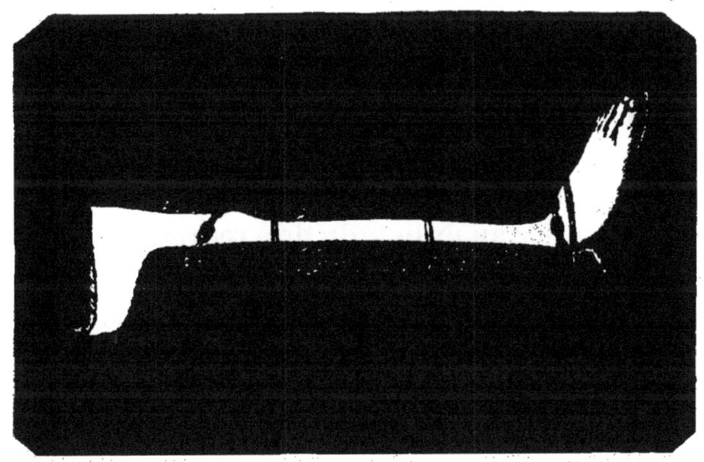

Gouttière à cerceaux.

même un rouleau de la moitié du drap propre à placer. Mettez les deux rouleaux côte à côte. Soulevez un instant le malade et faites glisser sous lui les deux rouleaux. Il n'y a plus qu'à dérouler le drap propre et le fixer.

Changement de lit.

Le changement de lit rend sans doute la chose beaucoup plus simple. Il est des cas où le malade est assez fort pour se soulever seul, s'aider de ses pieds, et se glisser sur un lit de même hauteur, accolé au sien. D'autres fois, il faudra le porter.

La première précaution à prendre est de s'assurer que le lit nouveau est placé la tête à l'opposé de celui du malade. Rien n'est malheureux comme de voir un porteur parti avec son fardeau et arriver au lit où il va déposer son malade pour constater qu'il le met naturellement dans le sens opposé à la préparation du lit, la tête aux pieds. Le lit de changement étant donc bien placé, il s'agit de prendre le malade.

Si le malade peut enlacer de ses deux bras le cou du porteur, celui-ci passe un bras sous les cuisses, l'autre au milieu du dos, redresse ses genoux pliés jusque-là, se renverse en arrière de façon à *appuyer sur sa poitrine le corps* du malade et l'enlève. En répétant les mouvements dans l'ordre inverse, c'est-à-dire fléchir en avant, plier les genoux, il arrive à déposer le malade au milieu du lit sans grand effort. Toutefois l'arrivée est plus difficile que le départ, à moins d'une grande habitude le porteur laisse toujours tomber le malade dans son lit de rechange d'une façon un peu brusque. Il est bon à ce moment que quelqu'un se trouve de l'autre côté du lit, tende les bras et diminue la chute.

Recommander au malade qu'on enlève ainsi, de ne pas raidir les jambes. — Le transport d'un malade, d'un lit à l'autre, demande plus d'habitude que de force.

Si le malade ne s'aide pas, il faut porter à deux. Et alors, les deux porteurs du même côté : l'un passe ses bras sous le dos, l'autre sous le bassin et les cuisses. Enlever et déposer au commandement ; appuyer, comme nous l'avons dit, sur la poitrine. On peut porter à trois, même à quatre du même côté, si le malade est lourd.

Ne jamais toucher au malade du bout des doigts, mais à pleine main.

Pour remonter et asseoir le malade dans son lit.

Pour remonter un malade dans son lit, le prendre comme on le fait souvent sous les bras, et essayer de l'enlever ainsi est une faute. On le tiraille sans résultat. En le prenant sous le bassin, il suffit d'une aide insignifiante de sa part, des mains et des pieds, pour le remonter facilement. De même pour l'aider à s'asseoir.

Propreté du malade.

La propreté sévère du lit, des draps, des linges de corps a autant d'importance que celle de la chambre, que celle de l'air ; et il en est de même de la propreté du malade lui-même, dont la toilette sera faite tous les jours. Tout ce qui est sali disparaitra aussitôt de la chambre : les déjections seront reçues dans des vases en verre ou en tôle émaillée dont la désinfection sera facile, et sera faite aussi souvent que l'indiquera le médecin. Les lavages du corps, du dos surtout, soulagent beaucoup les malades. La garde y procédera, si le médecin n'indique pas une température réfrigérante, avec de l'eau à 35° et une température ambiante de la chambre à 20°. Elle ne mouillera pas le lit et essuiera avec des linges chauds.

Escharres.

Ce sera surtout les points de pression, la région du sacrum en particulier, qui seront l'objet de sa surveillance et de ses soins de propreté. Un jour, malgré tout, elle verra la peau rougir, les lambeaux d'épiderme se soulever, c'est l'escharre qui menace. Si des lavages à l'eau alcoolisée, le poudrage à la fécule, ou mieux à la poudre de talc qui ne fermente pas, la ouate hydrophile en gâteau, ne diminuent rien, elle emploiera le coussin annulaire en caoutchouc gonflé d'air, recouvert d'une alèze en toile fine. Et si l'escharre persiste, se multiplie même sous l'action désorganisante de la maladie (fièvre typhoïde et paralysies), malgré toutes les précautions de propreté, d'antisepsie, de support, c'est le grand coussin à eau qui donne le meilleur résultat. Ce coussin est carré, large, presque de la largeur du lit et se remplit d'eau à 35°. Y ajouter le changement fréquent de position du malade.

Rôle moral de la garde.

Enfin se place dans cette longue énumération des soins généraux que la garde apportera au malade, un rôle moral que nous avons indiqué aux premières pages de ce livre, dans lequel se développeront ses qualités personnelles de tact, de discrétion, de dévouement, de patience, et surtout son esprit d'observation, qui en fera l'aide intelligente et efficace du médecin. Entre une visite et une autre de celui-ci, que de choses peuvent se passer qui éclaireront son diagnostic et sa thérapeutique et qu'une garde instruite pourra lui signaler !

La température du malade.

Parmi celles-ci, une des plus importantes est la marche de la fièvre que nous savons être la réaction de l'organisme, l'expression invariable de la lutte. Elle se mesure par la température et l'élévation du pouls. L'appareil enregistreur est en général entre les mains de la garde sous la forme de *la feuille de température*. L'instrument est le thermomètre.

Le thermomètre.

C'est le thermomètre à maxima, à mercure, à sensibilité suffisante pour que l'ascension ne dépasse pas 5 à 10 minutes au plus. On s'est assuré que l'index est descendu au-dessous de la température normale 35° 1/2 - 36° ; on le place dans l'aisselle en s'assurant que sa cuve est bien au contact, qu'il n'y a aucune interposition de vêtement, qu'elle est bien serrée dans la cavité et partout est en rapport avec la peau. Ce n'est pas toujours aussi simple qu'on pourrait le croire, lorsque l'aisselle est maigre et le bras petit. Logez la cuve du thermomètre bien au fond de l'aisselle, dirigez-le obliquement en avant, et appliquez bien le bras sur lui en le ramenant sur la poitrine.

On le place aussi dans l'aine en pliant un peu la cuisse.

Chez les enfants et chez l'adulte, on le place enfin dans l'anus. La température anale est plus exacte et plus rapide. Elle dépasse de 5 dixièmes celle de l'aisselle ou de l'aine. On laisse le thermomètre trois minutes dans l'anus, dix minutes au plus dans l'aisselle. Les températures moyennes de la journée, celles qui sont consignées dans la feuille, sont celle minimum du matin, 6 à 7 heures ; celle du soir, 5 à 6 heures. Mais toute ascension marquante de la journée sera également consignée, et la série constitue ce qu'on appelle la courbe de la fièvre. Il est superflu, je pense, de dire que le thermomètre sera désinfecté après chaque application, surtout dans l'anus.

La température normale est de 36°,5 à 37°,2 le matin; 37°,2 à 37°,5 le soir. La température devient fébrile à partir de 37°,5. On considère comme un signe certain de la mort le refroidissement au-dessous de 35° dans le rectum.

La température prise le matin et le soir, s'il y a lieu même au courant de la journée, sera notée par la garde sur la *feuille de température*, indispensable près de toute maladie aiguë. Elle s'intéressera autant que le médecin à la courbe de la fièvre. Voici, à titre d'exemple, celle d'une fièvre typhoïde :

Depuis les conclusions que la température a fournies dans les maladies, le thermomètre est le grand enregistreur de la fièvre. Cependant la fréquence et les qualités du pouls ont une importance qu'une garde ne peut ignorer. Il est rapide, petit, ou bien ample, grand, dur et lent, correspondant à l'état du cœur. Le pouls normal de l'adulte étant entre 60 et 80 par minute, toute précipitation est appréciable, et du reste proportionnelle à la température.

La garde saura que la respiration est impressionnée de la même façon. La respiration normale chez l'adulte comprend 16 à 18 mouvements respiratoires (inspiration et expiration) par minute, 40 à 70 mouvements respiratoires par minute chez le nouveau-né. L'accélération de la respiration sous l'influence de la température intérieure ou fièvre, peut s'élever à 60 inspirations par minute chez l'adulte et 100 chez l'enfant.

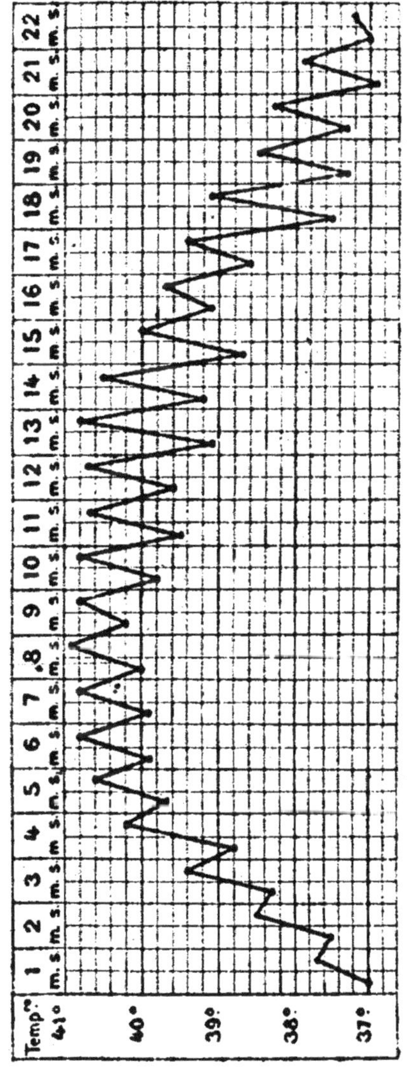

Schéma de la courbe de température d'un typhique d'après Wunderlich.

QUESTIONNAIRE

Quel est le type de la chambre de malade ?
Comment réaliserez-vous la bonne aération ?
Quelles sont les difficultés de l'aération ?
Le courant d'air est-il bien à redouter ?
L'air de la nuit est-il mauvais ?
Dans quel cas traite-t-on par la suraération et la fenêtre ouverte !
Pourquoi un malade prend-il difficilement froid dans son lit ?
Comment ferez-vous disparaître les odeurs de la chambre ?
Quelle est la température de la chambre d'un fiévreux et d'un alité ?
De celle du malade qui se lève ?
A quel moment de la journée la température ambiante a-t-elle plus d'intérêt ?
Les oppressés ont-ils besoin de chaleur ?
Quels sont les malades qui ont le plus besoin de chaleur ?
Que pensez-vous de la cheminée ? — du poêle en fonte ? — du poêle en faïence ? — du poêle à gaz ou à pétrole ?
Quel est l'avantage de la lumière pour un malade ? — et dans quel cas lui ferez-vous l'obscurité ?
Pourquoi enlèverez-vous les tapis et les rideaux ?
Comment ferez-vous le nettoyage de la chambre ?
L'alcôve est-elle hygiénique ?
Quel est le meilleur lit de malade ?
Comment le placerez-vous dans la chambre ?
Comment le garnirez-vous ?
Qu'est-ce qu'une alèze ?
Quel est l'inconvénient des paillasses et lits de plume ?
Quelle est l'importance des plis du drap sous le malade, et du linge ?

Comment changerez-vous de linge un malade qui ne peut s'aider ? — et déshabillerez-vous un malade dont un membre est abîmé ?

Comment changerez-vous le drap d'un malade immobilisé dans son lit ?

Comment changerez-vous de lit un malade ?

Comment remonterez vous et asseoirez-vous un malade dans son lit, lorsqu'il ne s'aide pas ?

Qu'est-ce que l'escharre ?

Où se produit-elle ?

Qu'y ferez-vous ?

Comment prendrez-vous la température d'un malade ?

Quelle est la température normale ?

Quel est le pouls normal ? — Quelle est la respiration normale ?

CHAPITRE IX

La Médication interne, — les potions, — les répugnances chez les enfants, — le purgatif, — le vomitif, — l'infusion et la tisane.
Substances médicinales employées en infusion ou tisane, — les bouillons, les poudres, — cachets et pilules.

Division de la thérapeutique : interne, externe.

La médecine aborde l'organisme malade, par l'intérieur et par la surface. La médication est donc interne ou externe. Interne, tout ce qui, étant ingéré, rencontre les voies ordinaires d'absorption ; externe, tout ce qui agit à travers nos tissus par contact.

Voyons d'abord ce qui doit intéresser la garde dans la médication interne.

La potion.

Le médecin a concentré dans une solution telles substances dont il attend un résultat. La solution est dosée de sorte que dans les 24 heures le malade, par parties égales, ait absorbé son remède : c'est la potion. Les parties égales sont les cuillerées données d'heure en heure, ou de 2 en 2 heures, suivant l'ordonnance. La cuillerée à bouche est de 15 grammes (la cuillerée à bouche est l'équivalent de 3 cuillerées à café) et la potion de 150 gr. forme la provision de 24 heures, par cuillerées de 2 en 2 heures. On admet que la cuiller à dessert est la moitié de la cuiller à bouche, à peu près, et que le verre à liqueur est de la capacité d'une cuiller à bouche. Une garde qui connaît ces mesures évitera au malade de salir son linge, son lit, de répandre sur son cou et son menton le liquide qu'on lui présente (ce qui lui est toujours par-

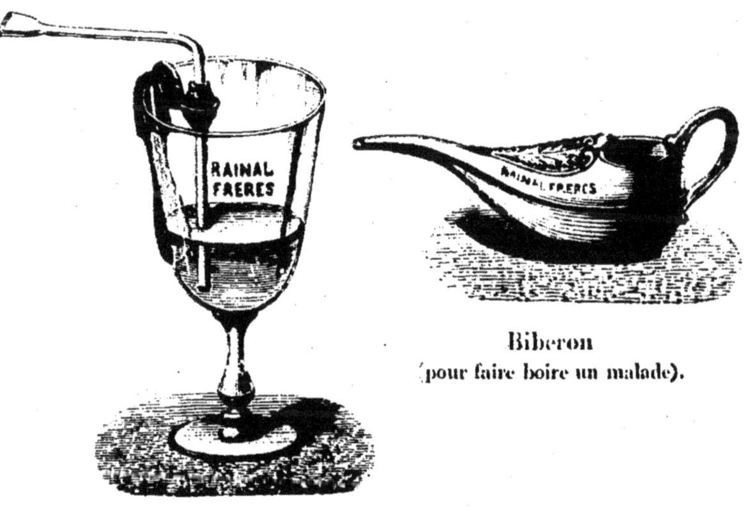

Biberon
(pour faire boire un malade).

Tube
(pour faire boire un malade).

faitement désagréable), tout en lui conservant les doses réglementaires. C'est plus difficile qu'on ne le croit de bien donner une cuillerée de potion. Il faut, en tout cas, se faire aider de l'attention du malade, qu'on aura éveillée. Un malade somnolent ou inconscient, dont on inonde brusquement la gorge avec une cuillerée de potion, peut aspirer le liquide dans les voies respiratoires et être pris d'un accès fort pénible de suffocation. Le soulever, s'il ne peut s'asseoir seul, est donc de bonne pratique à ce moment.

Il appartient également à la garde de tenir les potions fraiches. Ces préparations souvent sucrées, composées de substances fermentescibles, mises sur un poêle ou une cheminée, dans une chambre surchauffée, s'altèrent vite. Il est utile de les placer dans un pot rempli d'eau fraiche, qu'on refroidit de temps en temps. Les *loochs*, qui sont préparés avec un lait d'amandes, ne supportent pas la chaleur et tournent très facilement. Il en est de même des potions contenant des substances volatiles, comme l'éther, le musc. Dans un milieu chaud, et mal bouchées, elles perdent leurs proportions, par conséquent le bénéfice qu'on leur demande. Il est toujours utile d'agiter une potion avant de verser la cuillerée, afin d'unifier son contenu, surtout si elle tient en suspension des substances insolubles comme le kermès, le bismuth, le naphtol, le quinquina.

Le looch.

Les répugnances.

On s'est attaché à modifier autant que possible le goût désagréable de beaucoup de médicaments, ou à le masquer par des essences et des sirops balsamiques ; les affreuses mixtures d'autrefois ne sont qu'un souvenir fâcheux. N'empêche que souvent, par elle-même ou par une répugnance toute nerveuse, la nausée s'attache à la cuiller, et que la garde devra connaitre quelques moyens de la supprimer. Un peu d'eau de seltz avant, avec, ou après le médicament, suffit souvent à le faire tolérer. Un peu d'eau et de cognac, ou quelques gouttes d'alcoolé de menthe arrivent au même résultat, soit qu'on avale, soit qu'on se rince simplement la bouche avant et après.

Les enfants.

La lutte contre la cuillerée prend avec les enfants un caractère d'acuité quelquefois énorme. On aura vis-à-vis d'eux beaucoup de bonté et de décision. Quand les arguments de douceur sont épuisés, il faut les prendre, les rouler dans une couverture pour paralyser les bras et les jambes, maintenir la tête renversée, leur introduire la cuiller dans la bouche assez avant et en dedans des arcades dentaires, et la maintenir sur la langue jusqu'au mouvement de déglutition. Infailliblement, la langue laissée libre, le liquide versé à l'entrée de la bouche serait aussitôt craché. Une ou deux séances de ce genre et les petits récalcitrants s'avouent vaincus. La suite est calme, et leur estomac est, en général, plus tolérant que chez les adultes.

Les purgatifs.

C'est souvent la conduite à tenir pour la cuillerée à café d'huile de ricin qui est le purgatif de choix des enfants. On la donne pure, un peu d'eau sucrée après pour laver la bouche.

Un autre purgatif fréquemment employé chez les enfants, assez souvent aussi chez les adultes, est le calomel. Le calomel doit se donner l'estomac vide, le malade à jeun, plus rigoureusement encore que pour les autres purgatifs. Il n'a aucun goût et se prend dans un peu d'eau sucrée. La garde doit savoir que cette substance est un sel mercuriel qui forme, avec le sel de cuisine ou les acides,

des composés très toxiques et dangereux. Après le calomel rien de salé, rien d'acide. On ne donnera que de l'eau sucrée, du tilleul ou du thé pendant les quatre heures qui suivront l'ingestion.

Ceci est d'ailleurs une règle générale pour tous les purgatifs. Le premier repas après un purgatif doit toujours être très léger, et n'être pris qu'après effet, c'est-à-dire au bout de 4 ou 5 heures.

Ce sont les sels de magnésie et de soude, sous forme d'eau de Sedlitz, de limonade, d'eaux minérales naturelles (Unyadi-Janos, Rubinat, Montmirail, etc., etc.), et l'huile de ricin qui sont les purgatifs liquides d'emploi le plus ordinaire. Les solutions salines précitées s'administrent par verres de 1/2 heure en 1/2 heure ou plus souvent ; l'huile de ricin (30 ou 40 gr.) en une seule fois. On masque le goût désagréable de l'huile de ricin en l'émulsionnant par un battage prolongé dans un lait de poule, dans du bouillon gras ou du bouillon à l'oseille, dans du café noir, dans du jus de citron ou d'orange, dans de la bière très mousseuse. L'usage veut, et il n'est pas mauvais, de laver l'estomac et d'aider l'action purgative avec du bouillon aux herbes, du bouillon de choux, du thé ou de la limonade, pris d'heure en heure environ après la purge.

Vomitifs. Le purge « par en haut », suivant l'expression populaire, est le vomitif. Pour l'enfant, c'est le sirop d'ipéca administré à jeun, par cuillerées à café de 5 en 5 minutes jusqu'au vomissement. Après le premier vomissement, on donne du tilleul tiède, ou un thé léger, qui rendent le vomissement beaucoup moins pénible. Pour l'adulte, la formule est uniforme :

Poudre d'ipéca, 1 gr. 50.
Tartre stibé, ou Émétique, 0,05 centigr.

Cette poudre est délayée dans un demi-verre d'eau sucrée qui est pris en deux fois, à dix minutes d'intervalle. Comme pour l'enfant, les infusions de tilleul, de camomille, de thé, sont un vrai soulagement en facilitant le vomissement. Soutenir le front pendant le vomissement est une aide très appréciée par le patient. La garde saura qu'on doit attendre au moins une heure après le dernier vomissement avant de donner quoi que ce soit à prendre. Il arrive que les vomissements se prolongent, se répètent plus qu'on ne voudrait, qu'il se fait après le vomitif une vraie révolte de l'estomac. Un peu de champagne, quelques morceaux de glace, un peu d'eau de Seltz pure, un sinapisme au creux de l'estomac, en viennent toujours à bout assez vite.

L'infusion.

On a pu remarquer à combien de cas s'appliquent les *infusions* de plantes diverses et combien ce mot se retrouve sous notre plume. Comment se prépare une infusion ? D'abord, autant que possible, dans des vases de faïence, terre cuite ou porcelaine, jamais dans des vases de fer ou dans des vases métalliques, en général non étamés. Avec de l'eau bien propre, filtrée, non calcaire. Cette eau sera portée à l'ébullition. On projette la substance à infuser, on couvre, on retire du feu, on laisse *infuser* environ 20 minutes, et l'on passe. En dehors des qualités que la substance infusée donne à cette préparation (qui peuvent être, suivant ses propriétés, extrêmement variées et utiles), en dehors de l'action de la température à laquelle elle est administrée, l'ébullition fait de l'infusion une boisson pure, qu'il faut adopter dès qu'on est incertain de la pureté des eaux de boisson. Celles-ci sont, comme nous l'avons vu, le véhicule de nombreux et très malfaisants principes, annihilés par la désinfection ou ébullition.

Tisane par digestion.

La tisane a plusieurs modes de préparation. Si on suppose une infusion prolongée dans laquelle, une fois la substance introduite dans l'eau bouillante, le vase couvert n'est plus soustrait à l'action du feu, mais seulement un peu éloigné pour que l'eau garde une haute température, sans bouillir, pendant un temps plus ou moins long, c'est la tisane par *digestion*.

Par décoction.

Si, la substance médicamenteuse ou balsamique introduite, on fait bouillir pendant un temps variable, mais déterminé pour chaque substance, on a la tisane par *décoction*. Il faut compter avec ce procédé sur une évaporation. Un litre de tisane demande un litre 1/2 d'eau, pour peu que la décoction dure une demi-heure. Il faut toujours, après la décoction, attendre le refroidissement pour *passer*. La tisane est alors claire. Passée à l'état d'ébullition, ou approchant, elle sera sûrement trouble.

Par macération.

Pour certaines substances : le quassia amara, par exemple, la citronelle (tranches de citron), quelquefois les feuilles de digitale, la tisane se fait par *macération* : une quantité d'eau froide prescrite, la substance médicinale, 6 à 12 heures de contact, agiter de temps en temps, et passer.

Reste enfin la solution, préparation très restreinte, applicable aux tisanes acides (limonade sulfurique, chlorhydrique ; 2 gr. d'acide par litre d'eau ; aux solutions de sirop (groseilles, coings, grenade). La quantité par litre d'eau, chaude ou froide, est de 4 ou 5 cuillerées à bouche de sirop.

Par solution.

Voici la liste des substances médicinales employées en tisane, suivant leurs mode et doses de préparation. Le médecin déterminera leur opportunité et les effets qu'il faut en attendre, pour celles au moins qui ne sont pas d'un emploi courant. Il dira également les quantités journalières à employer et la température préférable. Une tisane ne se conserve pas et est à renouveler tous les jours, ou tous les deux jours au plus tard.

Substances médicinales employées en tisane et infusion.

Substances médicinales qui s'emploient en infusion :

Noms	Partie employée	Dose par litre	Durée de l'infusion	
Absinthe	feuilles	5 gr.	1/2 heure	
Angélique	sem. et racines	6 gr.	id.	
Anis v. et étoilé	fruits	10 gr.	id.	
Armoise	feuilles	10 gr.	id.	
Arnica	fleurs	5 gr.	1/4 d'heure	
Asperges	racines	20 gr.	2 h.	Concasser les racines
Aunée	racines	20 gr.	2 h.	
Bouillon blanc	fleurs	5 gr.	1/2 heure	
Bourrache	feuilles	5 gr.	id.	
—	fleurs	10 gr.	id.	
Camomille	id.	5 gr.	id.	
Café	semences	20 gr.	id.	
Capillaire	feuilles	10 gr.	id.	

Centaurée	semences	10 gr.	1/2 heure
—	racines	10 gr.	id.
Coquelicots	fleurs	5 gr.	id.
Digitale	feuilles	variable	id.
Douce-amère	tiges	20 gr.	2 heures
Fraisier	racines	20 gr.	id.
Fumeterre	feuilles	10 gr.	1/2 heure
Genièvre	fruits	10 gr.	2 heures
Guimauve	fleurs	5 gr.	1/2 heure
	racines	10 gr.	1 heure
Houblon	cônes	10 gr.	1/2 heure
Hysope	feuilles	5 gr.	id.
Lierre terrestre	feuilles	10 gr.	id.
Mauves	fleurs	10 gr.	id.
Mélisse	feuilles	5 gr.	id.
Menthe	feuilles	5 gr.	id.
Mousse de Corse	feuilles	variable	id.
Noyer	feuilles	10 gr.	id.
Oranger	feuilles	5 gr.	id.
	fleurs	5 gr.	id.
Patience	racines	20 gr.	2 heures
Pariétaire	feuilles	10 gr.	1/2 heure
Pavots	fruits	5 gr.	1/2 heure
Pensées sauvages	fleurs	10 gr.	id.
Polygala	racines	10 gr.	id.
Queues de cerises		10 gr.	2 heures
Ronces	feuilles	10 gr.	id.
Roses de Provins	pétales	10 gr.	1/2 heure
Safran	stigmates	2 gr.	id.
Saponaire	feuilles	10 gr.	id.
	racines	50 gr.	2 heures
Sureau	fleurs	5 gr.	1/2 heure
Thé	feuilles	10 gr.	id.
Tilleul	fleurs	10 gr.	id.
Tussilage	fleurs	5 gr.	id.
Uva ursi	feuilles	10 gr.	id.
Valériane	racines	10 gr.	id.
	fleurs	5 gr.	id.

Substances qui s'emploient par décoction :

Noms	Partie employée	Dose par litre	Durée
Canne	racines	20 gr.	1 heure
Chiendent	racines	20 gr.	1 heure
Fruits pectoraux		50 gr.	1/2 heure
Fucus crispus	frondes	50 gr.	10 minutes
Gaïac	bois	50 gr.	1 heure
Gruau	fruits	20 gr.	1 heure
Guimauve	racines	10 gr.	1 heure
Lichen d'Islande	frondes	10 gr.	1/2 heure (1)
Orge	semences	20 gr.	1 heure
Pruneaux		50 gr.	2 heures
Quinquina	écorces	20 gr.	2 heures
Riz	semences	20 gr.	1 heure
Stigmates de Maïs		20 gr.	1 heure

Substances qui s'emploient par macération :

Noms	Partie employée	Dose par litre	Durée
Consoude	racines	20 gr.	1 heure
Digitale	feuilles	variable	4 heures
Gentiane	racines	5 gr.	4 heures
Quassia	bois	5 gr.	4 heures
Ratanhia	racines	20 gr.	2 heures

Substances qui s'emploient en solution :

Acides	Quantité à déterminer	Pas de vases métalliques
Albumine	blanc d'œuf, 4 blancs (2)	par litre.
Gomme	20 gr.	par litre.
Miel	100 gr.	id.
Sirops variés	100 gr.	id.

(1) On fait une première décoction qui est jetée à cause de son amertume. C'est la seconde décoction qui est utilisée.

(2) Battre fortement et ajouter un peu d'eau de fleur d'oranger.

Lorsqu'une garde utilise la flore de son pays et récolte elle-même les plantes, elle devra les nettoyer à l'eau froide, et lorsqu'il s'agit de racines, de tiges ou de bois, les concasser ou les râper avant de les soumettre à la préparation.

Les bouillons.

Les bouillons sont des tisanes faites par décoction. Le bouillon d'herbes :

Feuilles	fraîches	d'oseille	40 gr.
—	—	de laitue	20 gr.
—	—	de cerfeuil	10 gr.

Ces plantes sont bouillies pendant une 1/2 heure à petit feu On passe. on ajoute : beurre frais 5 grammes, sel ordinaire 2 grammes, pour un litre.

Le bouillon gras est la décoction de viande de bœuf et des légumes classiques du pot-au-feu. On fait un bouillon plus léger avec le veau et le poulet. La viande, quelle qu'elle soit, doit être mise dans l'eau froide, salée à 4 gr. par litre, portée peu à peu à l'ébullition dans un vase de terre ou de fonte émaillée. Dans ces conditions de chaleur progressive, la viande cède plus facilement ses principes solubles ; tandis qu'une viande saisie, ou plongée dans l'eau bouillante, coagule aussitôt l'albumine de ses couches extérieures, forme un vernis en quelque sorte qui lui garde ses principes solubles, par conséquent nutritifs. Quoi qu'il en soit, on s'est demandé si cette tisane de viande empruntait assez à celle-ci pour être nourrissante. On a conclu par la négative. D'autre part, comme le bouillon est le milieu de culture favori des microbes, on s'est demandé si, quand l'organisme est atteint, quand il y a de l'embarras gastrique, quand les fermentations sont faites ou sur le point de se produire dans l'appareil digestif, il était bon et prudent d'y ajouter cet élément favorable aux cultures qu'est le bouillon gras. Il est, en tout cas, admis désormais qu'on en supprime l'emploi dans les maladies diarrhéiques, telles que : choléra, diarrhées estivales, dysenterie. Les avantages indéniables du bouillon, tellement entré dans les habitudes de notre vie qu'il est pratiquement très difficile de le combattre, sont : un goût agréable, des qualités apéritives au commencement du repas, où, sous forme de potage, il joue un rôle presque obligatoire. Si sa valeur nutritive est contestée et plus que douteuse, sa valeur peptogène est indéniable. Il restera donc, quoi qu'on fasse ; et peut-être a-t-il raison.

Une forme pharmaceutique très employée dans la pratique est celle des poudres et des pilules. La poudre est soluble, et alors c'est une *solution* que la garde préparera avec un peu d'eau ; elle est insoluble, et alors elle peut toujours être en *suspension* dans l'eau sucrée et avalée avec celle-ci par le malade. Entre deux tailles de soupe, deux couches de confiture, dans un pruneau à la place du noyau, dans du pain azyme, enfin dans des cachets, imaginés pour emmagasiner et voiler les poudres, la garde trouvera toujours moyen de faire passer la poudre prescrite. Les enfants n'avalent rien sans mâcher ; cachets et pilules sont donc peu praticables chez eux. Quelquefois les adultes font des difficultés, où

Poudres, cachets, pilules.

la répugnance nerveuse prend la plus grande part. Il faut apprendre à en venir à bout.

QUESTIONNAIRE

Comment divise-t-on la thérapeutique au point de vue pratique ?

Qu'est-ce qu'une potion ?

Comment est-elle mesurée ?

Que contient une cuiller à bouche ? — à café ? — à dessert ? — un petit verre à liqueur ?

Précautions pour conserver une potion.

Comment pallier à la répugnance des malades ? — des enfants ?

Quels sont les dangers du calomel ?

Comment administrez-vous le purgatif salin ? — l'huile de ricin ? — le vomitif ?

Que faites-vous si les vomissements se prolongent ?

Qu'est-ce qu'une infusion ? — Comment la préparez-vous ? — sa valeur antiseptique ?

Qu'est-ce qu'une tisane ? — par digestion ? — décoction ? — macération ? — solution ?

Les substances les plus communes qui servent aux infusions et tisanes ?

Qu'est-ce que le bouillon ?

Comment le prépare-t-on ?

Est-il nutritif ?

Ses inconvénients ? — ses avantages ?

Comment employez-vous les médicaments en poudre ?

Manière de faire prendre un cachet ? — une pilule ?

CHAPITRE X

Médication interne. — Différentes voies d'absorption.
La voie respiratoire. — Chloroformisation. — L'inhalation. — La vaporisation. — La pulvérisation.
La voie rectale. — Suppositoires et ovules, — lavement médicamenteux, — lavement nutritif. — Absorption des muqueuses en général. — Dangers.
La peau absorbe-t-elle ? — Limites de son absorption. — — Méthode hypodermique, — sa technique, — le lieu d'élection.
Les sérums. — Effets de quelques médicaments et leurs dangers.

La voie buccale ou digestive n'est pas la seule voie d'absorption, par conséquent le seul chemin de la médication interne. Celle-ci utilise pour entrer dans le sang, pénétrer l'économie, d'autres moyens qui doivent être à la portée de quiconque touche à l'art de guérir.

La voie respiratoire.

La muqueuse respiratoire, par exemple, avec sa large surface, sa constitution qui la fait apte à assimiler et à faire entrer immédiatement dans les capillaires toute substance gazeuse ou gazéifiable, devait attirer l'attention. Il y avait à penser à une action locale, topique, dans les maladies des bronches et du poumon, à une action générale par introduction dans l'économie de tout ce qui vient se joindre ou s'incorporer à l'air, que la respiration fait passer 16 à 25 fois par minute le long de l'arbre aérien.

Chloroformisation.

La merveille de ce mode de pénétration est le chloroforme. Voici la chloroformisation : — du chloroforme pur, une compresse, ou un mouchoir fin, couvrant la bouche et le nez du malade, et sur lequel on verse goutte par goutte, toutes les minutes, l'anesthésique ; au bout d'un quart d'heure environ, le sommeil. Un sommeil qui est la suppression de la douleur, de la sensibilité, qui peut se prolonger autant qu'il est nécessaire, ne laisse aucun souvenir, et permet au chirurgien toutes les interventions, on peut même dire toutes les audaces, depuis qu'au bienfait de l'anesthésie, les découvertes de Pasteur ont ajouté l'antisepsie, c'est-à-dire l'innocuité de l'acte opératoire.

La chloroformisation n'est pas dans les attributions de la garde-malade ; tout au plus, occasionnellement, quand elle a déjà l'expérience de la salle d'opération, remplacera-t-elle le chloroformiseur pour continuer une anesthésie. Il y a cependant un certain nombre de choses qu'il est bon qu'elle sache. Le malade doit être à jeun. Rien ne doit serrer ou comprimer son cou, sa poitrine, son ventre. Il ne doit garder dans la bouche aucun appareil dentaire. Il faut avoir prévu qu'il peut être pris de vomissements au cours de l'anesthésie. Un malade dont la respiration est régulière, la coloration de la peau normale, dort bien. Après l'anesthésie, il doit être maintenu la tête basse, ne jamais être relevé ou assis, même pour des efforts de vomissements, être porté horizontalement d'un lit à l'autre, maintenu chaudement, veillé constamment, ne rien prendre, avons-nous dit, pendant les 5 heures qui suivent.

L'absorption pulmonaire est employée pour d'autres anesthésiques, tels que le bromure d'éthyle et l'éther. L'inhalation d'éther dans les syncopes, les états nerveux, les vertiges, est d'usage fréquent. Quelques nerveuses en abusent même, et l'éthéromanie par inhalation existe. J'ai vu un malade absolument grisé par des inhalations d'eau de Cologne. Il y a donc une mesure à garder même dans ce procédé extraordinaire d'absorption de liquides volatils. L'inhalation.

Un antiseptique fréquemment employé en inhalations est la térébenthine, soit qu'on verse une cuillerée d'essence ou d'huile de térébenthine sur une eau plus ou moins chaude, soit qu'on la répande simplement dans la chambre du malade, soit qu'on la verse goutte à goutte sur des aspirateurs. L'aspirateur est un petit appareil qui contient entre deux tamis un peu de coton. L'appareil est fixé devant la bouche, l'air aspiré filtre à travers les tamis et le coton, sur lequel on verse la substance volatile à inhaler, térébenthine ou autre essence prescrite. L'inconvénient de tous les liquides volatils qui servent aux inhalations est d'être éminemment inflammables. Les approcher d'une lumière, d'un foyer de chaleur, les projeter dans une eau trop chaude, est leur faire prendre feu. Des brûlures graves peuvent en résulter.

La fumigation.

On soigne plusieurs maladies pulmonaires, la diphtérie, surtout le croup, et le croup opéré, en faisant vivre le malade dans des vapeurs antiseptiques, « la buée phéniquée ». Les lésions diphtériques, les fausses membranes, se trouvant sur le trajet de la respiration, subissent, du fait des vapeurs dont l'air est saturé, un contact antiseptique naturellement stérilisant ; et d'autre part l'absorption d'une certaine dose des mêmes substances semble utile dans le sang. Toutefois, là aussi il y a une mesure dont la garde est promptement avisée par la coloration des urines. Un degré quelque peu excessif de saturation par l'acide phénique leur donne une teinte vert-olive, qu'elle devra immédiatement signaler au médecin. L'instrument de la vaporisation est en général un fourneau à pétrole, ou à alcool sur lequel une solution antiseptique, dans une casserole émaillée, est entretenue en ébullition constante. Il faut maintenir un air respirable, et une température dans la chambre qui ne dépasse pas 20 à 22°.

La fumigation, au lieu d'entourer le malade comme dans le cas que nous venons de décrire, peut être localisée aux premières voies respiratoires : la bouche, le nez, le larynx. Des appareils imaginés à cet effet dirigent, par une sorte d'entonnoir, la vapeur d'un récipient à portée de l'aspiration. Un large cornet de carton, une serviette dont le malade se recouvre au-dessus du vase qui contient la solution médicamenteuse bouillante, réalisent un résultat analogue. Les salles de humage de beaucoup de *stations minérales sulfureuses*, comme Cauterets, Eaux-Bonnes, Luchon, sont des moyens de traitement par vaporisation.

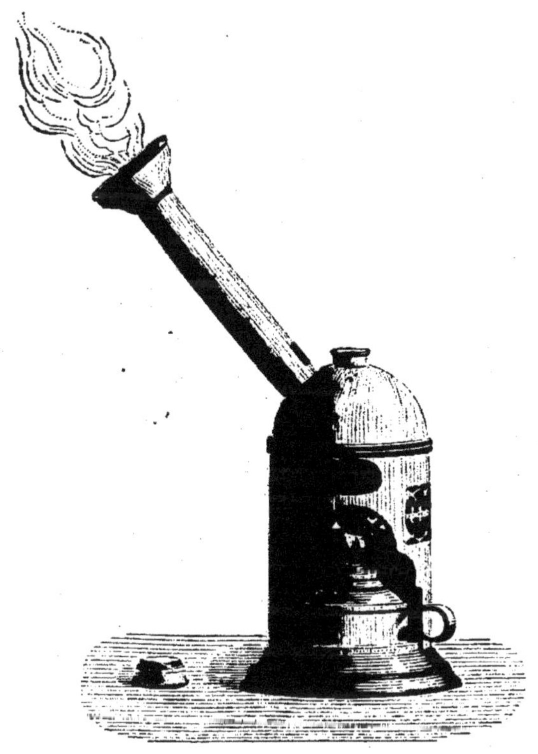

Fumigateur.

Ces stations ont aussi, dans un but analogue, la pulvérisation. La pulvérisation est la mise en brouillard d'un liquide médicamenteux ou antiseptique, par la propulsion de l'air comprimé ou d'un jet de vapeur. Il y a donc des appareils à vapeur et à air

La pulvérisation.

comprimé (Richardson) que la garde apprendra à connaitre et à manœuvrer. Le nuage propulsé par l'appareil est employé dans une quantité de maladies

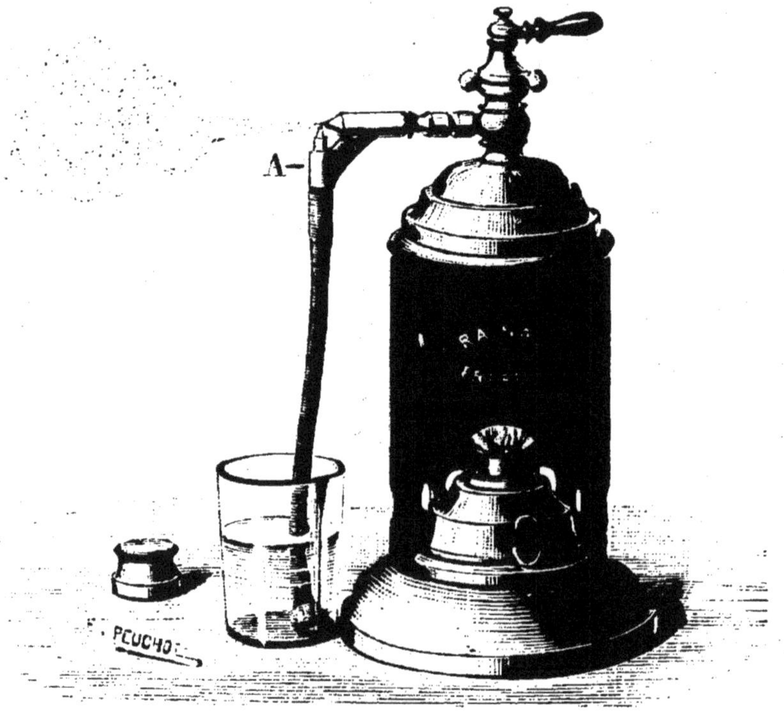

Pulvérisateur.

de la gorge, des premières voies respiratoires, et dans un bon nombre de pratiques de désinfection. On attend de lui plus un effet local qu'un effet d'absorption, qui existe cependant, et sur lequel il faut compter, pour les substances employées. Ce nuage se condense très rapidement, très près de son point d'émission, et porte beaucoup moins loin que la vapeur ou la buée une action thérapeutique.

En résumé, par inhalations, vaporisations et pulvérisations, la médication interne a disposé de la vaste surface de la muqueuse pulmonaire. Celle-ci absorbe avec une rapidité étonnante qui peut deve-

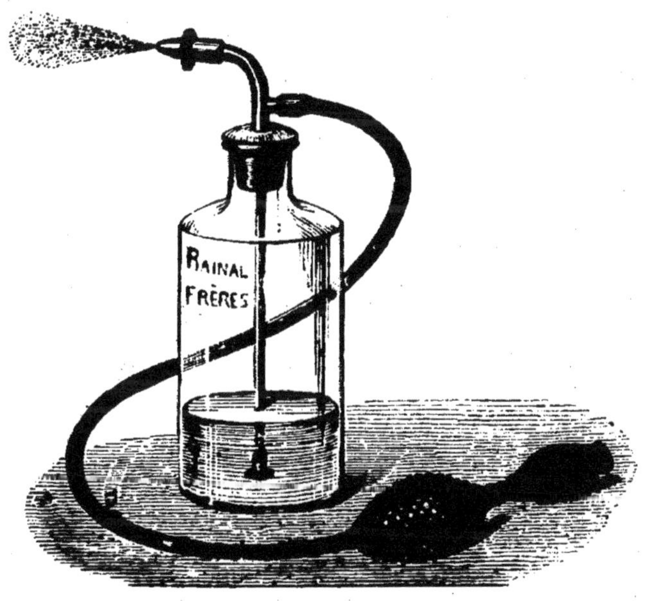

Pulvérisateur.

nir promptement dangereuse. C'est cette propriété qui rend redoutables pour elle-même et pour l'organisme les poussières que la respiration dépose sur elle, qui peuvent s'y cultiver et faire de véritables inoculations. L'horreur des poussières est une qualité première de la garde-malade.

Après la muqueuse buccale, digestive et respira-

Absorption rectale.

toire, il reste encore la muqueuse rectale, dont la thérapeutique tire un certain parti. Elle aussi comme toutes les muqueuses absorbe, absorbe même très vite ; il s'agit d'en déterminer les conditions.

La première est un nettoyage ; assurer la vacuité du rectum par une chasse d'eau, le grand lavement. Attendre quelques minutes afin de laisser se calmer les réflexes. Puis, suivant indications, introduire ou le suppositoire ou le lavement médicamenteux.

Suppositoires et ovules.

Le suppositoire est un petit cône préparé avec du beurre de cacao dans lequel les médicaments les plus variés peuvent être incorporés (quinine, opium, belladone, chloral, etc.), assez solide pour être facilement introduit, qui fondra après un court séjour, et mettra alors en contact le médicament et la muqueuse absorbante. Il doit être poussé avec l'index au delà du sphincter anal, et conservé de par la volonté du malade. On fait également des ovules qui ne sont qu'une variété de forme.

Lavement médicamenteux.

Le lavement médicamenteux ne comporte qu'un volume restreint (100 à 150 gr.), afin de pouvoir être gardé, une température qui ne provoque aucune contraction intestinale (35° à 37°), aucune force de propulsion, dans le même but ; enfin, si c'est une solution de médicaments irritants (chloral, quinine), il doit contenir des substances qui en corrigent l'effet local (amidon, une cuillerée à café). On ne l'administre pas en général avec l'irrigateur ordinaire (il en resterait dans les tuyaux une partie relativement trop importante), mais avec une poire en caoutchouc de même volume que le lavement.

On compte tellement en médecine sur l'absorption rectale, qu'on a imaginé de suppléer, dans certains cas, à l'insuffisance de l'estomac par le lavement nutritif. Des malades reçoivent ainsi, et assimilent, de trois à six lavements nutritifs, dans les 24 heures. Le total de chacun est de 100 à 150 gr. et est un mélange de bouillon, d'un jaune d'œuf, quelquefois un peu de café noir ou un peu de vin, une cuillerée à bouche de *peptone.* On y ajoute souvent quelques gouttes de laudanum qui contribuent à le faire tolérer. **Lavement nutritif.**

Vous voyez quel parti pratique on a tiré de cette propriété, reconnue à toutes les muqueuses, d'absorberce qu'on présente à leur contact, et comment, partout où on peut les atteindre, on a cherché à pénétrer dans l'organisme. Non seulement elles absorbent, mais l'absorption est extrêmement prompte. Un badigeonnage de l'œil, de la gorge, des fosses nasales, avec une solution de cocaïne, donne au bout de cinq minutes une anesthésie de la région, qui permet même l'intervention chirurgicale dans une parfaite insensibilité. **Autres muqueuses.**

On comprend qu'il y a là, à côté de services énormes, un véritable danger dont une garde-malade doit être avertie. Elle devra connaître les signes d'intoxication par certains médicaments qu'elle emploie : sublimé, belladone, opium, acide phénique, etc., et les signaler à temps. Nous reviendrons sur ce sujet. **Les dangers.**

La peau absorbe-t-elle ? Non, à l'état sain la peau est organisée contre l'absorption ; c'est un revête- **La peau.**

ment imperméable de nos tissus et un organe d'excrétion. Deux faits, d'observation fréquente, semblaient des arguments irréfutables d'absorption cutanée : l'empoisonnement par les sels de plomb chez les peintres qui broyaient et employaient la céruse et le minium ; l'empoisonnement par le mercure chez les malades traités par de simples frictions de pommade mercurielle. Il est hors de doute aujourd'hui, en ce qui regarde le mercure, que la volatilisation facile de ce métal et l'absorption par la respiration sont seules en cause pour expliquer l'empoisonnement, et qu'en ce qui concerne l'empoisonnement saturnin (coliques des peintres, paralysies saturnines) il faut également faire intervenir l'absorption respiratoire par les poussières conduites dans la respiration, et l'apport sur les muqueuses digestives. Lorsque la peau est altérée, lorsqu'elle manque de sa couche cornée épidermique, lorsqu'elle est ouverte en un mot, c'est une plaie, et nous avons vu comme une plaie absorbe.

Limites de son absorption

Or, il faut bien dire qu'entre une peau rigoureusement saine, c'est-à-dire bien pourvue de la couche cornée, cause vraie de son imperméabilité, et une peau dénudée, comme par un vésicatoire ou une brûlure, il y a toute une série de lésions intermédiaires qui permettent la pénétration dans le sang, ou dans la lymphe des vaisseaux sous-épidermiques, des substances médicamenteuses. C'est entre ces deux termes extrêmes que se glisse toute une thérapeutique (onctions, frictions, pommades, etc...) dont nous parlerons à l'endroit de la médication externe.

Sur le point de la surface cutanée où un cataplasme, un sinapisme, une friction, l'action irritante et liquéfiante d'une pommade, ont aminci l'épiderme, détruit même par endroits la couche cornée, le médicament s'infiltre d'autant mieux qu'il y a une excitation produite sur les vaisseaux et les extrémités nerveuses. Il n'y a donc pas contradiction absolue entre la donnée anatomique qui dit que la peau est fermée, et la donnée d'observation qui dit qu'une pommade soulage.

Méthode hypodermique.

Mais la voie la plus directe d'un médicament à l'organisme est assurément une plaie. Aussi a-t-on, de vieille date, utilisé ce pouvoir absorbant, ne fût-ce que pour l'emploi de la morphine dont on poudrait en proportion mesurée les vésicatoires. C'était la méthode *endermique*, à laquelle on a substitué la méthode *hypodermique*. Son nom l'indique, elle consiste à porter sous le derme, dans le tissu cellulaire sous-cutané, où elle est immédiatement résorbée par les vaisseaux capillaires et lymphatiques, une solution médicamenteuse. Les solutions varient à l'infini, depuis la morphine, la caféine, l'éther, jusqu'aux sérums vaccinants, jusqu'aux extraits d'organes et tissus du corps humain (opothérapie). Comme toute la thérapeutique, elles sont du domaine médical, mais l'injection peut être confiée à la garde qui doit savoir faire une injection sous-cutanée.

Technique de l'injection sous-cutanée.

De l'instrument je n'ai rien à dire, il est suffisamment connu ; le maniement en sera étudié, il n'y a aucune description qui puisse remplacer cette étude.

La meilleure seringue à injections hypodermiques est celle qui s'aseptise le mieux.

Elle sera donc aseptisée préalablement par l'ébullition, l'aiguille flambée, elle sera remplie du liquide à injecter, purgée de l'air qui s'aspire souvent avec le liquide : les mains seront chirurgicalement propres comme le champ opératoire ; celui-ci aura été lavé à l'alcool, et passé à une solution antiseptique.

On prend alors un pli de peau entre le pouce et l'index, on soulève ce pli, et à la base de ce pli, horizontalement, au-dessous et entre les deux doigts qui tiennent et relèvent la peau, on enfonce hardiment l'aiguille à un ou deux centimètres de profondeur. On doit avoir en piquant la sensation de résistance vaincue que donne le derme, qui est d'un tissu assez feutré, et de la pénétration dans le tissu cellulaire lâche sous-jacent, où l'aiguille se meut facilement.

L'injection est poussée *doucement*. L'aiguille est retirée, le pli de peau n'est lâché que quelques instants après, ce qui évite la sortie de l'injection ou de quelques gouttes de sang. Un tampon imbibé de liquide antiseptique est placé sur la piqûre, on fait par-dessus un léger massage de la région, qui diffuse le liquide introduit dans le tissu cellulaire ; on peut obturer la piqûre avec une goutte de collodion.

Une piqûre qui s'enflamme dénote une faute d'antisepsie. Celle-ci s'est faite par le liquide, l'instrument, les mains de la garde, ou la région piquée.

Le lieu d'élection.

Le lieu d'élection des injections sous-cutanées est la partie externe de la cuisse, du bras, la fesse, le flanc, le dos. Il faut éviter le voisinage des vaisseaux, et les endroits où la peau est mince et collée, comme la tempe, la nuque.

Les grandes injections.

Les injections volumineuses, celles de sérum antidiphtérique, les grandes injections de sérum chirurgical, se font au flanc. Elles ne diffèrent que par le volume injecté de l'injection hypodermique ordinaire, qui n'est que d'un centimètre cube.

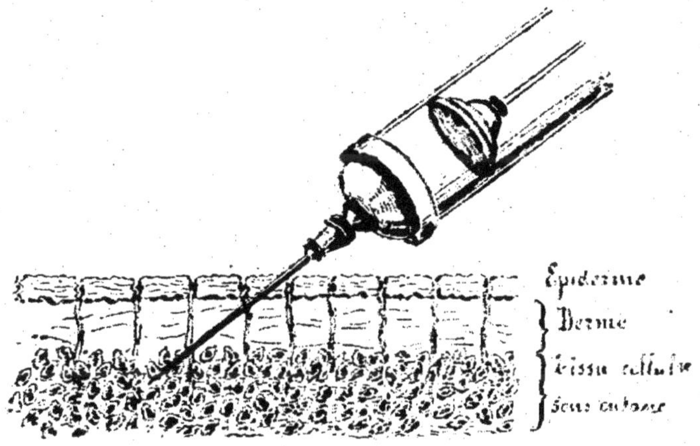

Injection hypodermique.

Effets et inconvénients de certains médicaments.

Suivre, à travers les symptômes de l'évolution d'une maladie, les résultats de la thérapeutique, est l'œuvre difficile du médecin. Elle suffit à remplir sa vie, à occuper toutes ses pensées, à justifier toutes ses recherches ; il reste toujours un écolier. A plus forte raison la garde, même la garde instruite, comme nous tâchons ici qu'elle soit, dont le rôle est d'être un instrument intelligent et dévoué entre les mains du médecin.

C'est à ce titre qu'elle doit connaître certains effets

de médicaments souvent employés, rassurer à cet égard le malade, et les signaler au médecin si elle le croit utile. Elle saura, par exemple, que le salicylate de soude et la quinine donnent des bourdonnements d'oreille, un bruit de grêle sur les toits, de la surdité temporaire. Elle saura que la belladone et son principe l'atropine dilatent démesurément la prunelle, déterminent des troubles de la vue, des vertiges, des visions ; que l'iode donne du rhume de cerveau, des boutons sur la peau ; que l'antipyrine donne de l'abattement et quelquefois des éruptions. Les antiseptiques seront pour elle l'objet d'une surveillance assidue, employés qu'ils sont sur les muqueuses, les plaies, en inhalations. La térébenthine donne aussitôt à l'urine une odeur qui rappelle celle de la violette. L'acide phénique les rend verdâtres d'abord, puis brunâtres, puis sanguinolentes. Les enfants sont d'une sensibilité extrême à l'acide phénique. Quant au mercure, d'usage si fréquent, sous forme de solution de sublimé, en lavages, injections, pansements humides, sous forme de pommades mercurielles, il doit être très surveillé. Dès que son absorption menace de devenir toxique, le malade prend de la pâleur, de l'abattement, de la nausée : puis presque aussitôt ses gencives se gonflent, s'enflamment, se ramollissent ; la *salivation* devient excessive. Si l'intoxication continue, toute la bouche s'enflamme et se recouvre de plaques blanchâtres comme des fausses membranes. Une garde avisée saura dépister l'empoisonnement aux premiers signes et supprimer la cause avant même l'arrivée du médecin, à qui elle fera part de son observation.

QUESTIONNAIRE

La voie buccale est-elle la seule voie de la médication interne ?

La muqueuse pulmonaire absorbe-t-elle ? — Qu'absorbe-t-elle ?

Qu'est-ce que l'inhalation ? — le chloroforme ? — Précautions autour d'un chloroformisé ?

L'éther ? — l'alcool ?

Peut-on s'intoxiquer par inhalation ?

Térebenthine ?

Dangers des substances qu'on fait inhaler ?

Qu'est-ce que la fumigation ou vaporisation ? — Ses modes ?

La pulvérisation ? — Va-t-elle bien loin ?

Les poussières sur la muqueuse pulmonaire peuvent-elles être contagieuses ?

Absorption rectale ? — Ses moyens ? — Suppositoires. — Lavement médicamenteux ? — nutritif ?

Quelles autres muqueuses emploie-t-on encore ?

Y a-t-il un danger dans l'absorption des muqueuses ?

La peau absorbe-t-elle ?

Pourquoi n'absorbe-t-elle pas ?

Pourquoi et comment les pommades peuvent-elles pourtant être utiles ?

Quelle est la voie la plus rapide d'absorption ?

Qu'est ce que la méthode endermique ? — et hypodermique ?

Où se fait l'injection hypodermique ? Est-ce dans le derme ? — En quels endroits de préférence ?

Comment la faites-vous ?

Si elle s'envenime, où est la faute ?

Fait-on de grandes injections sous-cutanées ?
A quoi servent-elles ?
Avec quelles substances ?
Effets de la quinine, du salicylate, de la belladone, de l'iode, de l'acide phénique, du mercure ?

CHAPITRE XI

MÉDICATION INTERNE. — L'ALIMENTATION. — LES RÉGIMES.

Importance thérapeutique de l'alimentation. — L'alimentation normale prophylactique. — Mastication. — Quantité des aliments. — Choix des aliments. — Digestibilité. — Valeur nutritive. — La cuisson. — Variété des aliments. — Distribution des repas.
Hygiène alimentaire. — Thérapeutique. — Alimentation. liquide. — Diète lactée. — Autres diètes.

Importance de la thérapeutique alimentaire.

L'alimentation des malades et des convalescents est pleine de difficultés qu'on ne soupçonne pas en général. Pour une aile de poulet, une viande mal cuite ou trop épicée, un malade dont le rein fonctionne mal peut mourir. Voilà que le sel de cuisine, le bon sel qui assaisonne tout ce que nous prenons, est en pareil cas profondément incriminé et certainement quelquefois dangereux. Qu'un diabétique mange un peu de petits pois, et aussitôt le taux du sucre dans ses urines augmente de 10 à 15 grammes par litre. Laissez un fébricitant se jeter d'un trait dans l'estomac un grand verre d'eau fraîche, il peut mourir subitement, et le fait a été observé. La mort subite par l'estomac, due à une action réflexe provoquée par une surcharge, une indigestion, est assez fréquente. Nous voyons tous les jours qu'un repas trop abondant a provoqué des phénomènes dyspeptiques par irritation nerveuse, de la pesanteur, du ballonnement, des sensations douloureuses, de la congestion de la face, avec angoisse respiratoire. Et en dehors de cette question de quantité, combien importantes sont les questions de qualité, d'opportunité, de température des aliments ! Combien importantes encore l'étude et les particularités de ces deux termes : aliments et maladies de l'appareil digestif !

L'alimentation et les régimes font donc bien partie de la médication interne, et la garde doit en ceci plus qu'en autre chose être prudente parce qu'instruite. Le médecin n'est pas toujours là, le danger y est toujours.

On n'apprend nulle part l'hygiène, le respect de l'estomac, et il n'y a pas en nous de fonction plus maltraitée que celle de la digestion : on ingurgite, sans pitié pour l'organe récepteur. Aussi les maladies de l'appareil digestif sont-elles à beaucoup près les plus nombreuses, sans compter celles qui en dérivent par intoxication alimentaire : maladies du cœur, du foie, de la peau, etc...

La mastication.

Le premier acte d'un repas, la mastication, qui a pour but non seulement le broiement des substances alimentaires, mais leur imprégnation d'un des sucs importants de la digestion, l'insalivation, est rarement assez surveillé. Avoir de bonnes dents (et pour cela les soigner), ne pas manger vite. J'ai vu souvent des gens maigrir, s'anémier, s'inutiliser dans la souffrance, parce qu'ayant de mauvaises dents, ou n'en ayant plus, comme souvent les vieillards, ils mâchaient mal ou choisissaient une nourriture molle et trop uniforme. Un *masticateur*, un broyeur d'aliments de modèle varié, les remettait assez vite en état, tout simplement en leur permettant l'alimentation normale. C'est aux affamés de la convalescence, surtout dans la fièvre typhoïde, que la garde apprendra la lenteur dans la mastication, le broiement intégral de tout ce qui doit franchir l'isthme du gosier.

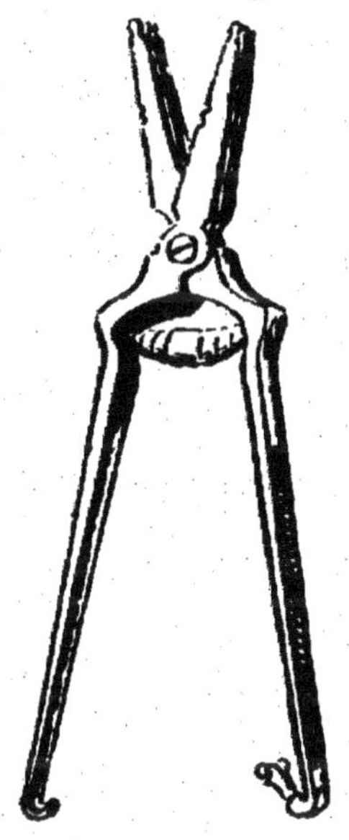

Masticateur.

La quantité alimentaire.

Il est impossible de régler la *quantité* des aliments : c'est affaire d'appréciation du médecin quand il s'agit de malades En hygiène, la détermination n'est pas moins difficile. La satisfaction de l'appétit n'est point une règle. Il y a chez l'homme, à côté de l'appétit d'instinct, l'appétit de sensualité, essentiellement factice, qui confond le besoin et le désir. « Dans ce qu'on mange, écrivait Fonssagrives, il y a trois parts à faire : l'une pour le besoin, l'autre pour la sensualité, la troisième pour la préparation des maladies à venir. »

Le choix des aliments comporte deux choses : leur

Choix des aliments. digestibilité et leur valeur nutritive. Sous cette réserve que l'estomac, juge suprême de la question, n'est pas toujours d'accord avec les hygiénistes et répugne même singulièrement aux arrêts formulés d'avance, qu'il peut trouver léger ce qui est classé lourd et réciproquement, voici une classification des aliments d'emploi fréquent, d'après les deux qualités :

Digestibilité. 1° Les viandes noires sont moins digestibles que les viandes blanches. La viande de porc est la moins digestible des noires.

2° Le poisson est plus digestible que les viandes, même les blanches.

3° Les œufs peu cuits, les laitages, sont plus légers que le poisson et les viandes blanches.

4° La cuisson a une importance : une viande rôtie est plus digestible que bouillie. La forme culinaire sous laquelle est présenté un aliment : liquide ou demi-liquide, purées, a une grande action sur la digestibilité. Egalement la variété et l'association alimentaires.

5° Les légumes les plus légers sont les farineux, Le pain frais est plus lourd que le rassis. Les fruits sont très digestibles.

Valeur nutritive. Au point de vue nutritif, la classification va descendant des viandes noires, à la tête desquelles le bœuf, aux viandes blanches, puis aux poissons. Viennent ensuite l'œuf, le lait, les crustacés, le fromage, les légumes farineux, le pain, les fruits.

La cuisson. Plus une viande est soumise au feu sous l'une et l'autre forme, ébullition ou rôtissage, plus elle perd ses qualités digestives et nutritives. Il y a là toute la différence bien connue de l'œuf à la coque à l'œuf dur, et une mesure à garder dans la préparation. D'autre part, une coction bien complète est un préservatif assuré contre la transmission possible de certaines maladies de l'animal à l'homme.

Une viande faisandée est une viande atteinte d'un commencement de décomposition, dont une forte cuisson peut annihiler les effets toxiques, mais qu'il faut rejeter de l'alimentation. Les accidents déterminés souvent par les conserves sont également un résultat de décomposition.

Variété alimentaire.

La *variété* alimentaire n'est pas seulement une condition de digestibilité, mais une condition de la nutrition générale, laquelle a besoin de nombreux principes, qu'un même aliment ne contient pas. Quelques-uns pourtant, le pain, la viande grasse, le lait surtout, peuvent seuls, pendant un temps limité, faire face aux nécessités de la nutrition. On sait le parti que la nature a tiré du lait pour l'alimentation complète de l'enfant. Le médecin l'a imitée dans le régime lacté appliqué à certaines maladies. D'autre part, l'homme est par sa structure, résumée dans sa dentition, omnivore. Le régime végétal exclusif est une rêverie de Pythagore rééditée par J.-J. Rousseau, contredite par ce fait que le chiffre de consommation de la viande dans une population est la mesure de sa prospérité physique.

Distribution des repas.

Chacun a donc sa dose quotidienne de nourriture variée, dite *ration d'entretien*, c'est celle de l'homme qui n'accomplit pas de travail manuel, et une *ration de travail*, celle qui se proportionne à la fatigue musculaire qu'un homme de peine, un cultivateur déploieront. Les climats, les professions, les habitudes, les besoins personnels font que ces rations n'ont rien d'uniforme, et qu'il est d'un intérêt plus pratique de savoir comme il convient de distribuer le régime ou les repas, dans la journée. La vieille méthode française d'un repas solide au milieu de la journée, c'est-à-dire entre deux périodes d'activité physique, et deux repas légers, celui du matin et du soir, nous semble la meilleure. La vie surchauffée des villes a amené peu à peu le repas du soir à prendre une importance égale ou plutôt très supérieure à celui du milieu de la journée. Le dîner copieux congestionne, fait un mauvais sommeil, il est d'autant plus dangereux qu'on avance en âge, il manque de cet élément de digestion important qui est l'exercice. Les repas doivent être à heure réglée ; rien ne subit plus que l'estomac l'influence tyrannique des habitudes. Entre les repas toute ingestion de substances liquides ou solides trouble le travail digestif, le retarde, l'arrête ; il ne faut rien prendre entre les repas.

Hygiène alimentaire thérapeutique. Nous venons de montrer ce que peut être l'hygiène alimentaire prophylactique, voyons maintenant ce qu'est l'hygiène alimentaire thérapeutique. « Le rôle des aliments chez les malades et les convalescents est, disait Hippocrate, la question la plus importante de l'art médical. » — « Ces modificateurs à longue portée, dit Huxam, que nous prenons par livres, doivent nous affecter pour le moins autant que ce que nous prenons par centigrammes. »

Cette étude serait interminable et d'autant plus inutile dans le cadre où nous nous mouvons, que le médecin, pour lequel nous n'écrivons pas, précisera chaque jour à la garde le régime qu'elle devra faire suivre à son malade dont la situation est, à vrai dire, déterminée par chaque cas et souvent chaque jour. C'est une sorte d'initiation générale que nous voulons simplement lui donner, une base sur laquelle la pratique, ici encore, échafaudera à l'infini les détails.

Alimentation liquide.

Il est de règle qu'un fiévreux doit être mis à l'alimentation purement liquide. Les deux liquides alimentaires sont le bouillon et le lait. Le bouillon, nous avons dit ce qu'il faut en penser. Le lait doit être donné à petites doses, très fractionnées, à deux heures d'intervalle. L'intervalle sera de trois heures quand l'alimentation du malade comprendra les potages. Les enfants et les vieillards, quelque fiévreux qu'ils soient, supportent plus mal la diète.

On a introduit dans l'alimentation liquide, pour les cas où l'assimilation se fait malgré la fièvre et où la maladie doit se prolonger, certaines condensations nutritives que la garde apprendra à connaître et à employer : les peptones, les jus de viande et de légumes, les bouillons concentrés, comme celui de la marmite américaine.

Diète lactée.

L'emploi exclusif du lait dans l'alimentation des malades est la diète lactée. Nombre de maladies de l'estomac, de l'intestin, du cœur, des reins, nombre d'états infectieux, en sont justiciables. La garde chargée d'appliquer ce régime saura : 1° que la dose de lait qui représente une alimentation *quotidienne*, suffisante chez un adulte, est de 3 litres environ ; c'est souvent de cette quantité et du lavage qu'elle produit que le médecin attend un résultat ; 2° que l'estomac met deux heures au moins à élaborer une dose de lait et à la faire passer dans l'intestin. Les prises de lait ne seront donc pas plus fréquentes que de 2 à 3 heures d'intervalle ; 3° que la température, froide ou chaude, n'a pas d'importance, et reste au gré du malade ; 4° que l'ébullition, qui aseptise le lait, modifie ses qualités digestives, et que le lait non bouilli, pour peu qu'il provienne de vaches non tuberculeuses, est préférable ; 5° qu'il est mauvais d'avaler la dose de lait d'un trait, parce que le bloc coagulé dans l'estomac, de même volume que le verre ou le bol, est difficilement attaquable aux sucs digestifs. Ce coagulum sera fragmenté, et de digestion facile, si le lait est pris à la cuiller ou par petites gorgées, en un quart d'heure ; 6° que le malade arrive assez vite à la satiété de ce régime et qu'on le soulage en aromatisant son lait avec un peu de café, de chocolat, de thé, d'eau de fleur d'oranger, sans nuire au régime ; 7° que la diète lactée amène souvent une constipation très pénible, à laquelle on obvie en sucrant le lait avec la lactose, en y ajoutant de la manne, et enfin par les moyens ordinaires.

Les autres diètes.

Nous ne ferons que mentionner les autres diètes : la diète négative ou abstinence, qui est la mesure alimentaire inférieure à ce que nous avons appelé la *dose d'entretien*. C'est l'affamement dans un but thérapeutique varié. Nous avons dit un mot de la diète *végétale*. Elle comprend le régime herbacé, le régime féculent, le régime des fruits, la cure de raisin. C'est un régime débilitant dont la goutte, la gravelle et un certain nombre d'états morbides se trouvent bien. — La diète *animale* ou fibrineuse est au contraire le régime de viande, conseillé dans certaines anémies (1). — Enfin la diète *sèche* supprime les liquides dans l'alimentation, pour des affections de l'estomac ou diverses maladies générales.

Tout ce que nous venons de dire se rapporte au besoin de réparation par des matériaux solides, besoin qui se traduit par la faim. La soif correspond au besoin de remplacement des liquides éliminés de l'économie. Elle comporte quelques enseignements relatifs également à la quantité et à la qualité. Et ceci, même quand il s'agit de l'eau pure que nous savons déjà assez difficile à se procurer, et que nous avons présentée comme un véhicule d'un assez grand nombre d'infections. — Stérile et de bonne qualité, l'eau est-elle, comme le veulent beaucoup de philosophes et de médecins, la boisson naturelle de l'homme ? L'homme serait bien ingrat envers la nature, car son premier soin a été de chercher autre chose, et il est certain qu'il a, en plus de la soif, le besoin de la sapidité et d'une certaine stimulation.

(1) Nous verrons, en parlant des diarrhées de l'alimentation artificielle chez les nouveau-nés, quel bénéfice on a retiré de la *diète hydrique*.

Il trouve ces qualités dans les boissons : 1° fermentées : vin, cidre et bière, — fermentées et distillées : alcool et ses dérivés ; — 2° les boissons acides : eau et sucs de fruits, tels que groseille, citron, orange, etc., l'eau de Seltz ; — 3° les boissons aromatiques : thé, café, etc...

Les fortes doses de boissons aqueuses déterminent l'alanguissement des fonctions digestives, la distension de l'estomac, la diarrhée, et avec une mollesse générale l'engraissement notable.

Les fortes doses de boissons fermentées font une intoxication aiguë : l'ivresse ; une intoxication chronique qui annihile les individus, les générations, les peuples : c'est l'alcoolisme.

Les fortes doses de boissons acides fatiguent l'estomac, déterminent le pyrosis. L'usage de l'eau de Seltz est à surveiller à cet égard.

Les boissons aromatiques à doses exagérées énervent.

Une boisson fraîche excite doucement l'estomac ; une boisson froide (12° et au-dessous), en certaine quantité, provoque sur l'estomac lui-même et, par ses réflexes sur la circulation, les voies respiratoires, le rein, des accidents d'autant plus rapides et plus graves que : 1° l'estomac est vide ; 2° le corps plus chaud (fièvre et transpiration) ; 3° l'ingestion plus rapide ; 4° la température du liquide plus froide.

En général, une boisson tiède est débilitante, nauséeuse, dyspeptique. Une boisson chaude est stimulante et digestive. Il faut donner à boire par petites doses, et plutôt chaud, à qui a grand'soif, du fait de la température *intérieure* ou *ambiante*. Il ne faut donner de vin à un malade que sur l'ordre du médecin, encore moins d'alcool, dont on abuse étrangement sous le vocable d'eau de mélisse, de chartreuse, d'éther, de vin de quinquina, et des multiples vins ou élixirs toniques vantés par les réclames. Tout cela est parfaitement dangereux.

QUESTIONNAIRE

Danger de l'alimentation chez les albuminuriques, — les diabétiques. — Mort subite par l'estomac.

Quel est l'objet de la mastication ? — le moyen ? — les moyens d'y suppléer ?

Pourquoi est-il difficile de régler la quantité alimentaire d'un repas.

Dites-moi la progression de digestibilité des aliments. — Classez-les-moi d'après leur valeur nutritive.

Comment faut-il faire cuire la viande pour lui conserver sa valeur digestive et nutritive ?

Qu'est-ce qu'une viande faisandée ?

Qu'est-ce qui prouve que l'homme est omnivore ?

Quels sont les avantages de la variété alimentaire ?

Quelle est la meilleure distribution des repas ?

Les inconvénients du dîner confortable ? — des repas intercalés ?

Quel régime donnerez-vous à un fiévreux en attendant le médecin ?

Qu'est-ce que la diète lactée ? — Ses règles ?

Quelles sont les autres diètes ?

Donnerez-vous à boire à un fiévreux autant qu'il voudra ?

CHAPITRE XII

LA MÉDICATION EXTERNE LOCALE. — MÉTHODE ÉMOLLIENTE.

L'onction ; — ses moyens — sa technique — ses inconvénients et dangers. — L'onction aseptique sur une plaie.
Le cataplasme. — Préparation — application — inconvénients et dangers. — Cataplasmes instantanés — médicamenteux — aseptiques.
La fomentation humide et sèche.

Division. On emploie sur un point malade ou douloureux des moyens émollients, révulsifs, ou mécaniques.

Emollients : l'onction. Les moyens émollients, la méthode émolliente, consistent dans : 1° *L'onction*. C'est une manœuvre qui permet d'étendre doucement sur la région indiquée une pommade ou un liniment. Si l'onction est faite sur une grande surface, elle s'appelle *embrocation*. Les corps gras : vaseline, glycérine, graisses, huiles, dissolvent admirablement les médicaments et constituent par l'imbibition de l'épiderme, l'emplissage des pores, un moyen de pénétration dont nous avons parlé déjà. La friction ajoute à ce moyen, mais il faut savoir qu'il y a des cas, la phlébite par exemple, où la friction serait périlleuse. L'onction seule pourrait l'être sur des régions où l'épiderme n'est pas intact, sur des plaies, des excoriations, des éruptions diverses, à cause des phénomènes d'absorption. Une garde avisée prendra à ces différents égards conseil du médecin. Elle saura également que certaines pommades, les mercurielles par exemple, peuvent provoquer assez vite une action irritante sur la peau, des érythèmes, de l'intoxication générale, et qu'elles peuvent altérer les métaux, les bijoux entre autres ; elle signalera à temps les accidents irritatifs. Une onction comporte toujours un enveloppement d'ouate sur laquelle on met un taffetas gommé maintenu par une bande. Il arrive que l'onction, intentionnellement, se fait sur une plaie, comme pour le pansement d'une écorchure, avec une pommade, ou le pansement d'un vésicatoire à la vaseline boriquée. Nous rentrons aussitôt en ce cas dans les règles du pansement antiseptique. La pommade aura été protégée contre les poussières et les contacts, l'instrument ou le doigt qui s'en chargeront seront chirurgicalement propres, et la surface même qui devra recevoir l'onction antisepsiée comme un champ opératoire, autant que faire se peut

2° Le *cataplasme*. C'est en somme un bain local, fait avec une bouillie épaisse, étalée sur un linge pour être ensuite appliquée sur la région malade. Cette bouillie est préparée avec les farines de lin, de fécule, de riz, d'amidon. La farine de lin est plus lourde, le cataplasme plus pesant. Il est plus léger, mais sèche plus vite, avec la fécule ou la farine de riz. C'est la seule différence entre ce cataplasme et cet autre. On a imaginé des bouillies de toute sorte

Le cataplasme.

pour les cataplasmes : l'oignon, la mie de pain, les feuilles de guimauve, de pariétaire, etc. La substance n'y fait rien, le cataplasme n'est autre chose que de la chaleur humide.

Préparation. Délayer la farine dans de l'eau froide, faire chauffer ensuite, soit au feu direct, soit au bain-marie, jusqu'à ce que la masse ait pris une consistance convenable. Verser et étendre sur un linge de toile bien propre, étalé sur une table et plus grand que ne doit être le cataplasme. Recouvrir la pâte d'une pièce de mousseline, de même grandeur que la pièce de toile. Replier les quatre bords des deux linges, les faufiler si on veut.

Application. C'est naturellement le côté mousseline qui sera appliqué sur la peau. Le cataplasme (sa température vérifiée du dos de la main) est soulevé par les deux extrémités, enlevé horizontalement et *appliqué* sans choc ni frottement.

Pour garder au cataplasme ses qualités de chaleur et d'humidité, il est bon de le recouvrir d'une feuille d'ouate et d'un taffetas gommé. Un cataplasme de farine de lin peut rester six heures chaud et humide. Le cataplasme de fécule, trois ou quatre heures. Il est alors à remplacer.

Inconvénients. La farine de lin fermente facilement, rancit, prend une odeur âcre, désagréable. Fermentée, elle irrite la peau, et cause des éruptions. Il n'en est pas de même des fécules, plus propres, plus légères, jamais odorantes. En revanche, leur préparation est plus délicate. Le bain-marie pour elles est préférable ; en tout cas, faire un feu très doux. La pâte se prend en grumeaux pour un coup de feu, elle se durcit en se coagulant très vite, si on n'a pas le soin d'agiter sans cesse, et de diminuer à temps la chaleur.

Cataplasmes instantanés

La garde apprendra à connaître les cataplasmes instantanés : l'un de Lelièvre au « fucus crispus » ; l'autre d'Hamilton, préparé avec la partie mucilagineuse de la graine de lin; fixée sur une toile qui ressemble à un sparadrap de diachylon ; enfin, le cataplasme-ouate de Langlebert. L'avantage de ces préparations est de pouvoir plus longtemps rester humides, surtout avec la protection du taffetas gommé ou de la guitta-percha laminée, et de se préparer en quelques minutes par la simple immersion dans l'eau chaude, ou froide, suivant les indications. Quelquefois, en effet, le cataplasme s'emploie froid.

Danger du cataplasme.

Il est bien évident que par leur préparation très éloignée des précautions antiseptiques, leur composition, leur chaleur et leur humidité, les cataplasmes réalisent l'idéal des conditions favorables au développement des cultures microbiennes. Il est bien évident aussi que, sans inconvénients sur une peau saine, ils sont extrêmement dangereux sur une plaie, sur la peau dénudée par une excoriation, une ampoule, un vésicatoire. Jamais dans ces conditions la garde ne prendra sur elle d'appliquer un cataplasme, et le médecin indiquera les précautions qui pourront rendre inoffensive l'action d'un cataplasme prescrit. D'ailleurs, le *pansement humide* que nous avons décrit remplace avantageusement, dès que les tissus sont ouverts, avec ses qualités de chaleur et d'humidité, le bien attribué au cataplasme, sans en avoir les accidents et les dangers.

Le cataplasme laudanisé. Il faut connaître le *cataplasme laudanisé*, qui est le cataplasme ordinaire sur lequel on jette du laudanum dans le but de le rendre plus calmant. Combien doit-on verser de laudanum sur un cataplasme? Il n'importe, dès lors que la peau est saine. Le sinapisé. *cataplasme sinapisé* est un cataplasme de farine de lin tiède, qu'on saupoudre de farine de moutarde, dans le but d'ajouter à l'action émolliente un appel doux à la congestion de la peau. Ce cataplasme doit être *tiède*, parce que la chaleur vive volatiliserait les huiles essentielles de la moutarde, qui constituent son mordant. Il restera une vingtaine de minutes en place; moins chez l'enfant, à cause de la finesse antiseptique. de la peau. Le *cataplasme antiseptique* est en fécule stérilisée, dans un vase antiseptisé, préparé avec une eau bouillie, avec des instruments stérilisés, tenu avec des mains de propreté chirurgicale, et versé sur des linges, toile et mousseline, préalablement bouillis. Quelque loin qu'elles soient de la pratique habituelle, ces pratiques sont réalisables, et un tel cataplasme, mais seulement celui-là, peut être appliqué sur une plaie. On ajoutera aux précautions en dissolvant de l'acide borique dans la pâte, ou en recouvrant d'une couche de pommade antisepantiseptique instantané. tique. Il existe un cataplasme de fécule antiseptique instantané, de Peccatte, qui se présente sous l'aspect d'une lame, de la forme et de la consistance d'un carton ordinaire. Trempé dans l'eau bouillante ou une solution antiseptique bouillante, il se gonfle en quelques secondes et est prêt pour l'application, revenu à la température convenable.

A la médication émolliente appartient encore la *fomentation*. La fomentation est une application humide ou sèche à la surface des régions malades. Fomentation

Pour la fomentation humide, une pièce de linge de grandeur convenable (une serviette pliée, un mouchoir) est trempée dans l'eau chaude ou, suivant la prescription, dans un liquide médicamenteux; elle est exprimée entre les mains et appliquée. C'est un moyen de détendre une partie malade, congestionnée, de diminuer une douleur aiguë. La fomentation est un moyen souvent employé, par exemple, dans l'érysipèle de la face, sur le ventre contre les inflammations qui s'y développent, au lieu et place de cataplasmes trop lourds. — Une fomentation est chaude, tiède ou froide. La compresse froide de Priessnitz, contre les crampes d'estomac, est de très bonne pratique. Elle s'applique sur le creux épigastrique et doit être recouverte de taffetas gommé. De même toutes les fomentations, qui sans cela se refroidissent ou sèchent très vite, et, malgré cette précaution, la pièce de linge qui sert à la fomentation doit être souvent retrempée. humide

La fomentation sèche est l'application sur une région, refroidie ou douloureuse, de flanelles ou serviettes fortement chauffées. Des briques, des fers à repasser, chauffés et enveloppés de linges, des boules d'eau chaude (bien bouchées) arrivent au même but, qui n'est pas (qu'on y prenne bien garde) de déterminer des brûlures. sèche.

Fumigation.

La fumigation peut encore se ranger dans les moyens émollients d'emploi externe et local. Nous en avons traité précédemment ; nous y reviendrons en parlant de l'usage externe de la vapeur d'eau, médicamenteuse ou non. Nous ne voulons autre chose que la rappeler ici.

QUESTIONNAIRE

Comment divise-t-on la médication externe ?

Qu'est-ce que la méthode émolliente ?

Qu'est-ce que l'onction ? — Avec quoi et comment la fait-on ?

Pourquoi doit-elle être douce ? — en quel cas ?

L'embrocation ?

Que peut déterminer une onction de parties excoriées ?

Les accidents de l'onction ?

La pommade mercurielle ?

Quelles sont les précautions à prendre pour une onction faite sur une plaie ?

Qu'est-ce qu'un cataplasme ? — à quoi sert-il ?

Avec quoi le fait-on ?

Comment le fait-on ?

Comment l'applique-t-on ?

Comment le conserve-t-on chaud et humide ?

Combien dure-t-il ? — Ses inconvénients ?

Que savez-vous des cataplasmes instantanés ?

Quand et comment est-il dangereux de mettre un cataplasme ?

Qui le remplace sur une plaie ?

Comment feriez-vous un cataplasme aseptique ?

Un cataplasme laudanisé ? — sinapisé ?

Connaissez-vous un cataplasme antiseptique instantané ?

Qu'est-ce que la fomentation ? — à quoi sert-elle ?

Comment feriez-vous une fomentation humide ? — une fomentation sèche ?

CHAPITRE XIII

MÉDICATION EXTERNE LOCALE. — LA RÉVULSION.

1er degré. — Rubéfaction. — Frictions. — Sinapismes. — Teinture d'iode. — Ventouses. — Urtication. — Thapsia. — Croton.
2e degré. — Chaleur. — Marteau de Mayor. — Vésication. — Vésicatoire, — ses dangers. — Le pansement. — L'absorption cantharidienne.
3e degré. — Cautère et seton. — Le fer rouge, — les pointes de feu.

La méthode révulsive cherche à substituer une congestion externe à une congestion interne ; elle va de l'irritation superficielle à l'inflammation voulue, plus ou moins profonde. Elle y arrive par une progression de moyens qui sont par eux-mêmes ou leurs suites entre les mains de la garde-malade, et que nous allons rapidement passer en revue. Là, surtout, la pratique est la meilleure démonstration, à laquelle les longues descriptions ne sauraient suppléer. **Définition.**

Le premier moyen est la friction. Il est dans l'instinct même de quiconque souffre dans une région quelconque de son être. La friction est sèche, chaude, armée de substances calmantes ou excitantes, faible **Frictions.**

ou forte, courte ou prolongée. Elle fait partie du massage, et nous en parlerons à cet endroit. La main nue, la main armée d'un tampon de flanelle, de linge, d'un gant de crin, d'une brosse, en est l'unique instrument. La friction peut aller jusqu'à rubéfaction de la peau, qui est le premier degré de la révulsion. On arrive au même résultat avec le sinapisme.

Sinapisation.

Le *sinapisme* est un cataplasme de farine de moutarde préparé à froid, ou bien le Rigollot que tout le monde connaît, qui n'est autre chose qu'une feuille de papier sur une face de laquelle sont collées des couches superposées de farine de moutarde, ou le sinapisme Coleman, dans lequel la farine de moutarde est emprisonnée entre deux feuilles de gaze. Le Rigollot et le Coleman sont trempés dans l'eau froide ou tiède, non vinaigrée, comme on le fait quelquefois à tort, — appliqués comme un cataplasme sur la peau nue et saine, et fixés par une cravate. La durée d'application varie suivant la finesse de la peau (enfants et femmes), la sensibilité du malade (ce qui implique en cas de paralysie une surveillance), de 3 à 15 minutes. Elle doit finir quand la rubéfaction de la peau est obtenue. Prolonger serait pousser l'irritation jusqu'à la brûlure, l'ampoule, dépasser fâcheusement l'effet. On peut appliquer un sinapisme sur toute la surface du corps, sauf la face. Nous avons dit que le cataplasme sinapisé a une action plus lente et plus douce, justiciable pourtant de la même surveillance. Quand le médecin ordonne de promener les sinapismes, on les déplace en général de haut en bas, de la cuisse aux pieds, par exemple. Le sinapisme enlevé, il est bon de laver la surface rougie avec un peu d'eau tiède, de poudrer à l'amidon, et, si la brûlure a été vive, d'enduire de vaseline et de recouvrir d'un linge.

L'eau chaude en compresses peut rubéfier comme le sinapisme. Une application de ce genre au-devant du cou dans l'accès de faux croup est d'un merveilleux effet, plus rapidement trouvé qu'avec le sinapisme.

Teinture d'iode.

La congestion de la peau s'obtient d'une façon plus progressive et plus durable avec la teinture d'iode en badigeonnage. Voici sur ce petit point de pratique certaines données que la garde doit avoir : 1° Une teinture d'iode vieillie est souvent altérée par l'évaporation qui l'a concentrée, et certaine modifications chimiques qui la rendent plus caustique. 2° Le flacon doit être à tubulure assez large pour que le pinceau (blaireau ou coton) passe et s'imbibe facilement. 3° Il y a des sensibilités particulières à la teinture d'iode qu'il faut tâter. On ne mettra qu'une seule couche, sans revenir sur les mêmes parties avec le pinceau. A une seconde séance on ira, s'il n'y a aucune manifestation de sensibilité, plus largement. 4° Le badigeonnage couvrira amplement la surface indiquée par le médecin. La révulsion par la teinture d'iode gagne à être étendue. 5° Laisser sécher avant de recouvrir, ce qui ne demande que 2 ou 3 minutes, et recouvrir d'une couche d'ouate. 6° Se rappeler que la teinture d'iode est très inflammable.

Ventouses.

Un autre procédé pour faire affluer le sang à la peau est l'aspiration ou la ventouse. La ventouse est une petite cloche, ou, à son défaut, un verre à boire ordinaire, dans lequel on raréfie l'air par la chaleur, soit qu'on maintienne l'ouverture au-dessus d'une lampe à alcool, soit qu'on fasse brûler dedans un peu de papier fin, ou de coton imbibé d'alcool ou

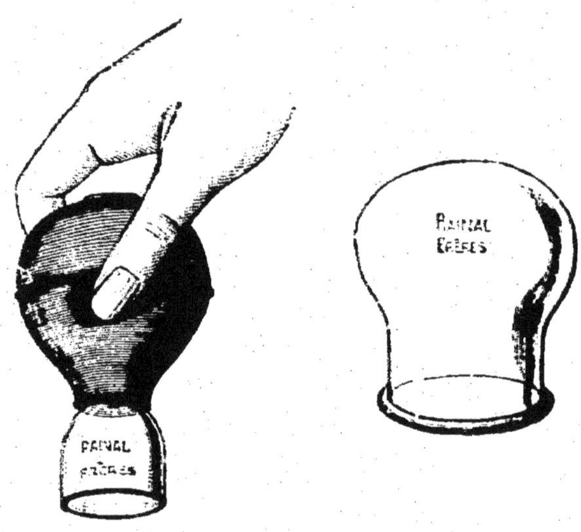

Ventouses

d'éther, et que, prestement, on applique sur la peau. Les bords ne seront pas trop échauffés, afin de ne pas produire de brûlure, et hermétiquement en contact. Immédiatement, la peau se gonfle, se boursoufle, devient violacée et s'élève dans l'intérieur de la cloche. On peut remplacer la chaleur par la succion obtenue au moyen d'une boule de caoutchouc adaptée à la cloche, ou une petite pompe d'aspiration ; la garde apprendra à connaitre et à manier ces ventouses. La ventouse a produit son effet au bout de 3 ou 4 minutes. Une pression sur la peau en un point du bord, qui laisse passer l'air extérieur, et une poussée de la cloche en sens inverse, détachent l'appareil. On a fait de grandes ventouses pour tout un membre, ce sont les ventouses de Junod, dans le but de retenir une quantité notable de sang et de diminuer la tension artérielle, en cas d'hémorragies graves. Ceci est entre les mains du médecin exclusivement. L'avantage des ventouses sur les précédents moyens de révulsion est de produire une action immédiate, plus profonde, et facile à renouveler.

On a, autrefois surtout, fait appel à la peau par l'urtication, la flagellation avec les orties, puis artificiellement par la friction à l'huile de croton, la pommade ou l'emplâtre au thapsia. Urtication huile de croton et thapsia.

La garde saura pour elle-même et pour les malades, qu'elle avertira, que ces substances adhèrent facilement à la peau, à celle du doigt avec lequel le malade s'est gratté, au doigt qui a servi à faire la friction irritante, et que ces doigts peuvent porter sur les points les plus variés du corps une irritation qui n'a pas été voulue et parfaitement désagréable.

Mais la thérapeutique externe a dépassé la rubéfaction et cherché un remède aux maladies internes dans le deuxième degré de la brûlure, la vésication, l'ampoule, produite sur l'endroit du mal, ou même à distance. Révulsion par la brûlure au 2e degré.

Elle y est arrivée : 1° par la chaleur, l'eau très chaude et bouillante ; 2° par certains caustiques liquides, en particulier l'ammoniaque. Nous avons vu que l'action prolongée de la moutarde amenait la vésication ; également la teinture d'iode. 3° Par le vésicatoire.

Au seuil d'une telle méthode, il est bon de rappeler que cette thérapeutique crée une plaie, fait, comme on l'a dit, une effraction, qu'elle ouvre les portes aux deux dangers de toute plaie : l'absorption et la culture microbienne. Elle entre en chirurgie. Elle est obligée à toutes les précautions d'asepsie et d'antisepsie que les connaissances actuelles font un devoir strict de prendre dans l'intérêt du malade. Aussi, depuis qu'un jour nouveau a éclairé quantité de phénomènes et d'accidents graves dérivés de cette thérapeutique, montrant leur genèse et précisant leurs désastres, a-t-elle été vivement combattue, et aussi délaissée qu'elle était exagérée. Le temps n'est plus où le vésicatoire, répondant à tout, supprimait la douleur, l'inflammation, servait d'exutoire aux humeurs vicieuses, s'entretenait même sur le bras ou sur la jambe, comme un préservatif. On lui pardonnait, en raison des bénéfices illusoires et douloureux qu'on lui attribuait, d'amener des érysipèles, des furoncles, l'anthrax, la suppuration avec toutes ses conséquences, l'ulcération, d'être en temps d'épidémie la voie de pénétration des germes. On ne lui pardonne plus aujourd'hui. La responsabilité des accidents remonte à la garde et au médecin, et ceux-ci en ont peur ; il faut les en louer.

Marteau de Mayor.

De l'emploi de la chaleur pour la vésication il survivra peut-être le marteau de Mayor. Dans un cas grave, une syncope prolongée, un état de mort apparente, on détermine une secousse par l'application au creux épigastrique d'un marteau plongé un peu de temps dans une eau bouillante ou un feu vif.

La vésication instantanée à l'ammoniaque ou au chloroforme a été utilisée par le médecin lui-même, non pas pour une révulsion, bien que ce fût possible, et que ce moyen fût aussi bon ou mauvais qu'autre chose, mais pour la méthode endermique. Un tampon d'ouate imbibée d'ammoniaque ou de chloroforme était appliqué sur la peau, recouvert d'un verre de montre ; quelques minutes, et une ampoule était faite. On l'enlevait, on semait un centigramme de poudre de morphine sur la plaie, on pansait. La piqûre hypodermique a supprimé cela.

Reste donc le classique vésicatoire. L'agent actif en est la poudre de cantharides, incorporée à un emplâtre. La dimension et le point à recouvrir ont été déterminés par le médecin.

On a lavé la région et rasé les poils qui peuvent s'y trouver, on applique l'emplâtre. Si la surface d'application est plane, il s'adapte bien ; si elle est arrondie comme le genou ou l'épaule, il faut entailler l'emplâtre pour l'adapter. Quelques bandelettes de diachylon le traversent en s'entre-croisant et le dépassent sur la périphérie, ce qui le fixe. Une feuille d'ouate le recouvre, ou un linge, puis un bandage approprié à la région. Application.

Il demeure en place : chez les enfants, 3 heures, 4 au plus ; chez un adulte, 6 à 8 heures. Ne le laissez jamais plus longtemps sans ordre du médecin. Sa durée.

Surveillez toujours un déplacement possible sous l'influence de la douleur agaçante qu'il cause et qui fait mouvoir surtout les enfants, les nerveux et les inconscients.

Son enlèvement.

Le point délicat est de le lever. Beaucoup de précautions en défaisant le bandage et en remuant le malade, pour ne pas rompre l'ampoule ; décoller les bandelettes de diachylon, écarter doucement un des bords et enlever lentement. Les cloches sont faites ; flambez une aiguille ou des ciseaux, et videz-les. Recueillez le liquide avec une serviette ou un tampon d'ouate placés au-dessous du vésicatoire. Il arrive que ce liquide est gélatineux et adhère. laissez-le.

Le pansement.

Le meilleur pansement est une couche d'ouate hydrophile, aseptique, suffisamment épaisse, qu'on fixe bien par un bandage et qu'on laisse jusqu'à guérison.

Songez à toutes ces fautes de propreté que comporte le pansement renouvelé matin et soir, avec le papier brouillard enduit de vaseline, ou le cataplasme de fécule, comme on le pratique encore trop souvent. Ce que vaut le cataplasme sur une plaie, nous l'avons exposé tout au long ; quant au papier brouillard ou au linge fin enduit de vaseline, calculez les contacts infectieux qu'ils subissent avant d'arriver à la plaie : la table, le doigt, le couteau ou la cuiller qui servent à étendre, fussent-ils (ce qui n'est jamais) primitivement propres, et étonnez-vous des accidents mille fois observés sur les vésicatoires.

En résumé, pour bien opérer, il faut : 1° avoir fait, avant l'application, l'antisepsie du champ opératoire, en le dépassant ; 2° avoir préparé pour le pansement ce qui convient à une plaie ordinaire. Elle doit, on le sait, être *propre* et *fermée*. Le plus simple est le coton hydrophile à demeure. Si on a prescrit un cataplasme, il sera aseptique ; nous en avons donné le moyen. Si c'est une couche de vaseline boriquée, elle reposera sur un linge ou une gaze stérilisés, elle sera étendue avec des doigts ou un instrument stérilisés. Le tout recouvert d'ouate bien assujettie par un bandage qui assurera la plaie contre les déplacements et les contacts mauvais. Un moyen thérapeutique n'a pas le droit de causer la mort d'un malade, le vésicatoire comme toutes les plaies a beaucoup de morts à son actif.

Les accidents qui lui sont imputables sont non seulement les complications des plaies en général, mais les phénomènes d'absorption de la cantharide qui est son principe d'action. La cantharide congestionne le rein et le ferme, c'est-à-dire arrête la sécrétion des urines par lesquelles l'organisme élimine les toxines que la maladie a mises dans le sang. On connaissait la néphrite et la cystite cantharidiennes, en d'autres termes l'inflammation du rein et de la vessie par les cantharides résorbées, on n'en mesurait pas comme aujourd'hui les funestes conséquences.

Absorption cantharidienne, ses dangers.

La conclusion est que le vésicatoire est un agent de révulsion sinon à proscrire, comme on tend à le faire, du moins à n'appliquer que par ordre, avec prudence, un temps limité, et à soigner avec précaution.

Vésicatoire permanent, mouche de Milan, cautère.

Doivent être rigoureusement bannis : le vésicatoire permanent, la mouche de Milan, l'antique cautère.

Celui-ci était la révulsion poussée au travers de la peau, c'est-à-dire de l'épiderme et du derme, dans le tissu cellulaire sous-cutané. Le procédé était la brûlure à la *pâte de Vienne*, déterminant une escharre d'épaisseur variable, une plaie suppurant pendant un temps indéterminé, qu'on entretenait en mettant dans le pansement un pois, dit pois à cautère : haricot, fragments d'iris de Florence. Nous n'en parlons que pour mémoire, et mémoire plutôt regrettable. Il en est de même du *séton*, que nous ne ferons que nommer.

Séton.

Pointes de feu.

Plus barbare en apparence, plus active et inoffensive en réalité est la cautérisation de la peau par le fer rouge. Tout le monde connait les pointes de feu et le thermo-cautère. Avant le thermo-cautère, on faisait les pointes de feu avec des tiges de fer chauffées dans un réchaud. C'est affaire du médecin ; l'aide apprendra à connaître l'instrument, à le préparer, à l'éteindre et à le nettoyer. Elle surveillera les brûlures qui doivent faire une inflammation saine, jamais suppurative, être protégées par une feuille d'ouate saupoudrée de poudre d'amidon.

QUESTIONNAIRE

Qu'entendez-vous par révulsion, méthode révulsive ?

Quel est le 1er degré de la révulsion ?

Parlez-moi du sinapisme. Qu'est-ce que c'est ? — Où le mettez-vous ? — Comment et combien ?

Comment promène-t-on la sinapisation ?

Comment la remplacerez-vous ?

Comment employez-vous la teinture d'iode ?

Ses avantages et ses inconvénients ?

Que produit la ventouse ? — Comment l'applique-t-on ? — Comment la retire-t-on ?

Combien laisserez-vous une ventouse ?

Connaissez-vous la ventouse de Junod ?

Inconvénients du thapsia et de l'huile de croton ?

Comment arrive-t-on à un second degré de la révulsion ?

Comment l'obtenez-vous par la chaleur ?

Qu'est-ce que le marteau de Mayor ? — Les moyens de vésication autres que la chaleur ?

A quoi servait surtout le vésicatoire instantané ?

Comment le fait-on ?

Qu'est-ce que le vésicatoire ordinaire ?

Comment l'applique-t-on ?

Le laisse-t-on longtemps ?

Quelles précautions faut-il prendre pour l'enlever ?

Comment le panse-t-on ?

Comment doit-on le panser ?

Quels sont les dangers du vésicatoire ?

Quels sont les accidents du vésicatoire ?

Que produit l'absorption, par le vésicatoire, de la cantharide ?

Quels sont les agents du 3e degré de révulsion ?

Jusqu'où l'a-t-on poussée ?

Qu'est-ce qu'un cautère ? — un séton ?

Comment soignerez-vous les pointes de feu ?

Suppurent-elles ?

CHAPITRE XIV

LA MÉDICATION EXTERNE LOCALE. — LE MASSAGE, — SES APPLICATIONS, — SES INCONVÉNIENTS ET DANGERS, — SES PROCÉDÉS, — SES RÈGLES.

Ses applications.

Voilà, certes, un moyen thérapeutique qui ne devrait pas être le privilège de quelques uns, mais entre les mains de quiconque s'occupe du traitement des malades. D'autant que son emploi tend à s'appliquer à des cas de plus en plus nombreux et variés. Longtemps spécialisé aux rhumatismes et à l'entorse, il est préconisé aujourd'hui dans le traitement des fractures comme moyen principal, dans le traitement de la phlegmatia et de la phlébite à une certaine période d'évolution, dans les affections gastro-intestinales, la constipation, la dilatation d'estomac, les dyspepsies, etc... Qu'on en abuse même, il n'y a pas de doute, et que des dommages réels n'aient été causés par lui, lorsque, par exemple, il est mal fait ou appliqué à des affections qui le redoutent, comme les tumeurs blanches articulaires, ou les engorgements tuberculeux, sur des veines en voie d'inflammation toutes prêtes à donner une embolie, sur du rhumatisme aigu qui s'exaspère aussitôt, cela est un fait malheureusement souvent constaté. La faute en est, il faut l'avouer, aux médecins qui ont laissé cette arme excellente à l'ignorance et à l'empirisme. C'est une ressource médicale que tout le monde utilise ou veut utiliser sans en préciser les indications et la portée, et qui, plus que tout autre peut-être, dépend de la manière de faire. Il est bon que le masseur sache ce qu'il fait, mais surtout qu'il sache le faire, sa virtuosité est dans sa main plus que dans son intelligence. Tant mieux pourtant si celle-ci la complète. Il y a dans le massage quelque chose de personnel, il y a des mains qui ne peuvent pas masser parce qu'elles n'ont ni la conformation ni la souplesse : et au bout de mains convenables il se trouve quelquefois des bras, des muscles et des nerfs qui ne savent ni se mesurer ni soutenir leur effort. Les notions qui suivent, ici comme en beaucoup d'autres points de l'art médical, demandent la confirmation, l'épreuve de la pratique, et une expérience prolongée.

Définition.

Le massage est un ensemble de manipulations destinées à entretenir ou à réparer les fonctions physiologiques des organes, telles que leur nutrition, leurs mouvements, leur innervation, leur circulation, etc...

Il comprend cinq procédés :

Effleurement.

1° L'*effleurement*, passage léger de la main allant de la périphérie au centre, de l'extrémité d'un membre vers la racine et reprenant ce mouvement toujours dans le même sens pendant une dizaine de minutes. L'effleurement exerce une action indéniable sur la circulation superficielle, veineuse et lymphatique, il est très anesthésiant.

Friction. 2° La *friction ;* elle s'exerce dans le même sens, mais elle est plus forte, la main frotte et pèse, les doigts appuyant sur les tissus ; elle les déplace et les meut les uns sur les autres. Il est bon que pendant qu'une des mains frictionne longitudinalement, l'autre fasse quelques frictions transversales.

Pétrissage. 3° Le *pétrissage ;* c'est la friction encore plus forte, avec une certaine étreinte dans la main, des tissus sur lesquels elle glisse. Le glissement a lieu dans le même sens que la friction.

Tapotement. 4° Le *tapotement* se fait transversalement à main ouverte, avec le bord cubital de la main, avec la paume de la main excavée en bateau. Il est toujours terminé par une friction.

Mouvements. 5° Les *mouvements* : actifs quand on les fait exécuter au malade, passifs quand on les lui imprime.

Règles générales. Une séance de massage comprend successivement, suivant les cas, la sensibilité et la lésion, ces divers procédés. Elle dure de 10 minutes à une 1/2 heure. Elle sera réglée par le médecin, qui indiquera la pression utile, le nombre et la fréquence des séances.

La peau de la région et les mains sont poudrées de talc ou enduites de vaseline.

On ne saurait comprendre ce moyen thérapeutique qui va, avons-nous dit plus haut, du rhumatisme ancien à l'entorse, à la fracture, à la phlébite, aux maladies du ventre, sans certaines notions d'anatomie normale et pathologique, sans renseignements autorisés du médecin. Les insuccès, les dangers réels du massage viennent de ce qu'actuellement il est,

Effleurements
Friction
Pression avec les pouces
Pression avec les poings
Pincement
Pétrissage
Tapotement

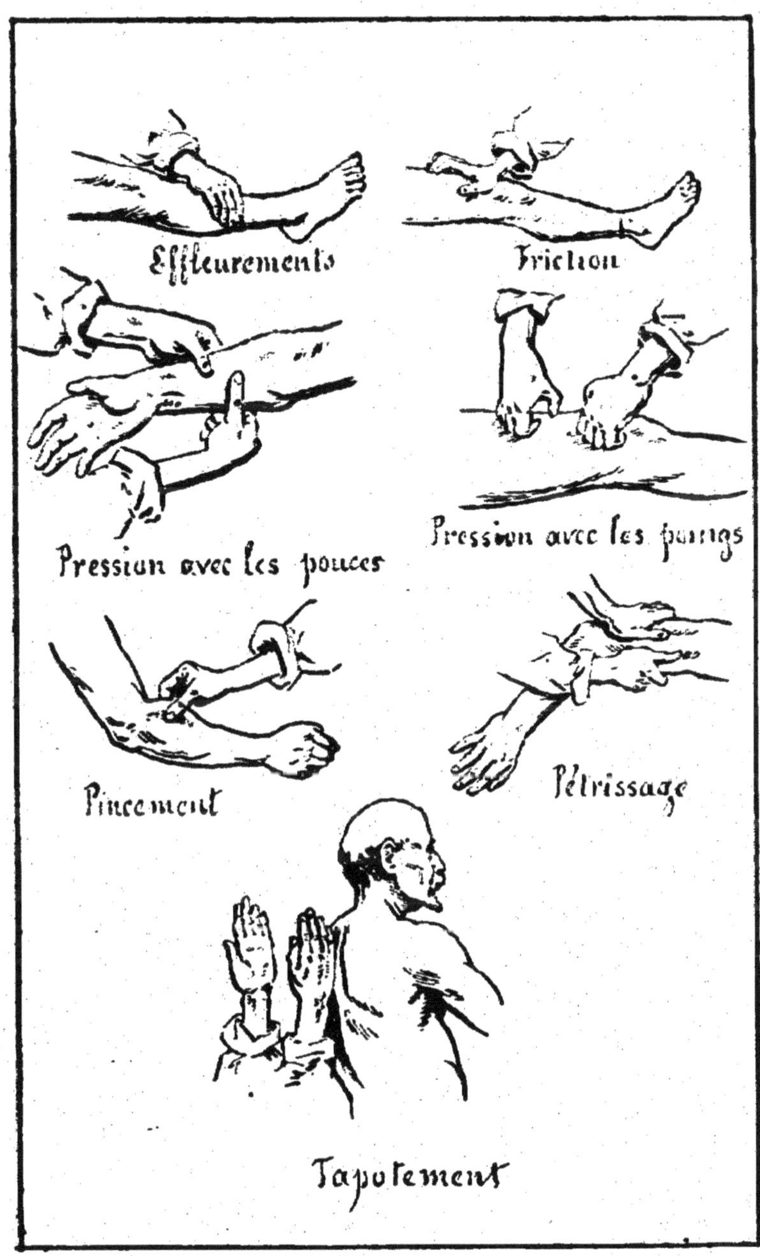

Massage.

beaucoup trop, de pratique extra-médicale. Bien manié, le massage est d'une efficacité, d'une rapidité d'action quelquefois surprenante. *Il doit être indolore.* Il demande beaucoup de douceur, de méthode, de patience, et une véritable habileté.

Quand on ne termine pas une séance de massage par une douche, il faut toujours la terminer par une friction à l'alcool de la région massée.

Nous avons dit que les affections du ventre, de l'intestin en particulier, tiraient de la pratique du massage un bénéfice considérable, dans certains cas qui restent naturellement à préciser par le médecin. Voici les règles du massage de l'intestin :

Massage de l'intestin.

Le malade est placé sur un lit dont le masseur pourra facilement faire le tour, en décubitus dorsal, la paroi abdominale complètement relâchée. Un double plan incliné relèvera les épaules d'une part et d'autre part la face postérieure des cuisses et du bassin. On y arrivera avec des coussins convenablement disposés. Il a vidé sa vessie et son rectum, il respirera tranquillement et profondément.

Le masseur a les mains vaselinées.

1° Le massage ne doit jamais être douloureux, quelles que soient la force et l'énergie déployées. 2° Il ne doit pas amener de fatigue ; à cet effet les premières séances seront courtes. 3° L'excitation produite par le massage doit être proportionnée au pouvoir de contraction de l'intestin. 4° Le masseur doit connaître à tous moments l'organe qu'il masse. 5° Tous les mouvements de massage doivent être exécutés suivant la direction naturelle des matières, — du cæcum, par exemple, au rectum.

Manœuvres : 1° Effleurage avec la pulpe des doigts, la face palmaire de la main, promenées en cercles concentriques comme les aiguilles d'une montre, de plus en plus petits, autour de l'ombilic. 2° Frictions, superficielles ou profondes. Superficielles avec la paume de la main déprimant légèrement la paroi, promenée circulairement. Profondes avec la face palmaire des deux dernières phalanges enfoncées dans l'abdomen, de façon à arriver au contact de l'intestin, et alors mouvements de friction. 3° Vibrations, tremblement rapide effectué avec la paume des mains et la pulpe des doigts, en position plus ou moins profonde de massage. 4° Pétrissage à une ou deux mains, mélange de mouvement de pression et de friction, suivant qu'on s'adresse à l'ensemble intestinal ou à une partie, comme le gros intestin. 5° Le pointillage, dépression brusque de la paroi avec un seul doigt. 6° Les hachures : laisser tomber sur la paroi abdominale, plus ou moins rapidement, le bord cubital des mains. 8° Claquement pneumatique, percussion avec la partie palmaire de la main, disposée en bateau, de façon à emprisonner une certaine quantité d'air.

QUESTIONNAIRE

Qu'est-ce que le massage ?
A quoi sert-il ?
Comment le pratique-t-on ?
Quels sont ses procédés ?
Combien dure une séance ?
Est-il douloureux ?
A-t-il des dangers ?
Comment masseriez-vous l'intestin ?

CHAPITRE XV

LA MÉDICATION EXTERNE. — SOINS AUX MUQUEUSES.

L'irrigation. — Les voies d'accès et les instruments. — Le bock laveur. — Injection nasale et l'instillation. — Injection buccale, — propreté de la bouche. — Collutoires et pansement. — Le lavage de l'estomac. — Le lavement. — Le lavage intestinal ou entéroclyse. — Lavage et massage abdominal. — Instillations rectales. — L'injection vaginale. — L'injection oculaire, — le collyre. — L'injection auriculaire.

Moyens d'accès.

Les muqueuses sont, avons-nous dit en étudiant la médication interne, notre grande voie d'absorption. C'est une propriété aussi importante que pleine de périls, que la médication externe tend à utiliser, dans certains cas à limiter, par un ensemble de procédés que nous allons passer en revue. Le principal est l'irrigation. Presque toute notre surface muqueuse interne est accessible, par les orifices naturels, à la détersion, aux lavages modificateurs et antiseptiques. On lave les fosses nasales, la bouche et la gorge, l'estomac, la vessie, le vagin et l'utérus, le rectum, et plus haut encore le côlon, le cœcum ; on a forcé la valvule de Bauhin et lavé même l'intestin grêle jusqu'à l'estomac.

L'instrumentation s'est multipliée, tous les mécanismes propulseurs ont été utilisés, depuis la seringue antique, les pompes de principes variés, jusqu'à l'éguisier. Le bock laveur a simplifié et résumé tout cela. C'est l'instrument indispensable à une garde-malade et qu'on trouve du reste aujourd'hui à peu près partout.

Le bock laveur.

Un récipient en verre, en fonte émaillée, en faïence, en caoutchouc même, d'une contenance de deux litres, garni d'une poignée qui sert à le porter et à l'élever, d'un œillet qui permet de l'accrocher au mur, d'une tubulure à sa partie inférieure à laquelle fait suite un tuyau de caoutchouc de longueur variable, terminé par un robinet, et enfin une canule appropriée à l'usage qu'on veut en faire, voilà le bock laveur. L'ensemble peut subir l'ébullition et devenir aseptique. Suivant l'élévation du récipient, l'irrigation a une pression très forte, moyenne ou nulle à volonté. En sorte qu'elle peut agir par sa propreté, sa force d'impulsion, son volume indéterminé, sa température, les solutions médicamenteuses ou aseptiques qu'elle contient.

Injection nasale.

L'irrigation nasale doit être tiède, sans force de propulsion, dirigée horizontalement d'avant en arrière, parallèlement au plancher des fosses nasales. Quand on fait la faute : 1° de diriger le jet de bas en haut, 2° d'avoir trop de pression, ou 3° trop de température, on provoque une douleur locale assez vive, un mal de tête qui persiste, et le passage du liquide dans l'arrière-gorge avec la nausée. On donnera donc au récipient une élévation de 50 à 60 centimètres au plus ; l'embout spécial pour cette injection devra non seulement obturer la narine, mais être dirigé d'avant en arrière, et non de bas en haut ; le malade aura la tête légèrement penchée en avant au-dessus d'une cuvette ; le liquide viendra ressortir par l'autre narine, après avoir traversé l'arrière-cavité des fosses nasales et contourné le

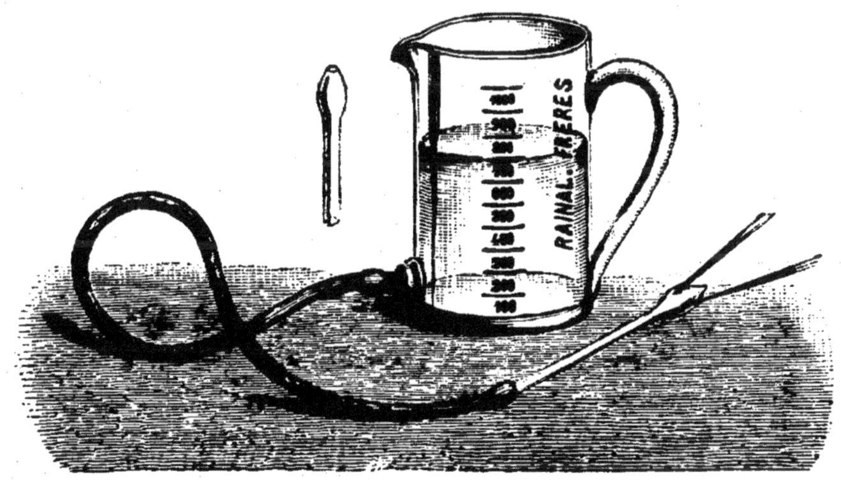

Injecteur.

bord postérieur de la cloison. Pendant l'injection, le voile du palais se relève par action réflexe, et empêche le liquide de tomber dans la gorge. Le malade respire et parle même en toute liberté. La durée, la quantité, la qualité médicamenteuse de l'injection seront déterminées par le médecin.

Instillation nasale.

L'irrigation est quelquefois remplacée, pour l'antisepsie des fosses nasales, par l'instillation d'huile ou de vaseline mentholées. Le malade est couché horizontalement, une pression du doigt de bas en haut sur la cloison du nez a fait dilater et relever les narines, la garde verse quelques gouttes d'huile dans chaque narine, ou les bouche avec une certaine quantité de pommade. Un reniflement, qu'elle sollicite aussitôt du malade, fait pénétrer et étend le corps gras dans les cavités nasales.

Injection buccale.

L'angine diphtérique ou ulcéreuse, les affections locales de la bouche, les infections générales même qui assèchent et modifient les muqueuses des premières voies respiratoires, font souvent employer l'injection buccale. Sans doute il y a le lavage volontaire, le gargarisme, qui n'est pas à dédaigner. Il n'a pas toujours un effet topique suffisant. Les enfants ne savent et ne peuvent l'utiliser, ce sont eux qui sont le plus justiciables de l'injection. Le gargarisme limite son action à la base de la langue, aux piliers antérieurs de l'isthme, et atteint tout au plus la partie antérieure de l'amygdale. Or, on sait que dans la diphtérie le mal est le plus souvent aux piliers postérieurs et au pharynx.

Le gargarisme.

La technique.

Voici la technique de l'injection buccale. Le liquide sera plus chaud que dans l'injection nasale, il dépassera la tiédeur. La pression sera variable, elle sera douce pour commencer, afin de préparer le malade, puis plus forte, puis très forte. La canule ne sera pas mise dans la bouche, mais maintenue à quelques centimètres des lèvres, de peur que le malade ne se heurte contre elle en des mouvements intempestifs. Celui-ci est placé en face du jour, de façon à éclairer le fond de la gorge, la tête un peu penchée en avant au-dessus d'une cuvette, le cou et la partie antérieure du corps garantis par une alèze.

la bouche largement ouverte. Le jet poussé lentement d'abord, puis peu à peu avec une énergie croissante, provoque une contraction de la gorge qui empêche tout danger de déglutition. Un écueil à éviter est le relèvement du dos de la langue au contact de la voûte palatine, qui rend illusoire l'injection, puisqu'elle n'atteint pas l'arrière-gorge. Aussi, surtout chez l'enfant, la cuiller ou l'abaisse-langue sont le plus souvent indispensables. Et, d'autre part, un inconvénient de cette irrigation, relativement à celui qui l'administre, est l'éclaboussure. Il faut, autant que possible, s'en garantir, en tout cas s'antisepsier s'il y a lieu. — Une pulvérisation est une variété d'injection buccale.

Propreté de la bouche.

La propreté de la bouche du malade doit toujours être un des objectifs de la garde. La toilette des dents, des gencives, de la partie interne des joues, de la langue, sera obtenue par les moyens ordinaires quand le concours du malade lui est assuré. Quand il ne l'est pas, elle y suppléera par des frictions avec des tampons d'ouate montés, trempés dans du jus de citron, des collutoires prescrits par le médecin. La bouche est le vestibule du poumon et de l'estomac, l'air et les aliments peuvent y prendre au passage les germes et les détritus les plus pernicieux. De plus, ce vestibule est le siège d'un certain nombre de maladies microbiennes, ulcératives, parasitaires, comme le muguet, qui nécessiteront de véritables pansements confiés d'ordinaire à la garde. Qu'elle sache bien que tout pansement d'une diphtérie ou d'une ulcération buccale suppose les trois temps suivants : 1° essuyage de la région avec un tampon monté d'ouate hydrophile; 2° apport du médicament (d'ordinaire collutoires à la glycérine et au borate de soude, antiseptiques et acides variés, nitrate d'argent) au moyen d'un pinceau ou d'un tampon ; 3° maintien de la bouche ouverte un peu de temps après l'attouchement, dans le but de le laisser pénétrer la muqueuse. La salive en effet dilue le médicament et amoindrit son contact. Aussi une règle de ces pansements est leur répétition, qui doit se faire toutes les heures, toutes les 1/2 heures même, suivant l'avis du médecin et la fatigue du malade.

Lavage de l'estomac. Le lavage de l'estomac n'est plus réservé au médecin, les malades eux-mêmes introduisent leur tube et se lavent ; la garde doit se mettre en mesure de les aider et de les suppléer. D'autant que nombre de situations chirurgicales, ou relevant de la pathologie interne, réclament, pour l'alimentation ou la suralimentation, la mise en œuvre de la sonde, par la bouche ou par une narine.

Technique. Le tube de Faucher, maintenu bien propre, trempé dans du lait à son extrémité avant de l'introduire, est dirigé au fond de la gorge. Il est tenu de la main droite, l'index de la main gauche pèse sur la base de la langue et l'empêche de faire obstacle. Il rencontre la paroi postérieure du pharynx, le long de laquelle il glisse dans l'œsophage. Ce mouvement de descente doit être opéré rapidement. Quand le tube est dans l'œsophage, l'effort d'expulsion de la gorge disparaît. De fortes inspirations et expirations faites par le malade suppriment la nausée. Une fois à quelques centimètres dans l'œsophage, le tube glisse pour ainsi dire seul avec une très légère pression. Lorsqu'il est introduit jusqu'à une marque noire qui indique la mesure totale de la bouche et de l'œsophage, il a franchi le cardia, il est dans l'estomac. Immédiatement on adapte l'entonnoir, on l'abaisse, les mucosités gastriques apparaissent, l'appareil est amorcé. Laisser se remplir l'entonnoir, le vider dans un seau mis à portée, le remplir d'une solution bicarbonatée chaude et l'élever. Le liquide passe dans l'estomac. Il revient dans l'entonnoir par un nouvel abaissement. Les remplissages se succèdent jusqu'à propreté complète du liquide de lavage qui revient dans l'entonnoir.

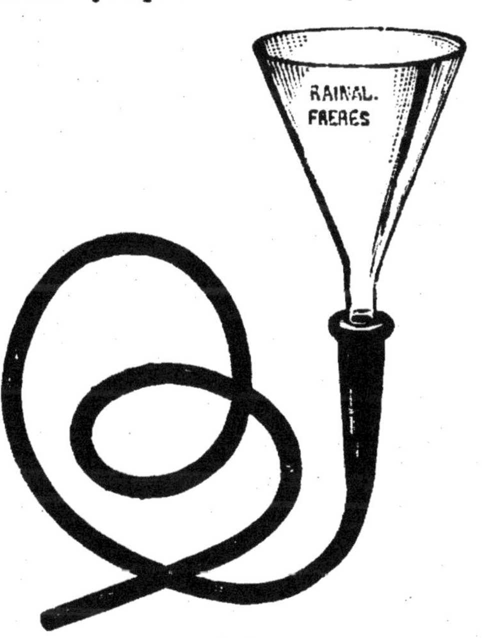

Laveur de l'estomac.

Injection rectale, lavement.

Le lavement diffère de l'injection ordinaire en ce qu'il est retenu dans l'intestin par le sphincter anal. Il agit par son volume liquide très variable, puisqu'on injecte de 125 gr. (quart de lavement, lavement à garder, lavement médicamenteux ou alimentaire) à 500 gr. (lavement entier ordinaire), jusqu'à 4 et 8 litres au moyen d'appareils spéciaux (lavement forcé que le médecin est seul à administrer). Il agit par sa température ; une température plus élevée que la température rectale excite les contractions intestinales ; il en est de même du froid. Un lavement à garder ne provoquera donc aucune réaction, il sera de 34 à 37°. Il agit enfin par les substances qu'il peut dissoudre (glycérine, miel, sel de cuisine, etc.). Elles ajoutent à l'excitation que le volume, la force de propulsion, la température, peuvent apporter à l'intestin, pour lequel le lavement est le plus souvent un agent d'expulsion, une chasse d'eau, quand il n'est pas un moyen modificateur topique de la muqueuse malade, ou un moyen d'absorption.

L'instrument : la canule.

Pour le lavement comme pour les autres injections, le bock a détrôné la seringue et l'irrigateur, régulièrement avariés au moment opportun. La canule rigide, en os ou en caoutchouc durci, est également et à juste titre abandonnée et remplacée par une canule en caoutchouc rouge, souple, tout en étant de consistance suffisante pour l'introduction, véritable sonde rectale. L'embout métallique des anciennes seringues et la canule rigide ont causé des accidents quelquefois graves, des érosions et des déchirures de la muqueuse, augmentées par le jet de liquide violemment projeté par les instruments. Ceci se produisait surtout chez les enfants et les malades agités, et s'explique d'autant mieux que la

Poumon
Poumon
Foie
Estomac
Gros intestin
(Colon transversal)
Intestin grêle
Gros intestin
(cæcum)
Colon descendant
Colon
Appendice
Vessie
Poumon droit
Poumon gauche
Poitrine
Cavité thoracique
Région de l'hypochondre droit
Région épigastrique
Région de l'hypochondre gauche
Foie
Estomac
Région du flanc droit
Gros intestin
Région du flanc gauche
Région iliaque droite
Région hypogastrique
Vessie
Aine droite
Aine gauche

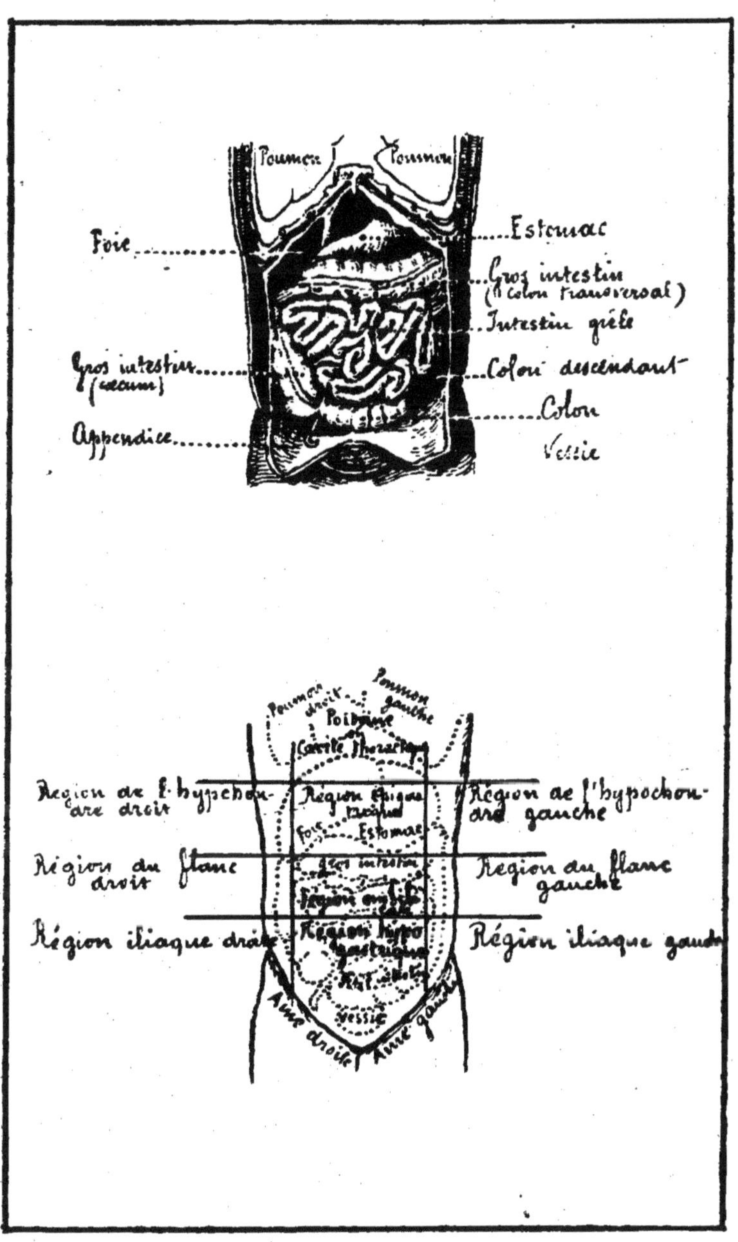

L'intestin.

direction du conduit ano-rectal n'est pas rectiligne, et que la canule rigide qui n'est pas dirigée par des connaissances anatomiques bute forcément sur une paroi au détour d'une courbure, que contourne au contraire en s'y accommodant la canule souple. On n'emploiera donc que cette dernière, et l'on saura qu'elle a tout avantage à être longue.

Technique. Le malade sera couché au bord du lit, sur le côté droit, le corps infléchi en avant, la jambe gauche pliée. La canule sera introduite sans violence. On ouvrira doucement le robinet de l'injecteur, et on fera une pression progressivement augmentée. Le lavement reçu, la canule est retirée doucement, et le malade fera effort pour garder un peu son lavement. Un lavement ne doit être administré qu'à une assez longue distance d'un repas.

Lavage intestinal. On appelle entéroclyse ou lavage intestinal une sorte d'irrigation du gros intestin qui se pratique comme il suit :

Technique. Le malade est couché, comme nous venons de le dire, sur le bord du lit, dans le décubitus latéral droit, un coussin sous la hanche droite dans le but d'incliner le cæcum dans une position favorable à la pénétration du liquide. Une canule-sonde est introduite à une profondeur de 20 centimètres, de façon à dépasser l'S iliaque. On fait pénétrer lentement le liquide, à faible pression, en arrêtant de temps en temps, jusqu'aux signes de l'intolérance. Ou bien, on exécute le lavage en plusieurs fois et progressivement en laissant sortir le liquide, puis en laissant pénétrer une nouvelle quantité, et ainsi de suite.

C'est exclusivement par la canule-sonde que le liquide doit sortir, le pourtour de l'anus est maintenu obstrué par un tamponnement d'ouate. Il ne

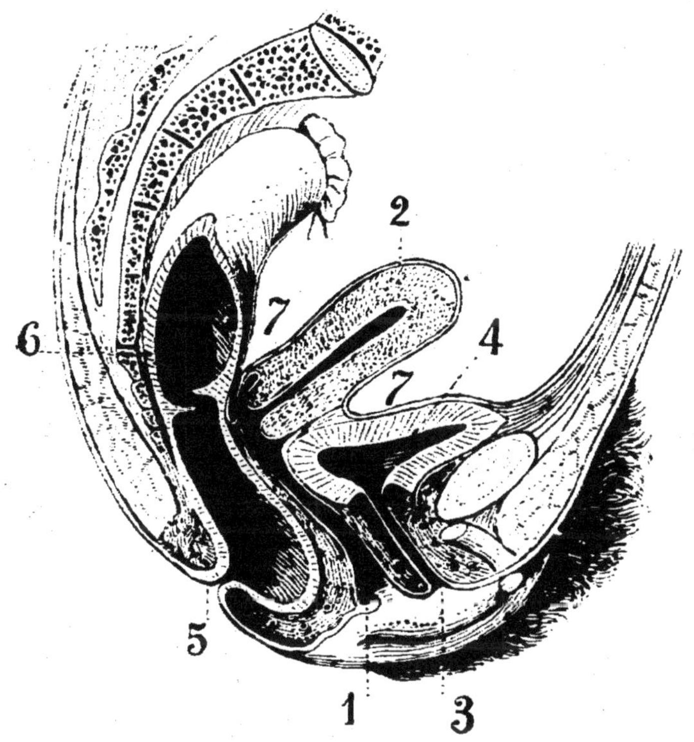

1, Vagin ; 2, Utérus ; 3, Urètre ; 4, Vessie ; 5, Anus ; 6, Rectum ; 7, Culs-de-sac péritonéaux.

faut jamais chercher à réaliser brusquement le lavage, c'est-à-dire à introduire la totalité du liquide. La quantité ordinaire est de deux litres pour l'adulte. Deux litres remplissent le gros intestin, trois litres forcent la valvule iléo-cæcale. La quantité pour l'enfant varie de 200gr. à un litre, suivant l'âge. L'injection est faite avec l'eau stérilisée, c'est-à-dire bouillie et *tiède*. Quand on y ajoute des antiseptiques, c'est : le borate de soude 30 gr. par litre, l'hyposulfite de soude 50 gr., le naphtol 0,20 cgr., le permanganate de potasse 0,10 cgr. Il faut être très réservé sur l'emploi des antiseptiques, surtout chez l'enfant.

Les avantages.

Le lavage intestinal est un moyen utile d'asepsie de la muqueuse, c'est un bain tiède et émollient de l'intérieur ; il élève la tension vasculaire, rétablit et active la diurèse.

Lavage et massage.

Combiné avec le massage du ventre qui augmente les effets topiques en promenant le liquide dans l'intestin, il est d'un excellent effet dans les maladies de celui-ci, et tout particulièrement dans l'entéro-colite. Il va de soi que, pour le massage, le malade quitte la position spéciale, se met à plat sur le dos et qu'il a une tolérance intestinale suffisante pour garder le liquide du lavage.

Instillations rectales.

Le suppositoire, sous forme de cône de savon, sous forme d'ovules de glycérine solidifiée, enfin la glycérine pure à la dose de quelques grammes, projetée dans le rectum au moyen d'une petite poire en caoutchouc, véritable instillation, ont été employés contre la constipation et pour déterminer des contractions intestinales expulsives. Ce petit moyen réussit en effet. Il a l'inconvénient de ne réussir que parce qu'il irrite la muqueuse de la région anale et provoque ainsi le réflexe musculaire. L'irritation de cette région n'est pas indifférente : elle est très vasculaire, hémorrhoïdaire, congestive ; la fissure s'y produit facilement, et la fissure, extrêmement douloureuse, prend une importance telle que l'intervention chirurgicale doit souvent résoudre la difficulté.

L'injection vaginale.

Pour l'injection vaginale : 1° La malade doit être couchée, le bassin plus élevé que la poitrine, un vase plat sous le siège. 2° Il n'y a qu'une canule vaginale, c'est la canule en verre épais, droite, non percée à sa pointe mais latéralement. 3° On n'introduira jamais la canule qu'après lavage soigneux et antiseptique de la vulve. 4° Se rappeler pour l'introduction de la canule que le vagin comme le rectum n'ont pas, à partir de leur ouverture, une direction rectiligne. Ils décrivent une légère courbe en sens inverse (1). La concavité de la courbe vaginale regarde en avant. D'où il résulte qu'il faut présenter la canule à la partie postérieure de la vulve en la dirigeant un peu en arrière, puis (à deux ou trois centimètres d'introduction) abaisser la main en poussant doucement. Ne jamais forcer sur une résistance, retirer et diriger mieux. La canule doit pénétrer de 7 à 8 centimètres. 5° Le jet de liquide ne doit pas faire douche : la pression sera moyenne. 6° Il reste dans la région supérieure du vagin une certaine quantité de liquide injecté. Il est bon de faire asseoir à peu près, ou de relever la

(1) Voir la figure ci-jointe représentant une coupe médiane du bassin chez la femme. Elle permet de comprendre et d'éviter les inconvénients et les fautes que nous venons de signaler pour l'introduction des canules rectales ou vaginales.

malade après l'injection, pour que le liquide sorte par son propre poids. Ceci a de l'importance quand il s'agit de femmes en couches et de liquides antiseptiques, le sublimé par exemple. 7° Les mains de la garde qui donne une injection vaginale seront de propreté irréprochable.

L'injection oculaire. On lave à grande eau, stérilisée ou additionnée d'antiseptique, dans certaines affections de l'œil, la cavité conjonctivale, c'est-à-dire l'espace compris entre les paupières et le globe de l'œil. Le médecin s'en charge habituellement, et le rôle de la garde dans cette opération lui sera assigné ; nous n'insistons pas.

Collyre. Nous dirons seulement quelques mots de l'emploi des collyres, ordinairement confiés à l'entourage du malade. En général on ouvre très mal les paupières. On les ouvre en pesant sur le globe oculaire, ce qui est douloureux, quelquefois dangereux si l'œil est ulcéré ou profondément enflammé. Il faut s'apprendre à faire glisser très légèrement le bord libre des paupières en les relevant, jusqu'à ce que le doigt ait atteint le pourtour de l'orbite, sur lequel il faut presser et fixer la paupière. Ceci se fait facilement avec le pouce et le médius de la main gauche, le pouce en bas sur la paupière inférieure, le médius en haut sur la supérieure, la main droite restant libre pour l'administration du collyre. Le malade est couché, la garde du côté de l'œil à soigner. Un enfant fait toujours résistance, il faut être deux, l'un qui ouvre et maintient les paupières, l'autre qui verse le collyre.

Le collyre doit être versé au compte-gouttes sur la surface même de l'œil et non dans l'angle interne ; les paupières sont maintenues un moment ouvertes, la tête du malade inclinée à droite et à gauche pour étendre sur l'œil le médicament.

Injection auriculaire.

Un dernier orifice qui n'échappe pas plus que les autres à l'injection est le conduit auditif. Les injections y sont pratiquement fréquentes, très utiles, et la plupart du temps très mal faites. Là aussi il faut bannir les seringues petites et grandes, et employer une large irrigation à pression douce, que le bock réalise à merveille. Le liquide sera tiède ; l'oreille douloureuse et enflammée supporte cependant bien l'injection chaude. Les fautes se commettent dans la direction et la place qu'on donne à la canule. Celle-ci sera la canule à lavement ordinaire. Elle sera tenue par la main droite, tandis que la gauche tirera *en haut et en arrière* le pavillon de l'oreille. Cette traction a pour but d'amener à peu près à la rectitude le conduit auditif, qui fait un angle à un ou deux centimètres du pavillon. La canule ne sera jamais introduite dans le conduit, l'injection dans ce cas romprait le tympan, qui ferme, comme on sait, le conduit. Elle s'appuie sur le bord du pavillon, *qu'elle ne dépasse pas*. Elle est dirigée vers la *paroi supérieure*, afin que le courant arrive à angle obtus sur le tympan et reflue facilement. Naturellement les épaules du malade seront recouvertes de serviettes, et une cuvette maintenue au-dessous de l'oreille pour recevoir l'injection.

Il nous reste à dire un mot des instillations de l'o-

Instillations de l'oreille.

reille. Elles se font de la façon suivante : le malade se couche sur l'oreille du côté opposé, la garde tire en haut le pavillon et verse dans l'oreille comme dans un petit entonnoir le liquide à instiller. C'est le « Baume tranquille » de lénifiante mémoire, ou la glycérine phéniquée, ou, en cas de suppuration, des antiseptiques astringents, ou simplement de l'eau chaude dont on emplit le conduit auditif. On appelle aussi cette instillation : le bain d'oreille. Le malade demeure quelques minutes l'oreille ainsi remplie, puis il vide son liquide dans une cuvette ou un linge. L'orifice externe est obturé avec un petit tampon de coton hydrophile.

QUESTIONNAIRE

Peut-on irriguer par injection toute notre surface interne ou muqueuse ?

La valvule de Bauhin se laisse-t-elle forcer ?

Comment varie-t-on la pression avec le bock laveur ?

Comment se pratique l'irrigation nasale ?

Quels sont les inconvénients d'une injection nasale mal faite ?

Qu'est-ce que l'instillation dans les fosses nasales.

Qu'est-ce que le gargarisme et jusqu'où lave-t-il ?

Comment se fait l'injection buccale ?

Pourquoi l'abaisse-langue ?

Comment se fait-il que le malade n'avale pas son injection ?

Qu'est-ce qu'un collutoire ?

Comment ferez-vous le pansement d'une plaque de diphtérie dans la gorge ou la bouche ?

Quel est le danger de l'injection buccale pour la garde-malade ?

Comment ferez-vous un lavage de l'estomac ?

D'où vient la différence du lavement et d'une injection ordinaire ?

Volume d'un lavement, sa température ? Comment agit-il ?

Comment introduisez-vous une canule ?

Quels sont ses dangers ?

Quelle est la direction du rectum ?

Comment administrer un lavement ? — Quand, au point de vue du repas ?

Qu'est-ce que le lavage intestinal ?

A quoi sert-il ?

Comment le pratiquez-vous ?

Quel liquide, à quelle température, à quelle quantité injectez-vous ?

Qu'est-ce que l'instillation rectale, et que vaut-elle ?

Injection vaginale, — canule ? — Quelle est la direction du vagin ?

Comment s'introduit la canule ?

L'injection vaginale reste-t-elle ?

Qu'est-ce que l'injection oculaire ?

Comment relevez-vous les paupières pour mettre un collyre ? où le versez vous ?

Comment placez-vous la canule pour l'injection de l'oreille ?

Doit-elle être à pression forte ?

CHAPITRE XVI

DE LA MÉDICATION EXTERNE GÉNÉRALE : LES BAINS, LA RÉFRIGÉRATION, L'HYDROTHÉRAPIE.

L'action des bains. — La température. — Leur durée. — Bains médicamenteux, — bains locaux.

La réfrigération, — son but, — ses effets, — ses applications, — ses méthodes, — sa technique. — Bain, — demi bain. — Enveloppements et lotions. — Réfrigération locale.

La sudation. — Bains d'air sec et de vapeur, — à l'établissement et chez le malade.

L'hydrothérapie. — L'action nerveuse de la peau ; — la réaction. — Hydrothérapie de chambre. — Enveloppements, aspersion ou tube-compresse de Priessnitz.

Modes d'action du bain. Nous avons dit que la peau, enveloppe de nos tissus, devait avoir et avait en réalité, comme qualité première, l'imperméabilité ; plus encore, qu'elle était organe d'excrétion, de cette *perspiration cutanée* qui évacue par jour entre un litre et un litre 1/2 de liquide. Nous savons enfin que les recherches les plus délicates et les plus exactes des substances assimilables à l'organisme préalablement dissoutes dans un bain où s'immergeait un expérimentateur, n'ont pu déceler une très légère absorption qu'après une série de bains, c'est-à-dire des imbibitions successives et prolongées. S'il en est ainsi, quelle valeur attribuer aux bains médicamenteux qui sont légion, et même aux eaux minérales si variées, si bien exploitées, qui sont une richesse de la France et vers lesquelles, tous les ans, une quantité infinie de malades sont dirigés par leurs médecins ? L'action des cures thermales et des bains médicamenteux n'est pas plus niable que la non-absorption de la peau saine soumise aux bains. Entre ces deux termes il y a un inconnu que l'avenir dégagera. Ce que nous savons, c'est que le bain n'agit pas seulement par *la* ou *les* substances dissoutes dans l'eau, il agit par contact, par imbibition, si limitée qu'elle soit, par sa température, sa durée, par l'étendue de sa surface d'action sous laquelle se trouvent un réseau nerveux très sensible et très étalé, et un réseau circulatoire lymphatique et sanguin, considérable.

Température du bain.

Entre 25 et 30° le bain est *frais*. Entre 30 et 35° il est *tiède*, Entre 35 et 40° il est *chaud*. La sensation de frais, de tiède et de chaud varie beaucoup avec les sensibilités nerveuses et les constitutions. Un bain chaud pour celui-ci est tiède pour celui-là, et inversement. Dans une masse liquide comme celle qui constitue un bain, la température normalement n'est pas uniforme, l'eau se sépare en couches. L'eau froide, plus lourde, est au fond, et la température qui allégit l'eau monte vers la surface. D'où la nécessité d'unifier cette température en agitant l'eau circulairement avec le bras profondément plongé ou une palette spéciale. Alors seulement on peut mesurer la chaleur du bain par le thermomètre adapté à cet usage. Un bain chaud 35 à 40° sinapise la peau, donne de l'angoisse, des palpitations, des vertiges, qui se calment par des ablutions froides sur la tête. Ce bain doit être surveillé et ne s'emploiera que sur avis du médecin.

Durée du bain.

La durée du bain dépend de sa température. Nous venons de parler du bain chaud ; le bain frais doit être court, quelques minutes ; à plus forte raison le bain froid. Les bains tièdes seuls, médicinaux surtout, seront prolongés : un quart d'heure, une demi-heure, davantage, suivant avis du médecin. On donne des bains d'une heure et de plusieurs heures ; ce sont des bains tièdes dont on remonte de temps en temps la température C'est en ce faisant que des accidents sont arrivés. La garde ou le malade ouvraient le robinet d'eau chaude et oubliaient de le fermer à temps.

Précautions.

Le bain qui n'est pas pris à jeun, ou à 4 heures d'un repas, est congestionnant et dangereux.

L'essuyage après le bain doit être rapide et énergique. Le mouvement après le bain est bon. Il est toujours désirable que la température ambiante soit de 18° pour qui sort du bain. Une température inférieure provoque souvent le refroidissement et ses suites.

Les bains médicamenteux.

Voici les bains médicamenteux les plus employés : La baignoire est supposée contenir environ 300 litres d'eau :

Le bain alcalin : 250 gr. de carbonate de soude, ou cristal de lessive ordinaire.

Le bain sulfureux : trisulfure de potassium 100 gr.

préalablement dissous dans l'eau bouillante. En y ajoutant un peu de carbonate de soude 50 gr. et autant de sel marin, on a un bain sulfureux dit *de Barèges*.

Le bain salin : 3 à 5 kilogr. de sel marin et 1 à 4 litres d'eau-mère. Bain tonique, qui se rapproche du bain de Salies Il peut se réchauffer et servir plusieurs fois, aucune des substances dissoutes n'étant volatile.

Le bain de sublimé : { Sublimé 20 grammes.
Alcool pour dissoudre 50 gr.

C'est le bain antiseptique de la peau par excellence, avec le bain sulfureux. Il ne comporte pas de plaie ou d'érosion de l'épiderme.

Bains : { d'amidon 500 gr.
de son 1000 gr.
savonneux 1000 gr.

Bain sinapisé : farine de moutarde 1000 gr. dans un bain *tiède*. Le bain chaud volatilisera les principes mordants de la moutarde.

Bain aromatique : { Camomille 250 à 500 gr.
Tilleul » »

Espèces aromatiques 1000 gr.

Ce sont : les feuilles de sauge, thym, serpolet, hysope, menthe, absinthe et romarin.

Il va sans dire que s'il s'agit d'enfants, de quantités d'eau très inférieures, on diminuera les substances médicinales dans la proportion du volume du bain.

Les bains locaux.

Le bain est *local* quand il est limité au siège, à l'avant-bras et à la main, aux pieds. Le demi-bain remplacera le bain de siège pour les malades qui auraient difficulté à ce pli des jambes qui n'est pas toujours commode dans la baignoire spéciale.

Les bains locaux peuvent être médicamenteux. Ils sont assez fréquemment prescrits pour des plaies ou inflammations des régions baignées ; la garde n'oubliera pas que, en pareil cas, l'eau devra être stérilisée par l'ébullition. Quant aux bains de pieds, ils sont surtout employés comme révulsifs : c'est une sinapisation des extrémités provoquée par la chaleur simple ou la farine de moutarde. Quand on veut congestionner les pieds et la partie inférieure des jambes avec l'eau chaude, il convient de mettre le patient dans une eau de chaleur supportable et d'accroitre peu à peu cette chaleur en ajoutant de l'eau plus chaude. Au bout d'un quart d'heure les veines sont gonflées, la peau rougie ; il est inutile de prolonger. Lorsqu'il s'agit du bain de pieds sinapisé, préparé à la farine de moutarde, se rappeler la nécessité de l'eau simplement tiède pour ne pas volatiliser par la chaleur le principe actif de la moutarde. Quand le malade a, comme on dit, sa guêtre rouge, il doit sortir du bain, la sinapisation deviendrait douloureuse assez vite.

La réfrigération.

Depuis qu'on a appris par le thermomètre à apprécier les températures dans les maladies, l'influence, sur les fonctions et sur la vie, de ces hautes températures et la sidération qu'elles apportent à l'appareil nerveux, la démonstration s'est faite que cette chaleur cuisante était un grand mal et que la soustraire aux tissus, ne fût-ce que d'une façon passagère, était un grand bien. D'autant qu'il était facile de répéter ce bien et de frapper ainsi à coups redoublés sur la fièvre. D'où le système de réfrigération par les bains. La fièvre typhoïde est le triomphe de cette thérapeutique, mais toutes les maladies à température élevée : la pneumonie, la broncho-pneumonie des enfants, le rhumatisme cérébro-spinal, en ont bénéficié. Oter de la chaleur et relever en même temps le ressort nerveux qui préside aux fonctions circulatoires et respiratoires, tel est le but.

Les deux méthodes.

Le moyen peut être progressif ou brusque, suivant l'écart qu'on mettra entre la température du bain et celle du malade.

Un malade a 40°, vous le placerez dans un bain à 35° et vous accentuerez cet écart initial de 5° en refroidissant le bain jusqu'à 33-30°. Ceci peut demander dix minutes, un quart d'heure. Le malade accuse une sensation de froid, frissonne, il faut le retirer.

Un malade a 40°, vous le plongez dans un bain à 20°, il y reste 5 à 6 minutes ; s'il est très faible, 3 à 5 minutes. Vous l'enlevez, vous l'enroulez dans un drap sec sans l'essuyer, puis vous le portez dans un lit réchauffé Ce bain froid est renouvelé toutes les trois heures. C'est la méthode brusque, dite méthode allemande.

Une pratique excellente dans l'un et l'autre cas est de rafraîchir la tête du malade, plongé dans l'eau de façon à ce que ses épaules soient recouvertes, en l'arrosant avec de l'eau froide (10°) ou même glacée. C'est un moyen que la température du bain l'impressionne moins désagréablement, et qu'il le tolère mieux.

Chaque méthode de réfrigération par le bain a ses partisans et ses détracteurs. L'appréciation et les indications, suivant les cas, appartiennent exclusivement au médecin.

Si, comme on l'a souvent écrit, le bain froid (20°) a une action tonique et réfrigérante bien supérieure au bain tiède, il a un autre avantage, c'est d'être toujours prêt, dans cette chambre du malade dont la température doit s'écarter assez peu de la sienne pour qu'il soit très facile de l'y ramener. Le bain tiède nécessite un va-et-vient qui fatigue le malade comme l'entourage et éloigne forcément l'emploi, aussi fréquent qu'il serait par ailleurs désirable, de la réfrigération.

Technique de la réfrigération par le bain.

Lorsqu'un malade, et le cas est fréquent, ne peut entrer et sortir seul du bain, comment l'y porter? L'enlever à plusieurs personnes dans le drap de son lit saisi par les deux bouts (et dans ce cas toujours une personne à chaque bout, une troisième soutenant le bassin et le haut du corps), le plonger et le sortir de même. C'est un procédé qui ne vaut pas celui-ci : avoir préalablement fixé un drap soit aux anneaux qui d'ordinaire se trouvent aux extrémités de la baignoire, soit à une corde serrée autour de la baignoire. Ce drap est tendu comme un hamac et ne descendra qu'à la moitié de la hauteur de la baignoire. Le malade est pris dans son lit à deux ou trois personnes, déposé dans ce hamac, et reporté dans son lit de la même façon.

Le lit est garni d'une couverture de laine dans laquelle le malade est enveloppé, et recouvert d'une autre couverture. Il se repose, prend un peu de bouillon et de vin. Après une 1/2 heure, il est essuyé avec une serviette-éponge, en commençant par le haut du corps, revêt sa chemise chauffée ; la couverture est enlevée, il est dans son lit comme à l'ordinaire.

Demi-bain.

On emploie beaucoup en Allemagne le demi-bain froid (18 à 20°). Le malade s'assied dans une baignoire contenant une hauteur d'eau de 25 centimètres, la tête couverte d'un bonnet mouillé froid. Il est aussitôt arrosé avec l'eau du bain et frictionné énergiquement Au bout de 4 à 6 minutes la peau est rouge. Il est mis au lit, frotté jusqu'à sécheresse de la peau et enveloppé comme ci-dessus.

L'enveloppement froid, drap mouillé.

La réfrigération s'obtient également par les enveloppements froids, qui peuvent être locaux, comme dans la pneumonie et surtout la broncho-pneumonie des enfants, ou généraux. Voici l'enveloppement total : une couverture épaisse de laine est étendue sur un lit, sur cette couverture un drap mouillé ; le malade est placé nu sur le milieu du drap, les jambes et les bras allongés. La garde saisit un des côtés du drap, le ramène sous le menton, couvre la poitrine, forme un pli qu'elle enfonce entre la poitrine et le bras, couvre le ventre et les cuisses entre lesquelles également un pli. De même pour l'autre côté. Alors elle ramène un des côtés de la couverture de laine par devant le corps pour rejoindre l'autre, en tirant bien; l'autre côté de même, en sorte que le patient se trouve emmaillotté. La tête reste couverte d'un bonnet mouillé et froid. Au bout de 10 à 25 minutes, suivant indications, une friction sèche, et le malade se réinstalle dans son lit.

La lotion froide.

La lotion froide comme moyen de soustraire la chaleur fébrile est de même souvent employée. Une éponge plus ou moins imbibée, suivant l'instruction donnée, d'eau à 10° lave rapidement les mains et les bras d'abord, puis la face et le cou, puis le tronc et les jambes. Une friction sèche doit immédiatement succéder. Le tout doit être fait très promptement.

tiède

On a également de bons effets réfrigérants d'une lotion tiède rapidement faite et qu'on n'essuie pas. La couche même d'humidité laissée sur l'épiderme s'évapore et rafraichit un peu à la manière de l'alcarazas.

Réfrigération locale.

La réfrigération locale, très employée sur la tête en cas de douleur violente et de méningite, sur le ventre dans la péritonite et l'appendicite, s'obtient soit par des compresses trempées toutes les dix minutes dans l'eau très froide et appliquées (après expression pour ne pas inonder le malade), soit par la glace. Quand il s'agit de compresses froides, la garde saura qu'elle ne doit jamais laisser se réchauffer sur place une compresse; elle sera remplacée dès qu'elle sera tiède. Les alternatives de froid et de chaud fréquemment répétées sur le même point vont à l'encontre de l'effet décongestionnant qu'on attend de l'application.

La glace ; précautions.

La glace est l'agent d'une réfrigération beaucoup plus sérieuse, mais qui demande aussi beaucoup de surveillance : 1° pour éviter les accidents de congélation sur le point où elle est appliquée. Un moyen est l'interposition d'un linge, d'un mouchoir, d'une flanelle, entre le sac de glace et la peau. Un autre moyen, très important au moment où on cesse l'application, est de ne pas la cesser brusquement, mais de la remplacer par des applications successives de compresses froides qu'on finit par supprimer. 2° Pour éviter sur la région le poids, qui s'ajoute à la douleur, de la glace et de son contenant. On ne remplira pas trop le sac de glace, on détruira les arêtes des fragments en enfonçant dedans un poinçon, on imaginera des supports qui diminueront la pression et soulèveront la vessie ou le sac de glace.

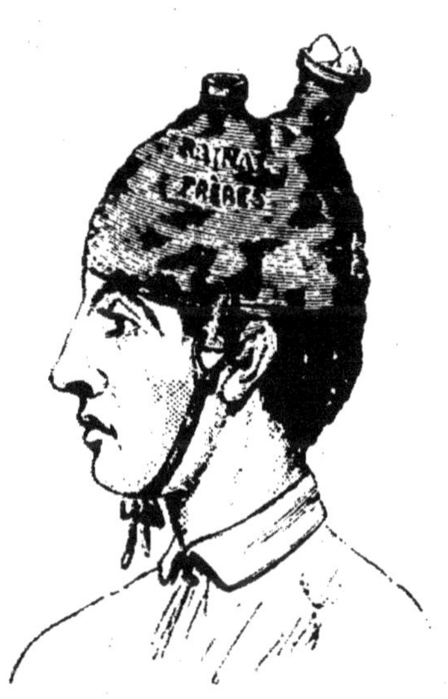
Casque à glace.

Appareils.

Il se fait pour la tête des casques en caoutchouc qui contiennent la glace ; pour le ventre, des sacs étalés comme des cataplasmes, munis d'une tubuture assez large pour qu'on puisse introduire les fragments, et d'un tuyau qui draine l'eau de la fonte. Faute de mieux, on use de vessies de porc et de sacs de parchemin : malheureusement ils ne sont pas étanches ou cessent vite de l'être ; de plus, ils prennent promptement une odeur désagréable. Enfin, on a remplacé la glace par la circulation d'eau glacée dans un lacis de tubes en caoutchouc ou en étain, lesquels se prêtent à toutes les formes, par conséquent à toutes les régions. Un récipient placé au-dessus du malade fournit l'eau glacée; un récipient placé au-dessous la reçoit. C'est une reproduction, sous une forme meilleure, de l'irrigation continue qu'on employait assez souvent autrefois pour les plaies et que l'antisepsie a fait abandonner.

Tout ce qui précède pourrait se classer sous cette rubrique : moyens thérapeutiques employés *sur* la peau par la balnéation ; ce qui nous reste à dire pourrait s'intituler : la thérapeutique *par* la peau. C'est l'appel aux fonctions excrétoires de la peau : bains d'air chaud, bain de vapeur. C'est l'appel à l'action nerveuse de la peau par l'hydrothérapie.

Bains de vapeur.

L'air sec chauffé entre 40 et 70° est employé pour provoquer de fortes sudations. Les bains turco-romains ou bains de Hammam sont des bains d'air sec. La vapeur amène un résultat analogue. Le bain de vapeur se prend dans une étuve ; l'étuve est une salle close dans laquelle débouche un jet de vapeur. La vapeur monte et avec elle la température, en sorte que des gradins établis dans la salle donnent une progression de chaleur que le malade peut suivre et qui va de 36 en bas à 45° en haut. L'entrée à l'étuve est pénible, suffocante, congestionnante, puis au bout de quelques minutes le contraire se fait et la sueur arrive. Le bain dure de dix minutes à une 1/2 heure, suivant avis du médecin.

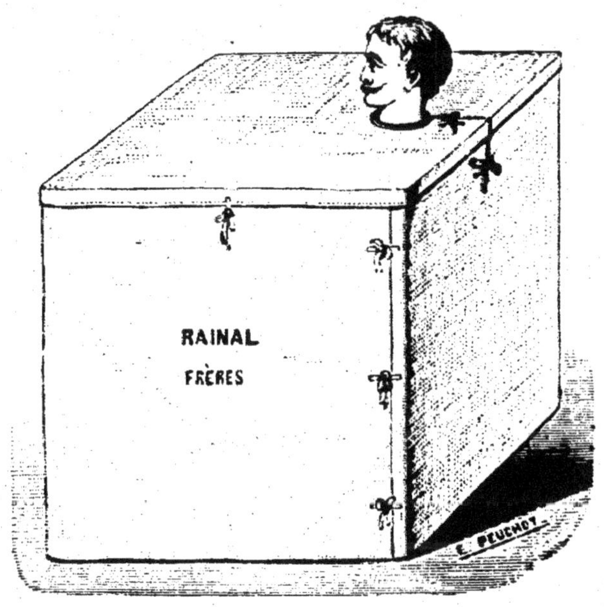

Appareil à sudation.

Après le bain, le malade est roulé dans une couverture et couché dans une pièce voisine chauffée, il se repose une demi-heure, est fortement frictionné et s'en va. Un bain de vapeur suivi de douche ou de lotion froide, de massage général et d'un temps de repos, est le *bain russe*.

L'étuve peut se remplacer par une boîte, qui laisse passer la tête du malade et dans laquelle le reste du corps est soumis à une température progressive et mesurée, soit par l'air chaud, soit par la vapeur. J'ai souvent remplacé même la boîte, dans la chambre du malade, par l'appareil suivant : le malade est assis nu sur une chaise ; sous le siège et entre les barreaux de la chaise on a installé une ou deux lampes à alcool. Une couverture de laine est établie de façon à l'entourer, à ne laisser aucun interstice par lequel puisse s'échapper la chaleur des lampes, et est serrée autour du cou. Le tout figure un vaste entonnoir dont la tête du malade forme le sommet. Au bout de dix minutes la chaleur atteint sous la couverture 30-40-45°, et la sudation commence. Dès qu'elle est suffisante, le malade est enroulé dans une couverture et mis sur son lit, où il continue sa suée. Essuyage et friction au bout d'une 1/2 heure. — Il existe des appareils portatifs de bains de vapeur qui permettent le bain dans le lit même du malade.

Hydrothérapie.

L'hydrothérapie, avons-nous dit, sollicite l'action nerveuse de la peau. Ceci s'obtient par la projection, sur le corps ou une région, d'eau chaude, tiède ou froide : c'est la douche, qui doit aboutir à la *réaction*. Voici le tableau d'une réaction : sous un courant d'eau froide qui la percute, la peau pâlit, prend « la chair de poule », le patient se contracte et ressent une suffocation. Au bout d'un temps

La réaction

variable, cinq à dix secondes, la peau rougit, donne une sensation de chaleur, la circulation devient active, le patient respire largement et facilement, il est soulagé et fort, sa peau et lui ont réagi. Si la douche continuait, il se ferait une nouvelle pâleur, une nouvelle contraction, suivie d'une nouvelle réaction. Elle est plus pénible, ne s'obtient pas toujours, ce qui a fait dire à Fleury : « *Une douche trop courte n'a jamais d'inconvénient, une douche trop longue est toujours dangereuse.* » Le bain froid, les bains de rivière et de mer sont des douches. Ils valent par leur réaction. Ils sont dangereux prolongés, parce qu'ils la répètent. Beaucoup prennent au bord de la mer, où ils vont chercher la force, la fatigue, la faiblesse et la maladie.

Avantages et dangers.

La douche sera toujours réglée par le médecin. La réaction est facilitée par l'exercice avant, et surtout l'exercice après la douche.

Elle est *générale* si tout le corps est à la fois atteint par la projection ; *locale* , si elle est dirigée sur un point ; en *pluie*, en *jet*, en *lames*, en *colonne*, de percussion forte ou légère, etc... Elle va, comme durée, de quinze secondes à une minute. Elle doit toujours être suivie d'une vigoureuse friction. Nous n'insistons pas sur cette hydrothérapie d'établissement, que la garde a simplement avantage à connaître et qu'elle apprendra ailleurs et en détails, si elle veut s'y spécialiser.

Hydrothérapie de chambre.

Nous aimons mieux dire quelques mots en terminant sur l'hydrothérapie de chambre, plus hygiénique que médicale et qu'il est utile de bien faire. Aguerrir et durcir sa peau par le froid quand on est arthritique, sujet aux rhumes, sensible au refroidissement et aux rhumatismes, est d'excellente pratique. Un moyen souvent employé est la friction humide ou le drap mouillé : jeter sur le dos du

Friction humide.

patient, le matin au sortir du lit, un drap trempé dans l'eau froide et tordu, le tourner autour du cou, l'appliquer sur tout le corps en frictionnant vigoureusement dans tous les sens pendant plusieurs minutes. Enveloppement ensuite avec un drap sec, et nouvelle friction. S'il s'agit de quelqu'un de faible, d'anémié, faire précéder le drap mouillé d'une forte friction sèche qui réchauffe et rougisse la peau, tremper le drap dans une eau un peu attiédie.

L'aspersion le tub.

Plus employé encore est le tub, qui ne demande pas, comme ci-dessus, le secours d'un aide. Se placer nu dans une baignoire ou un tub, auprès de soi un seau d'eau froide et une éponge volumineuse, avoir jeté sur ses épaules une serviette mouillée, exprimer dessus l'éponge et employer rapidement toute l'eau. Non moins rapidement faire une friction sèche d'essuyage et de réaction, s'habiller et faire un peu d'exercice.

Application humide locale.

Compresse de Priessnitz.

Nous avons déjà parlé de la compresse de Priessnitz, elle rend beaucoup de services : une serviette pliée dans le sens de la longueur, trempée dans l'eau froide, tordue, appliquée sur la partie malade : (la poitrine, l'estomac, le cou, le ventre, les articulations). Un taffetas imperméable la recouvre et la dépasse ; à défaut une serviette sèche, une bande ou une ceinture. Renouveler toutes les deux heures.

QUESTIONNAIRE

Comment agit un bain ?
Quelle température a-t-il ?
Pourquoi faut-il remuer l'eau ?
Effets du bain chaud ?
Quelle doit être la durée du bain ?
La température ambiante désirable ?
Combien après le repas ?
Quels sont les principaux bains médicamenteux ?
A quoi servent les bains de pieds sinapisés ?
Qu'est-ce que la réfrigération ? — Son but ?
A quelles températures s'emploie-t-elle ?
Y a-t-il plusieurs méthodes ? — Décrivez-les.
Quels sont les avantages de la méthode brusque ?
Comment mettrez-vous un malade au bain ?
Que ferez-vous en l'en sortant ?
Comment donnerez-vous un demi-bain froid ? — un enveloppement ? — une lotion ?
Comment ferez-vous la réfrigération locale par les compresses ? — par la glace ?
A quoi servent les bains de vapeur, et comment se donnent-ils ? — à l'établissement et à la chambre du malade ?
Qu'est-ce que l'hydrothérapie ? — une douche ?
Qu'est-ce que la réaction ?
Combien doit durer une douche ?
Comment ferez-vous l'enveloppement humide ?
Le tub ?
Qu'est-ce que la compresse de Priessnitz ?

CHAPITRE XVII

MÉDICATION GÉNÉRALE. — L'ÉMISSION SANGUINE.

Définition. — La saignée, — sa technique, — ses accidents immédiats, — consécutifs. — Soins au malade. — Saignée locale. — Ventouse scarifiée, — sa technique. Les sangsues, — leurs inconvénients et moyens d'y remédier ; — leur application. — L'hémostase. — Le pansement. — Les accidents.

Définition. Soustraire à ce qu'on appelle le torrent circulatoire, c'est-à-dire aux 5 à 6 litres de sang qui remplissent notre canalisation vasculaire, une certaine quantité, est faire une émission sanguine. Les moyens en sont : la saignée générale, qui est l'ouverture d'une veine, et la saignée locale, qui se fait par les piqûres de sangsues ou la ventouse scarifiée. On enlève une dose déterminée du liquide sanguin dans des cas précis de congestion cérébrale ou pulmonaire, dans les cas où le liquide sanguin est devenu toxique, comme dans l'urémie, dans d'autres cas encore plus où moins complexes et qui relèvent exclusivement du diagnostic et de l'autorité du médecin. On pourrait donc s'étonner des instructions que nous donnerons sur ce sujet si on ne pensait que le côté pratique peut parfaitement échoir à la garde. C'est elle qui mettra ou pourra mettre les sangsues ou la ventouse scarifiée : elle a le devoir de savoir bien le faire. La saignée a été longtemps

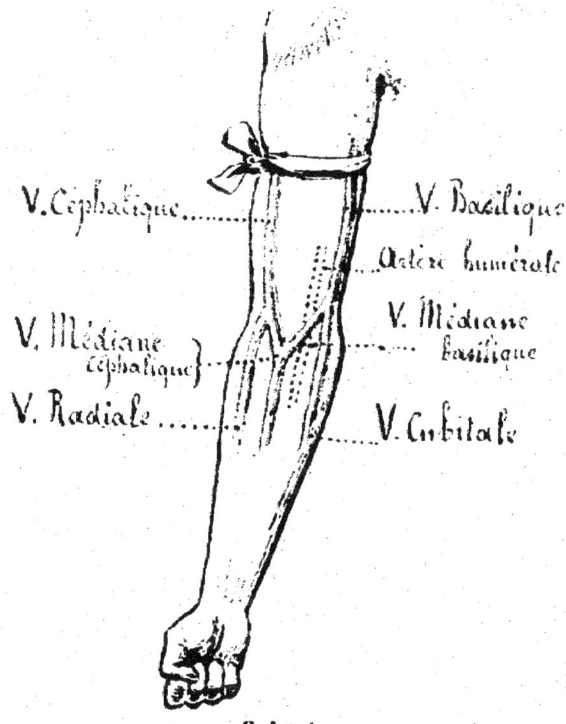

Saignée.

remise à l'aide-médecin, et je connais un cas où une garde qui savait faire une saignée a pu, en la faisant, sauver la vie d'un médecin pris d'un accident grave chez un malade qu'il venait visiter.

Voici la saignée : elle se fait toujours au pli du coude, où l'on ouvre la veine médiane céphalique, La saignée.

côté externe du pli. La veine médiane basilique, côté interne, est au-dessus d'une artère qu'il est dangereux de blesser.

Sa technique. 1° Faire saillir la veine sous la peau. Ceci s'obtient en comprimant la veine dans son trajet supérieur, c'est-à-dire au-dessus du coude. Une bande roulée autour du bras, assez serrée pour comprimer la veine, réalise cette indication. Si le bras est gras et la veine profonde, des frictions de bas en haut, des mouvements de la main dans laquelle le malade roule un couteau ou un objet analogue qui mettra ses muscles en manœuvre, suffiront à donner à la veine le relief suffisant. Le bras est tendu, le malade est couché.

2° Le champ opératoire, les mains et la lancette ont été asepsiés, suivant les règles chirurgicales connues.

3° L'opérateur place sous son aisselle gauche l'avant-bras du patient, embrasse de sa main gauche le coude, les doigts en arrière, le pouce en avant sur la veine à ouvrir, afin de la fixer. Il tient sa lancette entre le pouce et l'index de la main droite et pique le vaisseau obliquement. Immédiatement une gouttelette de sang apparait de chaque côté de la lancette qui lui indique que la pointe est dans la veine. Il relève sa lancette en coupant au-devant d'elle la veine et la peau. Il enlève le pouce gauche, et le sang coule en jet plus ou moins fort.

Accidents immédiats. 4° La quantité de sang indiquée (150 à 500 grammes) étant obtenue, obturer la plaie soit par pression directe avec le doigt propre, soit par une traction de la peau du voisinage, dénouer la bande compressive du bras et l'enlever. Lavage à l'eau bouillie, pansement aseptique à la gaze stérilisée, avec une bande qui exerce une légère pression. Le bras est fléchi et immobilisé dans une écharpe.

La saignée a des accidents immédiats :

1° On a ponctionné la veine et le sang ne coule pas. Ou bien la veine n'est pas atteinte, ou bien la circulation du bras est arrêtée par une compression excessive de la bande. S'assurer si le pouls bat, si par conséquent le sang passe bien. S'il ne passe pas, desserrer la bande. Recommencer l'incision.

2° Le sang coule en bavant et s'arrête. L'incision est trop petite, l'agrandir. Ou bien l'activité circulatoire est insuffisante, faire rouler un corps arrondi dans la main du malade. Ou bien il n'y a pas parallélisme entre l'incision de la peau et l'incision de la veine, tirer un peu la peau dans un sens ou un autre, faire une autre incision.

3° Le malade a une syncope : abaisser sa tête, lui flageller la face avec un linge mouillé, attendre

4° Ouverture d'une artère voisine. Accident grave qu'on aurait dû éviter avec des notions anatomiques suffisantes. Le sang n'est point noir, à jet uniforme ; il est rutilant et à jet saccadé. Compression directe, qu'on maintiendra jusqu'à l'arrivée du médecin.

Accidents consécutifs.

La saignée avait autrefois des accidents consécutifs qui étaient la lymphangite, l'érysipèle, le phlegmon, la phlébite. Ces accidents étaient le fait de précautions antiseptiques ignorées. Ils ne doivent pas exister désormais, l'opérateur en est responsable.

Soins au malade qui a eu la saignée.

Un malade dont on a prévu la saignée doit être tenu à jeun, du moins n'avoir pas mangé depuis 3 ou 4 heures. Un malade saigné en cours de digestion est plus exposé à la syncope et au vomissement. Après une saignée, la garde recommandera l'immobilité du bras pendant 24 heures ; elle veillera à ce que la piqûre ne saigne pas, auquel cas elle serrera davantage le pansement, et d'autre part à ce que le pansement ne soit pas trop serré, ce qui est très pénible.

Saignée locale.

La saignée locale se pratique avec la ventouse scarifiée et les sangsues.

Ventouse scarifiée.

On a fait l'antisepsie de la peau sur la région indiquée, on l'a congestionnée par l'application d'une ventouse sèche ordinaire, ce qui non seulement amène du sang sous l'épiderme, mais engourdit sa sensibilité ; on scarifie dans l'espace rougi par la ventouse, on la rapplique sur les scarifications saignantes. Le sang afflue dans la cloche jusqu'à équilibre de pression. On peut laver et recommencer autant qu'il est indiqué. Enfin, on panse aseptiquement les scarifications : gaze aseptique, ouate, compression légère.

On scarifie avec une lancette, un bistouri, un rasoir ou un *scarificateur*, sorte de boite cubique dont la face inférieure qu'on applique sur la peau est percée de fentes longitudinales, 10 à 20, qui laissent sortir de petites lames tranchantes mues par un ressort, à deux millimètres de saillie. C'est le moyen de scarification le moins douloureux et le plus à la portée de la garde. Un scarificateur doit être avant et après son usage rigoureusement aseptisé par l'ébullition ou tel autre procédé.

Les sangsues, inconvénients.

Le principal reproche qu'on a fait aux sangsues est le défaut de propreté, qui expose leur piqûre aux complications des plaies malpropres : lymphangite, érysipèle, phlegmon, etc... Il faut faire la part du mauvais état du malade, d'une mauvaise qualité des sangsues, qui aurait pu s'éviter. Les accidents redoutés sont tellement rares que cette crainte ne paraît pas devoir faire reculer devant leur emploi. Elles laissent une cicatrice triangulaire qui doit empêcher de les appliquer à des régions comme la face et le cou.

Moyen d'y remédier.

Les sangsues seront conservées dans un bocal dont le fond est garni de sable ou de terre glaise et l'eau entretenue très propre. Une sangsue met six mois à digérer le sang qu'elle a sucé. Donc pendant au moins six mois elle peut exposer à des inoculations dangereuses et ne doit pas être réemployée. Les laver avant d'en faire usage dans de l'eau bouillie est une bonne mesure. Il est imprudent de les appliquer sur une partie de peau enflammée, malsaine, sur des veines que leur morsure pourra ouvrir. Il serait également très mauvais de les arracher violemment de leur morsure d'attache, parce qu'on risque de laisser leurs mâchoires incrustées dans la plaie.

Leur application

La région où on les applique doit être soigneusement savonnée, lavée, antisepsiée, séchée ; un peu d'eau bouillie sucrée mouillant la peau les excite à prendre.

Les placer dans un verre et retourner ce verre sur la peau, attendre. Laisser prendre la sangsue une fois fixée, ôter doucement le verre, la laisser tranquille. Une sangsue met environ 3 quarts d'heure à se gorger et à se détacher. On l'oblige à se détacher en la soupoudrant de sel de cuisine.

Le pansement

La sangsue une fois tombée, la plaie continue à saigner. On entretenait autrefois l'écoulement avec des cataplasmes tièdes. Nous savons pourquoi il faut préférer des linges propres imbibés d'eau bouillie.

On compte qu'une sangsue donne 20 à 25 gr. de sang. Chez l'enfant, elle donne beaucoup plus, provoque des hémorrhagies qu'on a vu amener la mort. Une piqûre de sangsue doit être surveillée de très près jusqu'à fermeture absolue.

La piqûre sera pansée comme une plaie: lavage à l'eau bouillie, gaze stérilisée, ouate, compression.

L'hémostase.

L'écoulement de sang s'arrête par compression directe, suivant les règles de toute hémorrhagie, ou avec une petite pince à ressort qu'on appelle *serre-fine* et qu'on laisse à demeure pendant un certain temps. L'amadou, la cendre, les toiles d'araignées sont des moyens populaires malpropres et dangereux. A bannir : le perchlorure de fer, le nitrate d'argent, les caustiques, comme inutiles, douloureux et infectants.

Quand une piqûre de sangsue s'enflamme ou se complique, il y a eu les fautes ordinaires de contagion des plaies. Nous avons donné précédemment les moyens de les éviter et venons à nouveau de le faire.

QUESTIONNAIRE

Qu'est-ce qu'une émission sanguine ?
Combien avons-nous de sang ?
Combien en ôte-t-on ?
Que vaut une sangsue comme moyen d'émission ?
Où saigne-t-on ?
Connaissez-vous l'anatomie du pli du coude au point de vue des veines à ouvrir dans la saignée ?
Quelle veine ouvre-t-on ?
Quel est le danger d'ouvrir la veine basilique ? où est-elle ?
Comment fait-on une saignée ?
La position du bras — de l'opérateur ?
Les précautions d'antisepsie ?
Les accidents immédiats de la saignée ?
Pourquoi saignée blanche ?
Saignée bavante ?
Si vous avez ouvert une artère, à quoi le reconnaitrez-vous ?
Que ferez-vous ?
Quels sont les accidents consécutifs de la saignée ?
Si le malade vient de manger, qu'arrive-t-il dans la saignée ?
Si la saignée se rouvre, que ferez-vous ?
Qu'est-ce que la saignée locale ?
N'est-elle que locale ?
Comment mettrez-vous une ventouse scarifiée ?
Par quoi remplacerez-vous le scarificateur ?
Quelles précautions antiseptiques prendrez-vous ?
Qu'est-ce qu'une sangsue ? comment la ferez-vous vivre ? la nettoierez-vous avant son emploi ?

Une sangsue peut-elle faire des piqûres successives ?
Combien met-elle de temps à digérer ?
La ferez-vous piquer avant six mois ? — pourquoi ?
La mettrez-vous sur une veine superficielle ou une peau malade ?
Comment l'applique-t-on ?
Comment arrête-t-on le sang ?
Est-elle dangereuse chez les enfants ? pourquoi ?
Comment panserez-vous les plaies ?
Mettrez-vous des sangsues à la face et au cou ? — pourquoi non ?

CHAPITRE XVIII

LES PREMIERS SOINS

La plaie. — La plaie empoisonnée. — L'hémorrhagie des plaies. — L'hémorrhagie des muqueuses. — Brûlures. — La gelure. — La contusion. — Les fractures et les bandages. — Les luxations et l'entorse. — Les asphyxies, tractions rythmées et respiration artificielle. — Les empoisonnements. — La perte de connaissance. — Les accidents nerveux.

Les notions que nous résumons ici se rencontrent éparses et plus explicites en d'autres endroits de ce travail ; il nous a paru utile de les condenser, de les cataloguer en un point facile à retrouver. Nous avons parlé de « l'Arsenal de la garde-malade », ce serait ici l'endroit où l'on forme les faisceaux. Le rangement met en évidence des armes oubliées, c'est ce qui nous arrivera. Il nous importe avant tout qu'elles soient bonnes et qu'on sache s'en servir. En indiquant pour chaque cas ce qui rendra service, ce qu'il faut faire, nous voudrions bien pouvoir dire aussi ce qu'il ne faut pas faire. On ne se figure pas le mal causé tous les jours aux malades et aux blessés, avec les meilleures intentions, par des soins, des pansements, des moyens défectueux, des recettes infaillibles, dont le moindre défaut est souvent de faire perdre un temps précieux et de ne permettre aux ressources vraies de n'arriver que trop tard. Ce musée d'armes fourbues, rouillées, ridicules, illusoires, qui figure bien dans tout « Arsenal ». nous prendrait un temps et un espace que nous n'avons pas. La garde fera donc ce que nous lui apprenons à faire, parce que toute autre chose est mauvaise, même et peut-être surtout celle qu'elle prendrait dans son désir de mieux faire, son dévouement, son « expérience ».

Une personne qui fait profession de soulager ses semblables, qui touche à un titre quelconque aux choses de la médecine, sera un jour ou l'autre mise d'abord et souvent seule en présence des cas dont nous allons dresser la liste, un peu longue. Quelle conduite tiendra-t-elle ?

Une plaie.

1° *Une plaie.* — Quelle qu'elle soit, petite ou grande, par coupure, piqûre, morsure, arrachement, c'est une porte ouverte aux germes qui sont partout, un terrain de culture sur lequel peuvent se développer tous les accidents ; elle doit être *désinfectée* et *fermée.*

Désinfectée.

Désinfectée : avec des mains soigneusement lavées, mains du chirurgien, laver la plaie et ses environs avec de l'eau bouillie, les solutions antiseptiques : solution de sublimé à un gramme pour mille ; solution d'oxycyanure de mercure à 3 pour 1000 qui tend à remplacer aujourd'hui le sublimé ; solution d'acide phénique forte à 50 pour mille, faible à 25 pour mille, le tampon d'ouate hydrophile comme éponge. L'hémostase est faite.

Fermée.

Fermée: recouvrir ensuite la plaie avec une compresse bouillie ou stérilisée, recouvrir d'ouate, fixer avec une bande exerçant une légère compression. Mettre la partie blessée au repos et un peu élevée. C'est le pansement sec. Le pansement humide : compresse imbibée de solution antiseptique, taffetas imperméable, ouate, bande.

Une plaie empoisonnée.

2° *Une plaie empoisonnée.*— Vipères, chiens enragés. etc... Ligature au-dessus de la plaie, afin de limiter la pénétration. Evacuer le poison : débridement de la plaie avec un canif flambé, la faire saigner, pratiquer la succion avec une ventouse, laver abondamment avec des antiseptiques, cautériser largement avec un fer rougi. Institut Pasteur.

Coupure.

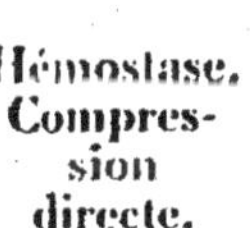

Hémostase. Compression directe.

3° *L'hémorrhagie des plaies.* — *a*) Elle est artérielle : sang rouge vif, jet à saccades. Compression directe avec le doigt très propre ou un tampon d'ouate, de gaze (aseptique ou imbibée de substances antiseptiques), maintenue par la main ou par un appareil compresseur jusqu'à l'arrivée du médecin ; ou compression indirecte, c'est-à-dire compression de l'artère qui donne, entre la plaie et le cœur, soit par le doigt maintenu, soit par des appareils compresseurs, comme le *garrot* ou la bande élastique. Les points d'élection pour la compression des artères sont ceux où on peut les atteindre entre un os et le

Indirecte.

doigt compresseur. Au poignet : artère cubitale en dedans, artère radiale en dehors. Au bras : artère humérale en dedans du biceps, sur la ligne de couture de la manche d'habit. Artère fémorale au milieu du pli de l'aine.

b) Hémorrhagie veineuse : sang noir, écoulement régulier. Compression directe qui suffit en général avec le temps ; indirecte entre la plaie et les extrémités.

c) Hémorrhagie capillaire : sang rouge foncé, en nappe. La compression directe suffit toujours.

Le perchlorure de fer, l'amadou, etc., sont inutiles et dangereux.

Epistaxis. 4° *L'hémorrhagie des muqueuses.* — *a*) Epistaxis : air frais, position assise, tête légèrement fléchie en avant. Le cou et la poitrine dégagés, tenir élevé le bras correspondant à la narine qui donne, lotions froides du visage et de la nuque. Tamponnement de la narine, antérieur. *b*) Hémoptysie : rassurer le malade, position assise, glace, sinapismes aux jambes et même ligature des membres. *c*) Gastrorrhagie : position horizontale, faire avaler des morceaux de glace, glace au creux épigastrique.

Hémoptysie.

Gastrorrhagie.

Le brûlé. 5° *Brûlures* : — *a*) Secours au brûlé, étouffer le feu en l'enroulant dans une couverture, en le roulant par terre, en se roulant sur lui. L'inonder d'eau froide. Ne pas tirer les vêtements, couper, enlever doucement pour ne pas arracher l'épiderme.

1er degré. *b*) Au 1er degré *rougeur* : bains, compresses d'eau fraiche, onctions à la vaseline.

c) Les deux autres degrés (ampoule et escharre)

sont une plaie, justiciable par conséquent des précautions antiseptiques indispensables à toute plaie. Elle devra être antisepsiée et fermée. L'antisepsie est le lavage avec les précautions et les liquides ordinaires : eau bouillie, sublimé, mains chirurgicales. Lavage de la surface brûlée et de sa périphérie à assez grande distance. On se rappellera que la peau est couverte de germes. Eau chaude, solutions chaudes. 2e et 3e degré.

La difficulté est pour le pansement. Il est d'autant plus urgent de fermer que l'action de l'air sur une surface brûlée est extrêmement douloureuse. D'autre part, la brûlure n'est pas une plaie ordinaire, elle n'est pas étanche, elle est le théâtre d'un travail d'élimination des parties mortifiées (d'où l'odeur très désagréable des brûlures) et d'un travail de réparation qui se fait par l'apport sur la plaie d'un liquide plastique assez abondant. Pansera-t-on avec des corps gras stérilisés (liniment oléo-calcaire, vaseline, huile camphrée) ? avec des antiseptiques dont le plus vanté est la solution concentrée d'acide picrique, pour laquelle (ou mieux pour lesquels) il faut se défier beaucoup des accidents d'absorption ? Le mieux est de laisser l'appréciation au médecin et d'attendre son arrivée, en recouvrant la surface brûlée de compresses propres d'eau bouillie. *Ne pas toucher aux ampoules.* Pansement

6° *Gelure.* — La gelure sans plaie équivaut au 1er degré de la brûlure : bains, émollients, frictions alcooliques. Gelure.

Aux 2e et 3e degrés il y a plaie : précautions antiseptiques ordinaires, pansement aux corps gras, ouate.

Quand on arrive près de quelqu'un atteint de congélation grave, réchauffer très lentement, commencer par des frictions avec l'eau très froide ou la neige, puis lentement friction tiède, friction chaude quand la circulation se rétablit.

Contusions. 7° *Contusion* : *a*) Ecchymose, *b*) bosse sanguine, ne demandent que des applications humides, astringentes (eau blanche), et le massage. *c*) Le 3e degré ou escharre est une plaie.

Lésion interne. La contusion grave est ce qu'on appelle la *lésion interne* ; c'est l'atteinte à travers les tissus : du cerveau (syncope, commotion cérébrale) ; du cœur ou du poumon (asphyxie, hémoptysie, hémorrhagie interne) ; du foie, du rein, de l'intestin. Immobiliser et soutenir le malade (piqûres d'éther), aération, jusqu'à l'arrivée du médecin.

Fractures. 8° *Fractures* : os cassé. — *a*) Plaie interne (fracture simple ou fermée) ; *b*) ou à la fois interne et externe (fracture ouverte à l'extérieur, ou fracture compliquée). Dans ce dernier cas, précautions antiseptiques communes à toutes les plaies. Les plaies d'os se soudent et se cicatrisent comme les plaies ordinaires, seulement la cicatrice, faite de tissu osseux, s'appelle le *cal*. Une fracture se reconnaît à ce que le membre est déformé, raccourci, qu'il offre au point suspect une mobilité anormale, et qu'on sent dans le foyer de la fracture crépiter les extrémités fracturées par leur frottement l'une sur l'autre.

Pansement provisoire. Enlever les vêtements, les chaussures, en les coupant si les mouvements sont difficiles ou douloureux. La région découverte, pansement des plaies, mise en bonne position du membre et immobilisation dans cette position par un appareil improvisé.

Fractures.

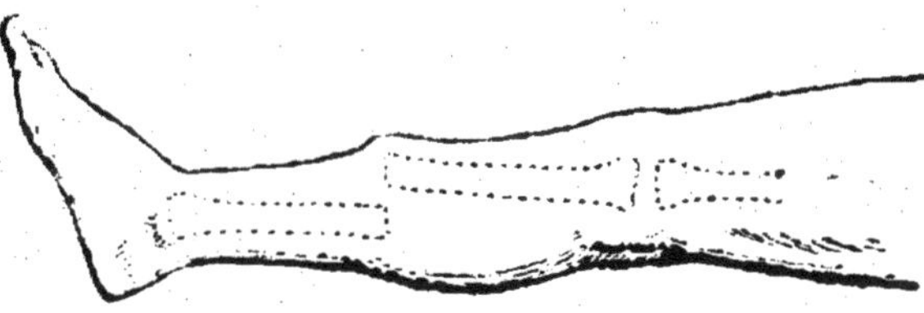

Jambe fracturée avec chevauchement des fragments.

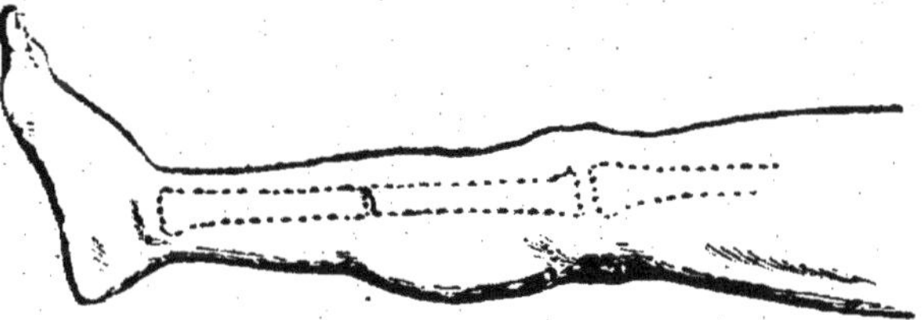

La même fracture réduite par tractions opposées l'une sur le genou, l'autre sur le cou-de-pied.

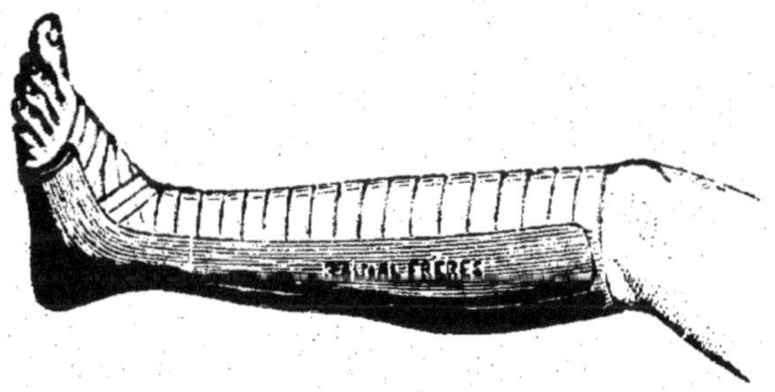

La même jambe fracturée dans un appareil de fractures.

Une forte couche d'ouate, un oreiller au milieu duquel on place le membre, qu'on roule et qu'on fixe autour de lui, avec ou sans tuteurs latéraux (planchettes, copeaux, lattes, branches d'arbre, qu'on nomme *attelles*), par dessus lesquels on fait passer une bande, une ceinture, une courroie, une serviette pliée, qu'on noue et qu'on serre. On peut alors sans inconvénient transporter le blessé, gardé contre les souffrances et les complications, et attendre le médecin.

Le rebouteux. La réduction d'une fracture, le choix et l'application de l'appareil définitif appartiennent au médecin.

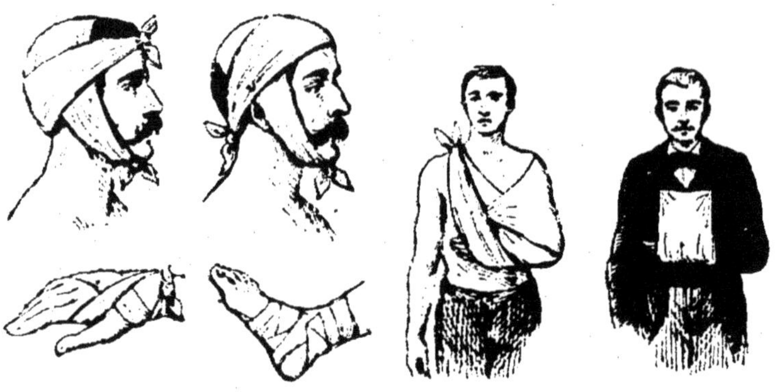

Bandages.

Comment se peut-il que les empiriques, les rebouteux aient envahi et détiennent encore, à l'heure qu'il est, cette partie de l'art médical qui comprend fractures et luxations ? et que des gens qui ne songeraient pas à faire réparer leur montre chez un sabotier, remettent leur jambe cassée à un meunier, à un forgeron ? Le meilleur moyen contre ces aberrations inexplicables me paraît être dans la vulgarisation scientifique dont la garde-malade instruite sera un des meilleurs agents. C'est dans ce point de sa pratique que ses notions d'anatomie générale, son habitude et sa dextérité auprès des malades, son esprit d'improvisation, lui donneront sur l'entourage une supériorité dont elle se servira pour orienter convenablement la fin d'un traitement qu'elle aura commencé, au grand avantage de celui à qui elle a porté les premiers secours.

Les bandages. — Une notion qui ne lui sera pas moins utile en pareil cas est celle des bandages. Elle aura appris à les connaître, à les fabriquer, à les appliquer tous. La bande, l'écharpe, le bandage de corps, le bandage en T, le scultet, le spica, dont nous n'entreprendrons point la fastidieuse description et pour lesquels il ne peut y avoir que des leçons de choses, n'auront plus de secrets pour elle.

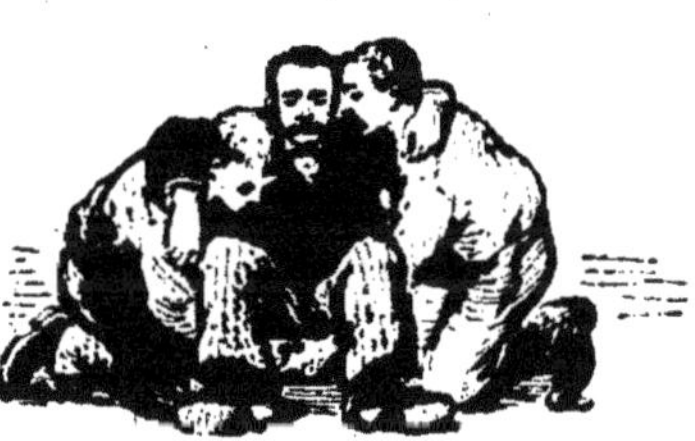

Manière de relever un blessé.

9° *Luxation et entorse.* — Une violence qui agit sur un os aboutissant à une articulation mobile, en général celles des membres, déchire les liens qui unissent les surfaces articulaires, « déboite » cet os, le projette à côté de sa place dans les tissus du voisinage : voilà la luxation. La région est déformée, douloureuse, l'articulation est en impotence fonctionnelle. Ne jamais essayer de réduire, attendre le médecin en immobilisant le membre par la position, ou un bandage. Luxation.

Si l'os ne quitte pas sa loge articulaire, ce qui a lieu dans les articulations serrées comme le poignet ou le cou-de-pied, et si pourtant la violence, le traumatisme, ont été assez forts pour déchirer certaines attaches, il y a *entorse* ou *foulure*. Repos absolu du membre, applications froides d'eau, d'eau blanche, bain local d'eau froide, immobilisation de la jointure ; puis, plus tard, massage.

Les asphyxies.

10° *Les asphyxies*. — La respiration s'arrête par :

a) Suppression de l'air :
- submersion
- suffocation
- strangulation
- pendaison
- compression de la poitrine.

b) Altération de l'air devenu irrespirable :
- gaz d'éclairage
- hydrogène sulfuré : fosses d'aisances — puits
- oxyde de carbone ou vapeur de charbon
- acide carbonique : cuves de vendange
- air confiné : souterrains.

c) Sidération nerveuse :
- chaleur : insolation
- froid : congélation
- électricité : fulguration
- affections du cœur, des reins, du poumon.

Soins généraux.

a) Suppression de l'air : soustraire d'abord le patient à la cause. L'étendre au grand air, enlever tout ce qui peut gêner sa respiration ; flageller le visage et la poitrine avec des linges mouillés d'eau froide, frictions générales, surtout aux membres.

Le noyé.

S'il s'agit d'un noyé, le coucher sur le côté droit et incliner la tête afin de faciliter l'écoulement de l'eau absorbée, ouvrir la bouche, la nettoyer, attirer la langue au dehors, presser la poitrine par foulées alternées avec un arrêt. Faire frictionner le corps avec de la flanelle ou de la paille ou une brosse ordinaire.

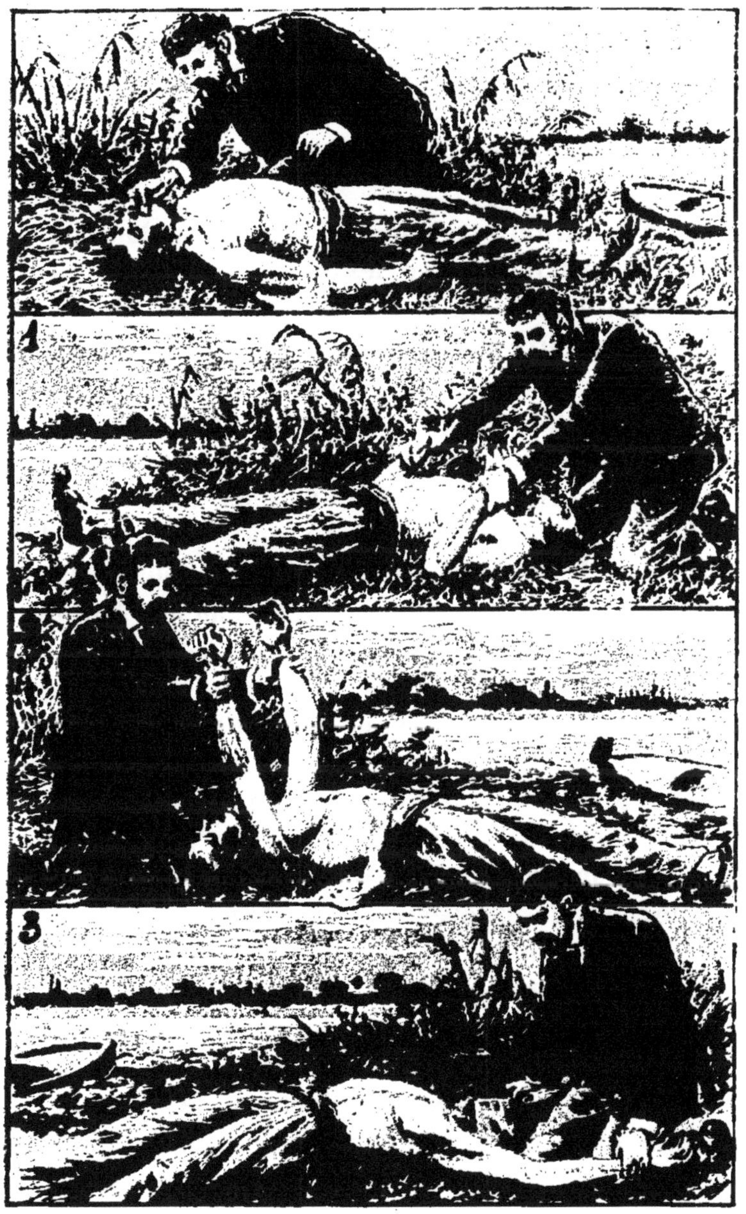

Tractions rythmées. — Respiration artificielle.

La respiration ne s'établit pas ? Pratiquer immédiatement les tractions rythmées de la langue et la respiration artificielle par la méthode de Sylvester. Le faire longtemps, sans se décourager, pendant une heure et plus.

La respiration se rétablit ? Porter le malade dans un lit, le réchauffer avec des couvertures et des briques chauffées, faciliter les vomissements, dès que possible lui faire avaler quelque boisson stimulante : thé alcoolisé, grog, vin généreux.

Tractions rythmées.

Voici comment s'opère la traction rythmée de la langue : les mâchoires sont maintenues écartées avec une cuiller ou un coin de bois. La langue est saisie à sa pointe, soit avec une pince, soit, à son défaut, avec les doigts sous lesquels un mouchoir est interposé, ce qui empêche le glissement. Alors on attire fortement la langue au dehors, de façon à entrainer sa base et imiter le mouvement de la respiration. Puis on la rentre, et ainsi de suite, 15 à 20 fois par minute. A chaque traction un aide comprime la base de la poitrine et cesse sa pression lorsque la langue rentre dans la bouche. On a vu des asphyxiés revenir à la vie par ce procédé après *plusieurs heures*. Il ne faut désespérer que lorsque la rigidité cadavérique s'annonce, quand le thermomètre placé dans le rectum descend au-dessous de 35°.

Respiration artificielle.

La respiration artificielle suivant la méthode de Sylvester se pratique ainsi : le malade est placé la tête pendante, dépassant légèrement le lit, un aide fixe les pieds. L'opérateur est placé derrière la tête, prend les deux avant-bras auprès des coudes et les rapproche de la poitrine en la comprimant, ce qui produit l'*expiration*. Puis par un mouvement successif il écarte les bras, les élève et les ramène vers lui : il produit ainsi l'inspiration. Il ramène par un mouvement inverse les bras vers la poitrine, qu'il comprime à nouveau, et ainsi de suite, 15 à 20 fois par minute et longtemps. Les manœuvres des tractions rythmées de la langue, combinées ou non avec la respiration artificielle de Sylvester, ont produit au bout de deux heures, et quelquefois davantage, de véritables résurrections. Le tout est de les bien faire, sans précipitation, presque lentement, mais sans se lasser, sans s'interrompre surtout, jusqu'aux signes évidents de la mort.

b) L'asphyxie par altération de l'air comporte d'abord l'éloignement du lieu de l'accident (ce qui demande des précautions), l'apport du malade à un air pur aussi vite que possible, puis les soins généraux déjà indiqués : frictions, flagellations, tractions de la langue et respiration artificielle. Provoquer les vomissements, maintenir la tête élevée. Air altéré.

c) L'asphyxie par sidération nerveuse demande, s'il s'agit du coup de chaleur, le transport immédiat du malade au frais, l'inondation du cou et de la poitrine, préalablement dégagés, par l'eau froide, des boissons abondantes quand la respiration est revenue, et jusqu'à ce qu'elle revienne, les soins déjà connus de toute asphyxie. Coup de chaleur.

S'il s'agit du coup de froid, éviter l'apport immédiat dans une pièce chaude; frictions à l'eau glacée, revenir très progressivement à la chaleur naturelle. De froid

Fulguration et causes internes. Rien de particulier pour la fulguration et l'asphyxie par les causes internes.

Enfin il reste encore quelques moyens indiqués précédemment et auxquels, dans la lutte rapide contre les asphyxies, la garde instruite pensera ; nous voulons dire : les injections sous-cutanées d'éther, de caféine, et les inhalations d'oxygène.

Empoisonnements. 11° *Les empoisonnements.* — Cette question, qui paraît de prime abord très étendue et très complexe, se ramène, au point de vue pratique des premiers soins, à quelques données fort simples.

Caustiques. Il n'y a que deux sortes de poisons : les poisons d'origine minérale ou *caustiques*, les poisons d'origine végétale qui sont stupéfiants (opium, laudanum, aconit, belladone) ou convulsivants (strychnine).

Acides. 1° Les caustiques sont *acides* (acide sulfurique, oxalique, phénique, nitrique, sublimé) : *a*) faire vomir : titillation de l'arrière-gorge avec le doigt, ipéca — conserver les vomissements pour les montrer au docteur ; — *b*) donner des boissons alcalines pour neutraliser l'acide : eau de Vichy, magnésie en grande quantité, poudre de craie, bicarbonate de soude.

Alcalins. Les caustiques sont *alcalins* : eau sédative, ammoniaque, soude et potasse. Donner des acides, tels que l'eau vinaigrée ou le jus de citron.

Dans les deux cas, comme soins de second ordre, faire prendre du lait, des blancs d'œufs battus dans un peu d'eau. L'albumine est un neutralisant.

Poisons végétaux. 2° S'il s'agit d'un poison végétal : faire vomir, faire prendre du café très fort par la bouche, en lavement, stimuler par des frictions ; au besoin, moyens généraux des asphyxies. En cas d'empoisonnement par la strychnine, dix gouttes de teinture d'iode dans un verre d'eau forment un bon contrepoison.

L'alcool est un poison dont l'action lente produit l'alcoolisme, une plaie horrible de notre époque, mais qui produit aussi un accident aigu : l'ivresse, laquelle peut aller jusqu'au danger, jusqu'à la mort. Il est bon de savoir qu'après le vomitif, moyen de débarrasser l'estomac du toxique qu'il contient, commun à tous les empoisonnements, il reste l'ammoniaque, dix gouttes dans un verre d'eau, ou l'acétate d'ammoniaque, 10 grammes dans la même quantité d'eau, dont l'ingestion est excellente. Puis, le café noir très fort ; enfin les soins contre tous les états dépressifs : frictions, flagellations alternativement froides et chaudes. Alcool poison.

12° *La perte de connaissance.* — Elle se produit par congestion ou par syncope.

La congestion, apoplexie, coup de sang, donne un visage congestionné, rouge, violacé, une respiration bruyante, le malade s'affaisse. Il sera allongé, tête haute, largement aéré, débarrassé de ce qui peut gêner sa respiration ou sa circulation : le col, le corset, la ceinture. On lotionnera sa tête avec de l'eau froide, on frictionnera ou on sinapisera les jambes. Lavement purgatif. Ne pas donner à boire. Congestion

La syncope cause, au contraire, une pâleur subite et profonde, aspect de la mort ; le cœur et le pouls s'arrêtent. Coucher le malade tête basse, horizontalement, le flageller, le desserrer, frictionner, faire Syncope.

inhaler des sels, de l'ammoniaque, et si l'état se prolonge : tractions rythmées.

Convulsion 13° *Les accidents nerveux.* — *a*) La convulsion des enfants : début brusque, les yeux sont remontés vers l'orbite, les mâchoires sont serrées, l'enfant est pâle, puis violacé, son corps est agité de mouvements saccadés, vraies secousses électriques. Etendre l'enfant, le desserrer, l'aérer, ouvrir les mâchoires avec une cuiller en bois, le frictionner. Ni éther, ni sinapismes, attendre. Si la convulsion se répète : bain tiède et aspersions froides sur la tête. Une convulsion est souvent le fait d'une indigestion : lavement, — ou le commencement d'une maladie : pneumonie, rougeole. Prévenir le médecin.

Epilepsie. *b*) L'épilepsie. — Début brusque, pâleur, cri rauque, chute, convulsions plus ou moins longues, puis coma. Protéger le malade, ne rien faire.

Hystérie. *c*) L'hystérie ou crise de nefs est une agitation qui n'a rien de convulsif, ne s'accompagne d'aucun changement de physionomie ni de perte de connaissance ; c'est une série de mouvements désordonnés dans tous les sens. Etendre et protéger le malade, le calmer doucement et avec autorité. Faire prendre, quand cela devient possible, un peu d'éther dans de l'eau sucrée.

Vertiges. *d*) Le vertige. Sensation bizarre dont le point de départ est le plus souvent l'estomac, qui fait croire que le sol se dérobe et que les objets se meuvent circulairement. Allonger le malade, la tête un peu relevée, donner une infusion chaude aromatique, tilleul ou camomille.

QUESTIONNAIRE

Mise tout à coup en présence d'une plaie, que ferez-vous ?

Les mains ? La désinfection ?

Comment fermerez-vous cette plaie ?

Si elle est empoisonnée ?

Comment arrêterez-vous l'hémorrhagie d'une plaie ?

L'hémostase artérielle — veineuse — capillaire — caractères du sang et de l'écoulement ?

Les points de compression indirecte ?

Le garrot — la bande élastique ?

Qu'est-ce que la compression directe ?

Que ferez-vous des substances dites hémostatiques?

Epistaxis — hémoptysie — gastrorrhagie ?

Que ferez-vous au 1er degré de la brûlure ? au brûlé ? — au 2e degré ?

Le pansement de la gelure, premier et second degré ?

Qu'est-ce que la contusion ? Que ferez-vous ?

Qu'est-ce qu'on appelle lésions internes ?

Qu'est-ce qu'une fracture — simple, compliquée, le cal ?

Les signes de fracture ? Que ferez-vous ?

Qu'est-ce qu'un bandage de corps, en T, un scultet, un spica, une écharpe ?

Une luxation, sa différence avec une entorse ; que ferez-vous ?

Qu'est-ce que l'asphyxie ? comment la divise-t-on ?

Quels sont les soins généraux à un asphyxié, à un noyé ?

Qu'est-ce que la traction rythmée ?

La respiration artificielle de Sylvester ?

Que ferez-vous à un asphyxié par altération de l'air ?

— par coup de chaleur, par coup de froid, par fulguration ou lésions internes ?

Comment divise-t-on les empoisonnements au point de vue de la cause ?

Que ferez-vous pour les caustiques, acides, alcalins ?

Dans un empoisonnement par la morphine ou le laudanum ? — la strychnine ? — l'alcool ?

Qui fait la perte de connaissance ?

La différence de la congestion et de la syncope ? — les soins à chacune ?

Qu'est-ce que la convulsion ? que signifie-t-elle souvent ? chez l'enfant ? que ferez-vous ?

Epilepsie — hystérie — vertiges?

TROISIÈME PARTIE

La Garde-Malade en Médecine
Notions premières sur les maladies les plus communes, leur prophylaxie, le traitement

CHAPITRE XIX

LA MALADIE EN GÉNÉRAL

Définition — état aigu — état chronique — symptômes — diagnostic et pronostic. — Contagion. — Invasion. — La fièvre — soins à un fiévreux. — La garde et le médecin. — La propreté et l'antisepsie pour la garde — les difficultés de son rôle.
La pathologie de la garde — division à son usage de l'étude des maladies les plus fréquentes.
Le plan général de défense contre une maladie infectieuse — hygiène du malade — la médication — l'antisepsie du malade.

La maladie est la lutte de l'organisme contre une infection ou une lésion. L'infection est un empoisonnement microbien, en général un *état aigu*. La lésion est l'altération d'un organe, ou sa dégénérescence: lésions du cœur, du cerveau, du foie, des reins. Les désordres qui en résultent constituent des *états chroniques*, c'est-à-dire de durée indéterminée. Définition. État aigu. chronique.

Chaque maladie a ses *symptômes*, les signes auxquels on la reconnait, qui lui sont propres, qui sont les désordres particuliers qu'elle provoque dans les différents tissus ou organes. C'est avec les symptômes qu'on classe la maladie, qu'on en fait le *diagnos-* Symptômes.

tic; puis, suivant leur intensité et la connaissance des causes, le *pronostic*.

Maladie infectieuse. Une maladie infectieuse est toujours microbienne, à germe connu ou encore inconnu, par conséquent *transmissible*. De plus, ce germe a toujours un terrain, un tissu préféré sur lequel ou dans lequel il se développe, duquel il envoie ses toxines dans le sang. Pour le germe de la diphtérie, c'est la muqueuse de la gorge; pour celui de la fièvre typhoïde et du choléra, c'est l'intestin; pour celui de la tuberculose et de la pneumonie, c'est le poumon; pour celui du tétanos et de la rage, c'est le système nerveux... etc...

Contagion. Puisqu'on sait où le germe évolue, on sait d'où il part, d'où il peut se transmettre, et on a appris par où et comme il se transmet. Ce sera la déjection intestinale pour la fièvre typhoïde et le choléra; l'expectoration pour la tuberculose et la pneumonie; la desquamation de la peau dans la scarlatine ou la variole, dont il faudra tout craindre et tout surveiller. Là où grandit la plante, là est la graine. La graine, d'autre part, ne reste jamais où elle est née. Un tuberculeux crache dans une chambre, il y a dans son crachat quelques milliers de graines tuberculeuses qui vont sécher et dormir jusqu'au jour où un balayage les sèmera dans l'air de la chambre. Qu'il s'y trouve en ce moment un enfant un peu chétif et enrhumé, la poussière tuberculeuse se déposera sur la muqueuse malade de ses bronches, y rencontrera son terrain, s'y développera, et l'enfant mourra tuberculeux quelques mois après. — Voici un étang d'où part un ruisseau. Entre le ruisseau et l'étang il y a un moulin, et le meunier a la fièvre typhoïde. Les déjections sont jetées dans le ruisseau, les linges y sont lavés sans désinfection préalable, le ruisseau est infecté, les puits de son voisinage le sont aussi, et tout le long, dans une quarantaine d'habitations espacées sur une longueur de six ou sept kilomètres, la fièvre typhoïde éclate. — Ces faits que nous pourrions facilement multiplier, montrent toute l'importance qu'ont introduite, dans l'hygiène et la prophylaxie des maladies, les découvertes de Pasteur, et permettent d'entrevoir les déductions infinies, les lumineuses clartés jetées par elles sur la pratique médicale. Aux yeux du public, les résultats chirurgicaux ont exercé une vraie fascination, on s'émerveille et on applaudit tous les jours à ce qu'on appelle avec raison les progrès de la chirurgie. La médecine a réalisé des conquêtes au moins égales, elle les agrandit incessamment et les initiés la suivent avec admiration et reconnaissance, de la clinique où se multiplient les procédés d'exploration au laboratoire où s'analysent les effets et les causes, et où s'étudie enfin la thérapeutique, couronnement de tout ce travail.

Dès qu'un germe a forcé les moyens de défense de notre organisme, dès qu'il a pénétré, dès que les toxines ont commencé l'infection, celui-ci réagit par la fièvre. Immédiatement la température monte, souvent précédée par un frisson qui ressemble à un coup de sonnette d'alarme. Suivre l'ascension thermique, ses oscillations, les phénomènes qui l'accompagnent, les sensations exprimées par le malade, est

Invasion.

La fièvre.

un devoir de la garde. Tous les détails de son observation peuvent avoir leur importance : rougeur de la face, douleurs variées, vomissements ou diarrhée, accidents nerveux, troubles de l'intelligence ou de la parole, accélération de la respiration, sueurs et refroidissement, état du pouls. Le malade sera réchauffé à la période de frisson, gardé des refroidissements à la période de sueurs, mis dans une bonne température ambiante et dans le calme. Un fiévreux est très sensible aux bruits.

La soif.

La fièvre, l'invasion, ne vont pas sans la soif, souvent extrêmement vive. A la période de frisson, boissons chaudes, stimulantes, le grog, le vin chaud ; plus tard, boissons fraiches, l'eau sucrée avec du jus de citron, le champagne étendu d'eau de Vals légère. Faire boire à petits coups, souvent, ne jamais inonder l'estomac, c'est-à dire permettre l'ingestion de grandes quantités de liquide à la fois. Nous l'avons déjà dit, toute alimentation solide est supprimée.

La courbature.

Presque toujours apparaissent quelques douleurs, ne fût-ce que la courbature, mais plus souvent la douleur précise le siège du mal : douleur de la gorge dans l'angine, de côté dans la pneumonie, de la partie antérieure de la poitrine dans la bronchite, du flanc droit dans l'appendicite. En attendant le médecin, une garde a dans son arsenal des moyens efficaces qui rendront service au malade et la feront apprécier : la fomentation, le cataplasme sinapisé, l'application humide, chaude ou froide. Que moralement par ses paroles d'encouragement, matériellement par ses secours successifs et variés, elle

La douleur.

s'utilise et ne reste jamais spectatrice. La douleur est quelquefois toute la maladie, comme dans les coliques néphrétiques ou hépatiques, la névralgie, la sciatique. En attendant le médecin, quantité de moyens que nous avons indiqués rendront les plus signalés services.

Rôle de la garde.

Le médecin arrive, la garde lui ouvrira la collection d'observations qu'elle a faites, elle attendra discrètement ses questions, recueillera ses avis comme un soldat sa consigne, lui demandera tels renseignements qu'elle croit utiles, l'aidera à placer le malade pour l'examen ou l'auscultation, aura préparé la serviette pour étendre sur la poitrine, la cuvette pour le lavage des mains ; elle fera et demandera à l'entourage le silence pendant l'auscultation. Il est intéressant pour elle-même, pour la bonne conduite de la lutte contre le mal dont les moyens lui sont remis, qu'elle sache le diagnostic et le pronostic. Il y a d'autre part telle question qui ne se pose ni devant le malade ni devant la famille.

Nous avons, dans le détail, insisté sur la propreté : du côté du malade c'est de l'hygiène, du côté de la garde c'est de l'antisepsie. La grande blouse immaculée recouvre ses vêtements, ses manches sont relevées vers le coude ou serrées au poignet. Elle a la propreté chirurgicale des mains, une cuvette antiseptique est à sa portée. Elle peut, sans ces précautions, contracter toute maladie infectieuse, elle peut la porter ailleurs. Elle n'ignore rien des mesures de désinfection pour les linges, les déjections, l'expectoration, tout ce qui est souillé. Elle veille à leur application, elle en est responsable.

Notons en passant que le rôle de la garde est très simple, très facile, tout pénible qu'il puisse être, *dans une maladie aiguë*. Mais dans la convalescence, dans une maladie chronique, il est très difficile et délicat. C'est là qu'il lui est utile de s'abriter derrière l'autorité du médecin, de savoir peser ses paroles, d'arrêter toute discussion, de ne rien dire de son expérience des cas similaires sur lesquels on aime à interroger, et de considérer la discrétion comme la principale vertu. Par ailleurs le silence obstiné irrite le malade, qui demande à sa garde de le distraire, de le rassurer, de le consoler. Les écueils sont donc nombreux et assez difficiles à côtoyer sans y échouer quelquefois.

En résumé, de même que nous avons dû ébaucher à l'usage des gardes-malades une instruction chirurgicale, il nous reste à leur donner, sur les maladies les plus ordinaires, les notions médicales sans lesquelles leur profession serait privée des clartés intellectuelles qui en font l'intérêt et la direction. Ces notions avaient besoin, comme les précédentes, des données scientifiques que nous venons de rappeler. Celles-ci se retrouveront à chaque pas dans l'étude et dans les soins à donner.

Division des maladies à l'usage de la garde.

La pathologie de la garde-malade peut s'étudier en trois parties qui paraissent pouvoir comprendre tout ce qu'il lui est avantageux de connaître : 1° les maladies infectieuses : 2° les maladies attribuées au refroidissement ; 3° les maladies nerveuses.

infectieuses

Les maladies infectieuses peuvent elles-mêmes

comprendre, d'après les lésions, trois catégories :

1° Les maladies infectieuses à siège et développement intestinal : la fièvre typhoïde, le choléra, la dysenterie. intestinales

2° Les maladies infectieuses à siège et développement surtout bucco-pulmonaire : la diphtérie, la rougeole, la tuberculose, la pneumonie et la broncho-pneumonie, la coqueluche, les oreillons, la grippe. bucco-pulmonaires

3° Les maladies infectieuses à siège et développement extérieur : variole, érysipèle, scarlatine et typhus. extérieures

Etant donné que le génie de Pasteur a précisé le point de départ commun à toute maladie infectieuse, l'élément à la fois morbide et contagieux, ennemi, le microbe, contre lequel de la naissance à la mort la vie est une bataille, cette bataille devait se régler et un plan général de défense s'organiser. Au seuil de ce que nous venons d'appeler notre pathologie médicale, nous devons étudier ce plan général de défense, comme nous l'avons fait pour la chirurgie et les plaies accidentelles. La différence de l'une à l'autre est grande. Le problème de la chirurgie se résume à ceci : assainir et préserver une plaie. Tandis que, lorsque le médecin est appelé à constater une maladie infectieuse, elle est faite, l'organisme est envahi, l'ennemi occupe la place, l'évolution est fatale. L'antisepsie au sein des tissus et dans le sang est un rêve dangereux, qui tuerait, comme disait Peter, le malade en visant le bacille. Nous avons sur ces infiniment petits une action très réduite, mais en revanche beaucoup à faire pour *le terrain*, une aide considérable à donner à l'organisme infecté, limiter les dégâts, réparer les pertes, conduire la convalescence, éviter les complications, enfin empêcher la contagion.

De cet objet qui comprend des volumes, nous n'avons à retenir que les points de pratique de la garde-malade, lui faire connaître son rôle dans la lutte, et lui fournir quelques explications sur des moyens dont elle sera le témoin et l'aide fréquemment employé. Tout se réduit pour elle à trois points : l'hygiène de la maladie infectieuse, la médication, l'antisepsie ou désinfection.

L'hygiène de l'infecté.

L'hygiène de l'infecté consiste dans : 1° l'aération aussi abondante, aussi pure que possible. Ne craindre jamais l'air, couvrir le malade pour, à certains moments, le lui procurer meilleur en ouvrant portes et fenêtres. 2° Beaucoup de lumière : le soleil est un antiseptique. 3° Une chaleur uniforme, en moyenne 18°. Ne découvrir le malade qu'avec précaution. Un refroidissement a une répercussion malheureuse, il *paralyse les leucocytes*. 4° Rien qui provoque des poussières, dans lesquelles peut se cacher une réinoculation. Balayage et époussetage humides. 5° La propreté extrême du malade et de tout ce qui le touche. Le fonctionnement de la peau est un moyen d'élimination. 6° Surveillance des excrétions et expectorations, de la quantité des urines. Le rein est une voie encore plus importante que toute autre pour l'épuration du sang infecté. 7° Surveillance du régime alimentaire, du repos, du calme moral et physique.

Quant à la médication, nous n'avons pas à ajouter aux indications que nous avons fournies précédemment dans la seconde partie de ce livre, sinon pour quelques renseignements relatifs au traitement par les sérums et les substances qu'on fait pénétrer dans le sang par la méthode sous-cutanée. Médication.

Le principe de la sérothérapie avait été découvert par Jenner pour la vaccine, c'est celui des virus atténués. Quand un organisme a subi l'atteinte de ces virus, il demeure pendant longtemps indemne, immunisé de toute atteinte nouvelle, quelle que soit la vigueur, l'exaltation virulente d'une nouvelle inoculation. Le sérum de la rage, de la diphtérie, de la peste, de la septicémie, du tétanos, sont trouvés. A quand celui de la tuberculose? — Il n'y a aucun danger, aucun inconvénient même, aux injections de sérum frais, faites antiseptiquement, à doses fortes, à doses répétées. Aussi les injections simplement préventives, surtout dans la diphtérie, sont-elles à encourager. Sérothérapie.

Nous avons parlé des grandes injections de sérum ou solutions salines, analogues au sérum sanguin, qui, poussées dans les veines ou le tissu cellulaire sous-cutané à la dose de 1 litre et plus, opèrent un véritable lavage du sang.

Enfin, sous le nom d'opothérapie, on pratique depuis un certain nombre d'années le traitement d'organes malades par l'injection hypodermique de ces mêmes organes: la cérébrine, l'hépatine, le suc musculaire, pancréatique, la néphrine extraite des reins, etc... Opothérapie.

Désinfection. En dernier lieu, avons-nous dit, autour d'une maladie infectieuse, l'antisepsie doit régner en maîtresse absolue. Le premier moyen est l'isolement; il n'y a pas de lutte contre une maladie transmissible, si elle n'est pas séparée de ceux qui peuvent la contracter. On peut être isolé chez soi, on peut aller chercher l'isolement ailleurs, on peut être isolé au

Isolement. milieu d'une salle d'hôpital. Le professeur Grancher a démontré qu'en laissant un contagieux (scarlatine ou rougeole) au milieu d'une salle d'enfants, en entourant son lit d'un box, c'est-à-dire d'une sorte de barrière qu'on ne franchira qu'avec certaines précautions, en multipliant autour de cet infecté les mesures de désinfection, on arrivait non seulement à ne produire aucune contagion, mais à guérir mieux et plus vite le malade que dans les pavillons d'isolement où s'accumulent les maladies similaires et les germes qu'elles comportent. Combien doit durer l'isolement ou la quarantaine dans les diverses maladies infectieuses? Nous le verrons à propos de chacune en les étudiant.

Quant aux mesures de désinfection des garde-robes, des linges, des produits d'expectoration, nous avons donné à cet égard toutes les indications nécessaires, nous n'y reviendrons pas ici.

QUESTIONNAIRE

Qu'est-ce qu'une maladie ?

Une maladie aiguë et chronique ?

Quelle est la plus difficile à soigner pour une garde ?

Le symptôme ? Le diagnostic et le pronostic ?

La contagion ? Chaque germe a-t-il un tissu préféré ?

Citez-en quelques-uns.

Comment débute toute infection ?

Qu'est-ce que la fièvre ? comment la reconnaîtrez-vous ?

A quoi reconnaîtrez-vous son importance ?

Que ferez-vous à un fiévreux, dans le frisson, dans la chaleur ?

A sa soif — aux douleurs qu'il éprouve ?

Qu'aurez-vous préparé pour la visite du médecin ?

Pour vous-même ?

Comment divise-t-on les maladies infectieuses ?

Quelle différence y a-t-il entre l'antisepsie chirurgicale et médicale ?

Quand le médecin est appelé pour une maladie infectieuse, l'infection est-elle évitable ?

Quel est le plan général de défense contre la maladie infectieuse ?

Pour l'infecté, pour l'entourage ?

Quelle est l'hygiène de l'infecté ?

Qu'est-ce que la sérothérapie ?

Quel est son principe ?

A-t-on beaucoup de sérums ? Lesquels ?

Que produit une grande injection de sérums ou injection saline ?

Qu'est-ce que l'opothérapie ?

Comment réaliserez-vous l'isolement de votre malade, chez lui ? — à l'hôpital ?

Quelle est sa durée ?

Désinfection des selles, des crachoirs, des linges, de la chambre ?

CHAPITRE XX

LES MALADIES INFECTIEUSES A SIÈGE ET DÉVELOPPEMENT INTESTINAL

Fièvre typhoïde — le germe et sa propagation — l'incubation et les lésions — précautions pour la garde — la chambre — le malade — la propreté du malade — la désinfection des selles et des linges — indications de la température et réfrigération — incidents et accidents de la maladie — le délire — les complications. — La convalescence : incidents — dangers — alimentation. — Désinfection des locaux.

Choléra — germe — siège de la maladie — incubation — symptômes — les premiers soins. — L'isolement et la désinfection.

Dysenterie — le germe — les symptômes — les soins.

Le germe. La fièvre typhoïde, le choléra et la dysenterie se transmettent de la même façon, par l'eau potable; elles ont, comme on dit, une « origine hydrique ». L'eau est contaminée par les déjections. Ces maladies ne se donnent pas, ou très difficilement, avec les précautions les plus simples, de personne à personne.

La fièvre typhoïde a pour germe le bacille d'Eberth. Il vit dans les couches supérieures du sol, d'où il est très rapidement entraîné dans les puits. En général on le boit, mais il est facile de comprendre qu'il puisse faire partie des poussières ou se donner par contact. L'intensité de l'empoisonnement qu'il cause peut varier avec sa virulence, sa quantité, et la résistance du terrain organique. La fièvre typhoïde légère s'appelle *fièvre muqueuse*, *embarras gastrique fébrile*.

Le temps d'*incubation* qui sépare le moment de l'introduction du germe et l'éclosion de la maladie est de deux à trois semaines pour le bacille d'Eberth. L'incubation

Tout récemment une jeune femme, voulant se suicider, déroba dans un laboratoire un tube de culture intensive de ce bacille et l'avala. Douze jours après la typhoïde commença, évolua ses quatre semaines et guérit. L'évolution de la maladie est, en effet, de trois à quatre semaines, mais elle peut se prolonger par des réinoculations nouvelles (récidives) ou des accidents nombreux.

Le germe produit la maladie par sa pullulation dans les organes, les toxines qu'il sécrète et qu'il verse dans le sang. L'intestin est le siège des principales lésions, qui consistent en petites ulcérations semées dans l'intestin grêle, surtout vers sa partie terminale. Ces ulcérations créent deux dangers : la perforation de l'intestin (péritonite suraiguë) et l'hémorrhagie intestinale. L'intestin d'un typhique fourmille de bacilles d'Eberth que les selles et les diarrhées véhiculent, d'où la nécessité de désinfection de toute sécrétion intestinale, des vases qui l'ont reçue, des cabinets où on les jette, des linges et des mains qui peuvent en être souillés. Les lésions.

La lutte contre la fièvre typhoïde est le triomphe

de la garde-malade instruite. C'est la maladie infectieuse la plus répandue, de plus longue durée, la mieux connue, et qui résume le mieux les devoirs de l'*aide* commune au malade et au médecin.

La garde

Et d'abord elle-même n'approchera son malade que revêtue de sa blouse, les manches *relevées* ou serrées au poignet. Avant de prendre ses repas ou de porter quoi que ce soit à sa bouche, elle aura savonné et brossé ses mains, elle les aura passées dans la cuvette antiseptique contenant une solution de sublimé au millième. Elle ne boira à ses repas que de l'eau bouillie et engagera la famille à faire de même.

la chambre

Le lit du malade est installé au milieu de la chambre. Si la chose est possible, il y a deux lits et deux chambres. Le lit est celui d'un malade qui doit y demeurer longtemps, bien disposé, bien garni, d'un abord facile tout autour. Un typhique doit rester couché, ne pas même se lever pour ses besoins naturels. La température de la chambre est de 15 à 20°, avec le plus d'aération, de renouvellement d'air possible. Si la saison le permet, la fenêtre constamment ouverte est une excellente chose. La garde reste seule avec le malade, auquel elle constitue l'isolement dont nous avons parlé précédemment ; le délire ou le traitement par les bains nécessite une seconde personne.

propreté du malade.

La propreté d'un infecté a une importance particulière : toilette de la bouche plusieurs fois par jour. Le malade la fera tant qu'il pourra le faire. Quand il ne pourra plus, la garde le remplacera, elle enlèvera les mucosités fuligineuses des dents, des lèvres, des gencives, de la langue, avec son doigt enveloppé d'une toile préalablement imbibée de glycérine et de jus de citron, ou une boulette de coton montée. Elle fera des instillations d'huile mentholée dans les narines. Chaque jour, toilette générale à l'éponge et à l'eau tiède, toilette locale plus fréquente à la période où les urines et les selles deviennent involontaires. Les déjections, comme les linges salis, sont immédiatement emportés hors de la chambre et désinfectés : les déjections, avec la solution de sulfate de fer ou de cuivre (25 à 50 gr. par litre d'eau, un 1/2 litre par vase), les linges réservés dans une caisse dont on ne les sortira que pour les mettre à l'ébullition. La caisse sera brûlée à la fin de la maladie.

Désinfection des déjections

Chaque garde-robe est examinée avant désinfection, le nombre des évacuations est noté, leur fétidité plus ou moins grande, la quantité plus ou moins considérable de raclures et de muqueuse intestinale contenues, l'absence ou la présence de coloration sanguine, le sang, sa quantité. Le médecin attache une grande importance à l'évacuation intestinale, il la provoque par des laxatifs, par des lavements antiseptiques ou des lavages intestinaux. Il emploie des désinfectants internes sur l'action desquels il a besoin d'être renseigné. Les urines seront conservées pour l'analyse et mesurées.

L'examen des déjections.

La température du malade sera prise dans l'aisselle, matin et soir, et notée sur la feuille de température. Elle sera prise plus souvent même, si le mé-

La température du malade.

Les incidents. decin le demande, ou si quelque incident ou poussée fébrile se déclare dans la journée. Le malade doit être couché assez à plat, relevé quand sa respiration s'embarrasse, être souvent changé de position afin d'éviter les eschares, si fréquentes dans les maladies infectieuses et longues.

La réfrigération. Nous avons donné sur la soif, sur l'alimentation des fiévreux, des renseignements que nous ne reproduisons pas. Il en va de même des bains réfrigérants, qui sont d'emploi ordinaire dans la fièvre typhoïde et dans les infections en général qui élèvent la température. Cette température tue quand on ne réussit pas à la faire baisser. Donc au-dessus de 39° à 40° la réfrigération s'impose absolument ; c'est le seul moyen de relever le ressort nerveux et de renforcer les mouvements respiratoires. Le médecin déterminera le fréquence des bains, leur durée, leur température. Mais l'énergie de l intervention, la promptitude, le réchauffement sont le fait de la garde. Nous avons donné avec minutie la technique des bains, des lotions, des enveloppements. Nous insistons sur ceci : qu'un bain plus froid et plus court est plus actif, plus facile, moins sujet à des accidents; qu'après le bain il est toujours à propos de faire une friction générale rapide et de donner au patient quelque stimulant à l'intérieur, comme un peu de vin généreux, une infusion chaude.

Les accidents. La garde doit connaitre les accidents qui peuvent surprendre au cours d'une typhoïde. Nous avons déjà nommé la perforation de l'intestin et l'hémorrhagie intestinale. Les signes de début sont à peu près les mêmes : le malade pâlit, les extrémités, le nez, les oreilles se refroidissent, deviennent bleuâtres, la face prend l'aspect cadavérique, la température peut rester élevée au moment même, mais ne tarde pas à baisser. La perforation ajoute à cet ensemble une douleur subite dans un point du ventre. Le pouls devient filant, petit, fréquent, difficile à saisir. On dit que le malade tombe dans le « collapsus ». Quelquefois, sans qu'il y ait perforation ni hémorrhagie, le collapsus résulte d'une station assise prolongée, de bains trop froids ou trop rapprochés, de diarrhée trop abondante, ou bien d'une fatigue nerveuse due à une température excessive. Cet accident est grave, il amène souvent la mort. Il faut se hâter d'appeler le médecin et en attendant réchauffer le malade, faire une ou plusieurs piqûres de caféine ou d'éther.

Un autre accident est le délire. Quand il est violent, la garde prendra une aide ; mais en général il est doux, c'est un *subdélire*. Il y a des suggestions à exercer, une autorité à prendre sur le malade, à l'aide desquelles on peut beaucoup sur ce délire. Un simple changement de la position du lit, une direction nouvelle donnée aux regards du délirant, un mouchoir sur les yeux ou les doigts maintenus sur les paupières, suffisent pour amener un calme au moins passager. Le délire.

Les complications pulmonaires avertissent de leur présence par l'accélération du mouvement respiratoire et la toux. La garde saura pallier à une épistaxis, à l'hémorrhagie même intestinale. en attendant le médecin. Elle ne laissera jamais le muguet envahir la bouche, elle aura prévu les escharres aux points de pression.

La convalescence, incidents et dangers.

La convalescence de la fièvre typhoïde demande autant de surveillance et de précautions que la période aiguë. Le cœur est faible, une syncope est vite venue, pour un temps trop long de position assise, une fatigue, une conversation prolongée, des bruits violents, des émotions. Le cerveau est faible, les soirs surtout peuvent être hantés de petites hallucinations, de délire sans fièvre ; la mémoire comme l'intelligence est pleine de lacunes. Une faiblesse musculaire, dont le malade n'a pas bien conscience, peut le trahir s'il essaye de se lever seul, et lui valoir des chutes très fâcheuses. Mais c'est surtout l'appareil digestif, c'est-à-dire le régime, qui demande une surveillance, une rigueur absolue; c'est l'intestin qui a été le champ de bataille: dans quel état est-il lorsque la convalescence a sonné? quelle est sa valeur digestive ? On ne meurt jamais de faim, on meurt souvent d'indigestion dans cette convalescence. Une indigestion amène une récidive, déchire l'intestin dans un point ulcéré, ou provoque des hémorrhagies qui alors sont toujours graves, quelquefois des diarrhées meurtrières. D'autre part, les malades ont des fringales qui leur font demander âprement la nourriture, saisir des aliments qui restent à leur portée et qu'ils dévorent en cachette. J'ai vu un malade dérober ainsi une pomme et mourir quelques heures après l'avoir mangée.

L'alimentation.

A la première chute de température, on chante victoire; en général on se rassure beaucoup trop vite. Il est rare qu'elle soit complète. Le thermomètre remonte le soir à 38, 39°, quelquefois davantage, alors qu'on l'avait trouvé le matin à 37. Sans doute ces montées ne tiennent pas, tombent vite; sans doute l'ensemble du malade est rassurant, il est revenu au sommeil et à la gaieté, mais il n'est pas encore à la défervescence absolue, à la convalescence. Et cet état, en quelque sorte intermédiaire, dure quelquefois huit et quinze jours. La maladie n'est finie que lorsque la température du soir est au-dessous de 37.5 et celle du matin 36 à 36, 5. Là commence la vraie guérison et là seulement la progression de l'alimentation. Le moment, les détails appartiennent au médecin. La garde exécutera et surveillera minutieusement. On a dit qu'on pouvait donner des aliments solides quand les selles étaient devenues solides, c'est une erreur. Que la garde ne donne rien que le médecin n'ait autorisé et laisse plutôt gémir le malade affamé que de rien prendre sous sa responsabilité, fût-ce un tapioca.

Où commence la convalescence.

Enfin, lorsque tout est fini, il est encore du devoir de la garde de veiller à la désinfection de la chambre. C'est une précaution qui s'impose aujourd'hui après toute maladie infectieuse. Nous en avons donné les règles et les moyens.

Désinfection des locaux.

Le choléra a pour germe le *bacille virgule* découvert par Koch. Il fourmille dans les déjections du malade. Il se transmet surtout par l'eau, par les linges et vêtements souillés, très peu de personne

Le choléra. Le germe.

à personne, jamais par l'air. Les lésions sont à la muqueuse intestinale. L'empoisonnement déterminé par les toxines du bacille est plus considérable que les désordres anatomiques qu'il cause.

Incubation, signes. L'incubation n'est que de deux ou trois jours. Le début est brusque : vomissements, diarrhée, angoisse, collapsus, refroidissement, suppression des urines, crampes. Après cette période d'algidité, de crampes, de diarrhée violente, *riziforme*, si le malade résiste, vient la période de réaction avec fièvre, chaleur, aspect absolu de la fièvre typhoïde, dont tout le traitement se retrouve.

Les soins. *Premiers soins* : 1° Combattre la diarrhée : acide lactique dix grammes pour un litre d'eau à prendre par quarts de verre assez rapidement. — Laudanum ou élixir parégorique. 2° Réchauffer le malade : frictions sèches, enveloppements chauds. 3° Combattre les vomissements : glace par petits morceaux.

Ne se servir à l'intérieur et à l'extérieur que d'eau stérilisée, c'est-à-dire récemment bouillie, pour le lavage des objets, des légumes, des mains, de la bouche. Ceci pour le malade comme pour l'entourage.

Isolement du malade.

Désinfection. Désinfection des déjections, des fosses d'aisances, des linges et plus tard des locaux.

La garde protégera ses vêtements (blouse), ses mains, sa bouche (lavages à l'eau bouillie), comme nous l'avons indiqué plus haut.

La dysenterie. Le germe. *La dysenterie* est une maladie à germe encore imprécis, peut-être multiple, qui se localise dans le gros intestin, plus particulièrement dans sa partie terminale, où elle produit des ulcérations plus ou moins nombreuses et profondes. C'est la maladie des agglomérations, des mauvaises conditions hygiéniques, de l'été. Elle se transmet par les déjections, c'est indubitable, par conséquent par l'eau si facilement contaminée par celles-ci, les objets souillés, les cabinets. Nous n'avons qu'à répéter pour elle ce que nous venons de dire des deux maladies qui précèdent.

Un malade qui a eu quelques jours de diarrhée et qui est pris subitement de violentes coliques avec *ténesme* rectal, c'est-à-dire besoin continuel de la garde-robe avec douleur poussante, qui rend dans ces garde-robes du sang, des lambeaux de muqueuse extrêmement fétides, des mucosités rougeâtres, du pus, et qui avec cela fait de la fièvre, est un dysentérique. les symptômes

Ce que nous avons dit du siège du mal indique l'importance que prend dans cette maladie le traitement par les lavements et les lavages intestinaux. Le médecin en précisera les détails. les soins.

QUESTIONNAIRE

Connaissez-vous le germe de la fièvre typhoïde ? — Où est-il ? — comment se propage-t-il ?

Où sont les dégâts de la maladie dans l'organisme ?

Quels sont les dangers des ulcérations intestinales ?

Quelles sont les précautions que prendra la garde pour elle-même ? — le malade, le lit, la chambre ?

La température de la chambre ?

Un typhique doit-il se lever ?

Sera-t-il isolé ?

Comment désinfecte-t-on les selles, les cabinets, les linges?

Quels caractères ont les selles ? que peut-il s'y observer ?

Comment prend-on et note-t-on la température ?

Comment évite-t-on les eschares ?

Comment ferez-vous boire ou s'alimenter un typhique ?

Comment pratiquerez-vous les bains réfrigérants, les enveloppements, les lotions ?

Quels sont les accidents observés au cours de la fièvre typhoïde que la garde doit reconnaître ?

Qu'est-ce que le collapsus, ses causes ?

Pouvez-vous quelque chose au délire ?

A quoi reconnaîtrez-vous les complications pulmonaires, l'hémorrhagie intestinale, le muguet ?

Quels sont les dangers de la convalescence ?

A quelle époque commence-t-elle ?

A quel signe en est-on sûr ?

Quelle précaution première relative au régime alimentaire ?

Comment désinfecterez-vous la chambre du typhique guéri ?

Savez-vous quel est le germe du choléra, où il évolue ?

Quelles sont les voies de propagation habituelles ?

Son incubation, l'évolution ?

Quels premiers soins donnerez-vous à un cholérique ?

Quelles précautions pour vous-même prendriez-vous près de lui ?

L'isoleriez-vous ?

Comment désinfecterez-vous ses selles ?

Ses linges ?

Vos mains ?

Savez-vous le germe de la dysenterie et ses lésions ?

Ses moyens de propagation ?

Comment sont les selles d'un cholérique et d'un dysentérique ?

Qu'est-ce qui est caractéristique de la dysenterie (le ténesme anal) ?

Quelles précautions pour vous, pour les selles, les linges, la désinfection ?

CHAPITRE XXI

LES MALADIES INFECTIEUSES A SIÈGE ET DÉVELOPPEMENT BUCCO-PULMONAIRE

La diphtérie — le germe et la toxine — son siège d'élection — la maladie — le croup — la contagion — la préservation. — L'isolement — précautions de la garde pour elle-même — la désinfection. — Les soins au malade — le sérum.
La tuberculose — le germe — la maladie — fermée — ouverte — ses formes — la forme commune — la forme locale. — La contagion — les précautions — l'isolement — la désinfection.
La rougeole — contagion — la maladie. — La roséole — la différence — précautions — complications et dangers de la rougeole.
La coqueluche — le germe — l'incubation — la maladie — les quintes — isolement et désinfection.
Les oreillons — la maladie — la contagion.
La grippe — le germe — les soins — les précautions.

Les maladies infectieuses de cette série se transmettent d'une personne à l'autre par les produits d'excrétion des voies buccales ou respiratoires, humides (contact), ou desséchés et devenus poussières (contact et inhalation), plus rarement par inoculation directe d'une plaie. Le fait est assez commun

pour la diphtérie et la tuberculose. Leurs germes ont une grande puissance de contagiosité. D'où vient, comme pour les épidémies de rougeole, de coqueluche, de diphtérie, que cette puissance de contagiosité semble progressivement s'épuiser et décroître et que la gravité des cas va diminuant? Les microbes perdent-ils leur virulence, leur faculté de reproduction ? On l'ignore.

La diphtérie. Le germe

La diphtérie. — Elle a pour germe le bacille de Lœller, dont la fausse membrane est le nid. Ce n'est pas par pullulation dans le sang ou dans les organes qu'il tue : il empoisonne par ses produits ou *toxines*. L'action de cette toxine sur le système nerveux cause les paralysies diphtériques sur le rein, la néphrite et l'albuminurie de même cause. Le bacille de Lœller avalé est neutralisé par les acides du tube digestif et ne se fixe pas. On ne trouve jamais de fausse membrane sur la muqueuse des voies digestives à partir de la gorge. Son siège d'élection ne dépasse pas les premières voies respiratoires : la gorge, le nez, les bronches. Dans les bronches, il s'associe souvent à d'autres microbes pour former la pneumonie et la broncho-pneumonie. Dans la gorge il produit l'angine, appelée *couenneuse* parce que les points atteints : amygdale, voile du palais, pharynx, se recouvrent d'une fausse membrane quelquefois d'apparence couenneuse. Lorsque l'inflammation de la muqueuse gutturale, couverte ou non de fausses membranes au cours d'une diphtérie, surtout chez les petits enfants dont la gorge est à la fois plus étroite et plus nerveuse, est descendue

le siège d'élection

la maladie.

dans le larynx, un grave accident peut survenir : le *croup*. Le croup est la contracture *spasmodique* (accès de suffocation) ou *permanente* (tirage) de la glotte ; c'est-à dire, de cet anneau musculaire situé dans le larynx qui fait la voix, la toux, et ferme volontairement la poitrine pour l'effort.

Le croup.

La contagion de la diphtérie est donc dans les produits d'excrétion de la bouche et du nez. Tout objet souillé par ces excrétions a et peut transmettre le germe. Il peut le conserver pendant des années. Un pinceau utilisé pour des badigeonnages de la gorge d'un diphtérique a pu transmettre dix ans après la diphtérie. Il est évident que dans l'expectoration desséchée le germe peut rester à l'état latent, passer dans les poussières, et que ces poussières, déposées plus tard sur une surface humide, peuvent revivre et contagionner.

La contagion.

Les mesures efficaces de préservation sont, comme toujours, l'isolement du malade et la désinfection. Aussitôt qu'une angine aura montré à l'examen des taches blanches pseudo-membraneuses, le médecin sera donc appelé et en temps d'épidémie tout mal de gorge deviendra suspect. La diphtérie sous la forme épidémique est terrible. Les épidémies sont assez rares, mais l'endémie est fréquente.

La préservation.

L'isolement sera très sévère. Ne pénétrera auprès du malade que celui qui lui donne des soins. Fermez la porte à toute personne ayant une plaie, une excoriation, un vésicatoire qui offrent une surface d'inoculation. On défendra d'embrasser un diphtérique, de se mettre à portée de son haleine, en face de lui

L'isolement.

pendant une quinte. Les enfants surtout seront éloignés et quitteront en toute hâte la maison. On a dit : « Aller loin, partir tôt, revenir tard. » On trouve encore des bacilles de Lœffler dans la salive des malades trois semaines après la guérison.

Précautions pour la garde elle-même.

La garde, après avoir touché le malade ou les linges souillés, veillera à l'antisepsie de ses mains. Elle les aura soigneusement désinfectées avant ses repas, qu'elle ne prendra *jamais* dans la chambre du malade. Elle aura de même soin de sa bouche et la rincera souvent avec l'eau bouillie, légèrement antiseptisée (borate de soude, acide borique, sublimé), surtout si, au cours du traitement qu'elle applique : badigeonnages de la gorge, irrigations, elle a subi, ce qui arrive, des éclaboussures.

La désinfection.

La désinfection des produits d'expectoration et des linges ou objets souillés par eux, se fait suivant les règles que nous avons déjà données : la chaleur, l'eau bouillante, les solutions antiseptiques : sulfate de cuivre ou sublimé (1). Ce que le malade a porté à sa bouche : la cuiller, le verre seront aussitôt désinfectés. La cuvette qui reçoit l'expectoration et le vomissement recevra aussi un 1/2 litre de solution forte de sulfate de cuivre, et sera vidée dans les cabinets désinfectés eux-mêmes au sulfate de fer ou de cuivre. Les linges sont ou tout de suite ébouillantés,

(1) Sulfate de cuivre — solution forte 50 p. 1000,
— — — faible 15 p. 1000.
Sublimé — solution forte 1 gr. pour 1000,
— — faible 0,25 à 50 p. 1000.

ou mis à tremper dans une solution de sulfate de cuivre forte, jamais lavés à l'eau froide ou dans un cours d'eau, sinon après désinfection. Les jouets d'enfants, toujours contagieux, parce que les enfants portent tout à la bouche, seront brûlés. Nous rappelons les soins de propreté du malade, de la chambre dégarnie de rideaux et de tapis, les précautions contre la poussière. Jamais de balayage à sec : chaque jour une certaine quantité de sciure humide, imbibée de solution de sulfate de cuivre, sera étendue sur le sol de la chambre, ramassée par le balai enveloppé d'un linge mouillé, puis brûlée.

La maladie terminée, la désinfection des locaux sera rigoureusement faite.

Des soins spéciaux au malade durant la lutte, nous n'avons rien à ajouter aux enseignements contenus dans l'*arsenal* de la garde-malade : badigeonnages, vaporisations, irrigations, pratiqués suivant les indications du médecin, répétés suivant la gravité du cas ou la ténacité des manifestations. Les soins au malade.

Entre les mains du médecin également, ce merveilleux moyen du sérum antidiphtérique, qui a renversé les tables de mortalité de cette redoutable maladie. Elle tuait 80 0/0 avant le sérum ; elle ne tue plus maintenant que 20 0/0. Mais il est bon de savoir que si le sérum est une arme prodigieuse, et exempte de dangers ou même d'inconvénients, à ce point que l'entourage du malade fera sagement de subir l'injection préservatrice, le traitement de la diphtérie a trouvé, dans une thérapeutique mieux dirigée par les lumières faites sur la maladie, un appoint considé- le sérum.

rable, des ressources dont aucune n'est à négliger et qui contribuent avec le sérum dans une large mesure aux succès actuellement obtenus.

La tuberculose. — Nous avons placé en première ligne, dans la série des maladies infectieuses à siège et développement buccopulmonaire, la *diphtérie*. Nous nous sommes étendu sur les soins et les précautions qu'elle comporte. C'est chose faite pour toute la série. Celle-ci est justiciable des mêmes précautions. Le germe varie, la maladie de chaque germe a une évolution et des symptômes personnels, mais l'identité des moyens de contagion crée naturellement l'identité des moyens de préservation.

Le germe. Le germe de la tuberculose est le bacille de Koch. C'est plutôt par sa prolifération dans nos organes que par ses toxines qu'il tue. Rarement la maladie

La maladie qu'il développe procède d'une façon aiguë. Il arrive pourtant que des infections tuberculeuses empoisonnent l'organisme en quelques jours avec les symptômes de la fièvre typhoïde. On s'y est souvent trompé. C'est la *granulie* ou *phtisie galopante*. L'autopsie montre tous les organes farcis de petites granulations qui sont des foyers de bacilles et qu'on appelle *tubercules miliaires*. Si ces tubercules miliaires se trouvent seulement au cerveau, c'est la *méningite tuberculeuse* ; dans le ventre, c'est la *péritonite tuberculeuse* ; au poumon, c'est la *phtisie aiguë*.

Le tubercule est donc toujours au point de départ de la tuberculose, et lorsque la maladie procède lentement, ce tubercule peut devenir assez volumineux. Il se loge dans un organe, ordinairement le poumon ;

il peut demeurer assez longtemps à l'état de dureté (tubercule cru), puis, avec le temps, il s'enflamme, s'abcède, suppure, s'élimine par les bronches avec les crachats.

La tuberculose, *fermée* jusqu'alors, devient *ouverte*. Elle sème des myriades de germes dans les crachats, la contagion commence. Une *caverne* plus ou moins grande se creuse dans le poumon à la place du tubercule ramolli, cette caverne constamment s'emplit de mucosités purulentes, la toux la vide au fur et à mesure. Le poumon s'enflamme et s'infiltre de nouvelles colonies. Le mal gagne, la résistance s'épuise sous la fièvre, les hémoptysies, la consomption. C'est la forme la plus commune de cette redoutable infection, qui cause en France à l'heure qu'il est un décès sur quatre, et 150.000 par an.

Telle est, en résumé, la *tuberculose pulmonaire*, maladie des jeunes et des faibles, des prédisposés ou héréditaires surtout, mais que les plus forts, à tous les âges de la vie, peuvent prendre par contagion.

Il nous reste à dire un mot de la tuberculose locale, qu'on appelait autrefois *la scrofule*. Elle se loge partout, par foyers, que l'économie circonscrit et contre lesquels elle se défend. C'est le mal vertébral ou mal de Pott, ce sont les ostéites avec les abcès froids, ce sont les engorgements ganglionnaires, à la peau c'est le lupus. La tuberculose locale, suivant qu'elle suppure ou non, peut, comme la tuberculose pulmonaire, être ouverte ou fermée, ce qui a son intérêt au point de vue contagion.

La contagion.

La vraie cause de la contagion est la dissémination des crachats, qui souillent le sol et imprègnent les poussières.

Aussi s'est-on préoccupé de ne laisser cracher les malades que dans les crachoirs, collectifs ou individuels (crachoir de poche), qu'on désinfecte régulièrement à l'eau bouillante, additionnée ou non de carbonate de soude. La chaleur est le meilleur antiseptique du bacille de Koch, très résistant aux désinfectants chimiques. Les précautions seront rigoureuses pour les mouchoirs, les linges, les objets qui sont portés à la bouche, les couverts, les tasses, les contacts avec les produits d'expectoration. La contagion se limite aux excrétions buccales. La sueur d'un phtisique ne contient pas de germes, ses évacuations non plus, tant qu'il n'a pas d'entérite tuberculeuse.

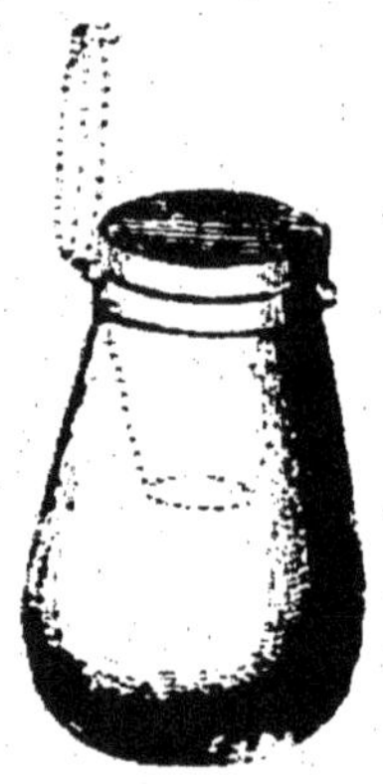
Crachoir de poche.

Ce qui fait l'épouvantable contagion de la tuberculose est sa chronicité à la période ouverte, ou, si l'on veut, la lenteur de son incubation, de son développement, de ses lésions. Son évolution, qui se continue pendant des années, est à la fois la preuve de la possibilité de la résistance et finalement de la victoire de l'organisme, c'est-à-dire de la curabilité surabondamment démontrée de la tuberculose, mais aussi l'explication de ce fait que cette maladie infectieuse est la plus répandue et la plus meurtrière de toutes.

L'isolement du tuberculeux contagieux n'est que

passagèrement possible; il s'en va, semant partout, avec ses crachats et les contacts de sa bouche, le germe infiniment persistant qui le ronge en lui permettant jusqu'au dernier moment la vie sociale. En général, il ne prend aucune précaution pour autrui, parce qu'il s'ignore à cet égard. On s'est résolu, depuis quelques années, à l'informer coûte que coûte. Très franchement, on est entré dans la lutte contre ce terrible ennemi. On a fait des dispensaires tuberculeux, des hôpitaux de tuberculeux, des sanatoria dans les altitudes, où les trois grands facteurs du traitement : suralimentation, suraération, repos absolu, sont mis à la disposition des malades; des sanatoria marins pour la tuberculose externe et locale (Arcachon, Berk, Pen-Bron). Ce sont des formes d'isolement, en même temps que de traitement qui ne s'appliquent malheureusement encore qu'à un petit nombre de privilégiés. Il reste et il restera longtemps en pleine circulation un nombre immense de malheureux phtisiques qui continueront leur œuvre inconsciente de contagieux.

L'isolement du tuberculeux.

Le nombre infini de bacilles répandus par eux sur le sol, dans les lieux de réunion, dans les maisons, dans les voitures, est tel que le problème n'est plus de savoir comment on est contagionné, mais comment on peut ne pas l'être.

La rougeole. — On ne connait pas encore son germe; on sait qu'il est très diffusible, qu'il a sa virulence et son maximum de contagion dans les jours qui précèdent l'éruption, lorsque l'enfant a

La rougeole. Le germe.

les yeux rouges et larmoyants, est enchifrené et tousse. On sait que sa contagiosité se perd très promptement ensuite, s'éteint seule, et qu'il n'est pas indispensable de désinfecter la chambre après la maladie. On sait enfin que l'incubation de la rougeole est de 10 à 14 jours. La quarantaine scolaire imposée par les règlements est de trois semaines. On conseille, avant la mise en circulation, un bain savonneux ; l'enfant ne toussera plus.

L'isolement est le premier moyen de préservation. le seul.

La roséole offre avec l'éruption de la rougeole une similitude assez grande. Elle en diffère en ceci : la roséole n'a pas de température, ou très peu ; la rougeole en a beaucoup jusqu'à l'éruption complète. La roséole ne donne pas le rhume initial de la rougeole, ne fait pas tousser, ne donne pas d'éruption sur le voile du palais avant l'éruption cutanée. L'éruption de la rougeole commence autour de la bouche et du nez, pour s'étendre ensuite de haut en bas sur le corps, l'éruption de la roséole couvre d'abord le corps, puis la face. Enfin la roséole s'accompagne d'un gonflement des glandes, et des aisselles et des aines, que la rougeole ne connait pas. La roséole est moins contagieuse.

Les dangers.

Le danger de la rougeole est dans le refroidissement, qui interrompt l'éruption, et dans les complications pulmonaires ; il est rarement dans une intensité infectieuse. La garde veillera à la température de la chambre (18 à 20°) et à celle du malade. Quand l'éruption est faite, si la température de l'enfant se maintient ou augmente, il a une broncho-pneumonie.

La coqueluche est également très contagieuse par l'expectoration, où se cache le germe encore imprécis. Les enfants se contagionnent plus facilement : mais les adultes, non vaccinés par une coqueluche d'autrefois, se contagionnent également. L'incubation est de 2 à 7 jours. Le début ressemble à un rhume ordinaire. Au bout de 2 à 3 semaines, la quinte caractéristique apparait, quinte de toux convulsive qui se termine par l'expulsion de glaires visqueuses et souvent le vomissement. Il y a 20 à 30 quintes par 24 heures, 60 ou 80 au point culminant de la maladie. Cette période d'état est en général de 4 à 5 semaines, et la période décroissante terminale de 3 semaines.

La coqueluche

La contagion.

Le rôle de l'assistance près du malade consiste à le soutenir, à le rassurer au moment de la quinte, si pénible qu'il la redoute toujours. Le spasme est tel dans certaines crises que l'enfant bleuit, se pâme, s'affaisse. Ouvrir la bouche à ce moment, introduire l'index jusque sur la base de la langue et appuyer.

Les soins.

Isoler l'enfant, désinfecter ses expectorations, ses mouchoirs, le préserver d'un refroidissement, assez facile après la quinte qui provoque une transpiration proportionnelle à son intensité. Une complication pulmonaire au cours de la coqueluche, est grave, souvent mortelle. Prendre pour le traitement l'avis du médecin. Le changement de milieu, si réputé dans la coqueluche, ne réussit que dans la se-

Isolement et désinfection.

conde partie de la période d'état de la maladie, c'est-à-dire à 1 mois 1/2 environ du début.

La désinfection des locaux est toujours utile ; le germe est très persistant.

Les oreillons. *Les oreillons.* — Il s'agit d'une maladie en général bénigne, qui semble être surtout localisée à la bouche et aux glandes salivaires, la parotide surtout. Cependant la fièvre, l'état général, les métastases, c'est-à-dire la transposition de l'inflammation parotidienne aux seins, aux ovaires, aux reins, l'albuminurie, montrent que la localisation n'est pas absolue et que l'ensemble est envahi par le germe ou ses toxines. Ce qu'on sait de ce germe est sa persistance dans la salive après la maladie. La bouche reste contagieuse pendant très longtemps, comme dans la diphtérie. D'où, l'importance des soins répétés de désinfection buccale pendant et après la maladie.

La grippe. Il en est de même du bacille de Pfeiffer qui, depuis 1889, s'est installé dans l'Europe entière, et chaque hiver reprend, dans une circonstance favorable, une certaine virulence. La grippe n'est pas le rhume, de bénignité trompeuse, qu'on a longtemps traité par le mépris. Elle a des formes infectieuses très promptement destructives et elle ouvre la porte à une série de germes infectieux qui sont nos hôtes habituels et n'attendent dans notre bouche, sur notre peau et dans notre entourage immédiat, que l'occasion d'envahir. Que de pneumonies, de néphrites, de tuberculoses ont emboîté le pas à une grippe banale ! Aussi, l'exagération des soins de propreté est-elle la première des mesures prophylactiques avant l'invasion et même après. Tout particulièrement les lavages antiseptiques fréquents de la bouche et du nez : solution de formol 0,50 centigr. pour 1000, menthol 1 gr. pour 1000 ; coaltar saponiné une cuillerée à café pour un verre d'eau. Mais également les soins de la peau : bains savonneux de courte durée suivis de friction énergique ; les soins des voies respiratoires, vaporisations de solutions d'essence de pin, de thymol, d'eucalyptol dans la chambre du malade.

QUESTIONNAIRE

Quel est le microbe de la diphtérie ? où le trouve-t-on ?
Est-ce par sa pullulation dans le sang qu'il tue ?
Y a-t-il des fausses membranes dans le tube digestif ?
A quoi connaîtriez-vous l'angine couenneuse ?
Qu'est-ce que le croup ?
Par où se donne la diphtérie ?
Comment isolerez-vous votre diphtérique ?
Quelles précautions prendrez-vous pour vous-même ?
Comment pratiquerez-vous la désinfection près du malade ?
Comment ferez-vous une irrigation de la gorge ? — du nez ?
Connaissez-vous le germe de la tuberculose ? — Où le trouve-t-on ?
D'où vient ce mot de tuberculose ?
Qu'est-ce qu'une tuberculose fermée et ouverte ?
Quelles sont les précautions prises contre les crachats ? — Comment les désinfecterez-vous ?
Quelles précautions prendrez-vous près d'un phtisique ?
Qui rend l'isolement du malade difficile ?

Comment les poussières contagionnent-elles ?
A quoi reconnaissez-vous la rougeole ? — Quand est-elle surtout contagieuse ?
La désinfection après la maladie est-elle de rigueur ?
Quel est le danger de la rougeole ? — de la coqueluche ?
Que ferez-vous à un coquelucheux qui se pâme et s'affaisse dans une quinte ?
Le germe des oreillons persiste-t-il longtemps dans la salive ?
Comment désinfecte-t-on la bouche ?
Qui fait le danger de la grippe ? — Quelles précautions ?

CHAPITRE XXII

Valeur pratique des classifications. — Varicelle. — Variole. — La maladie — les soins — l'isolement et la désinfection. -- La vaccine.
La scarlatine — maladie — importance des soins — desquamation — complications.
Typhus et érysipèle.

Nous n'avons aucune prétention à une classification rigoureusement scientifique, ni surtout complète, des maladies infectieuses et contagieuses. C'est le côté pratique qui nous préoccupe ici d'abord dans l'arrangement de groupes où nous étudions les cas qui se présenteront le plus fréquemment et sont justiciables des mêmes précautions et des mêmes soins. Du reste, l'orientation nouvelle donnée à l'observation par la microbiologie ou science des germes, a considérablement augmenté le nombre des maladies et des complications de maladies, dites à juste titre infectieuses. La médecine et la chirurgie y passeraient tout entières. C'est ainsi que dans le groupe précédent il nous resterait beaucoup à ajouter. Un simple rhume est contagieux, et comme d'autre part il peut être assez intense pour augmenter la température, il est infectieux à un certain degré. La pneumonie est contagieuse, la bron-

Classification surtout pratique.

cho-pneumonie plus encore. Et dès lors les précautions d'isolement et de désinfection sont de rigueur. Il est dangereux de laisser dans la même chambre un enfant atteint de broncho-pneumonie, à côté d'un autre qui, ayant un rhume, est prédisposé ; à plus forte raison, à côté d'une coqueluche ou d'une rougeole. L'instruction que nous cherchons à apporter à la garde est donc forcément limitée, à la fois élémentaire et pratique. Le champ des connaissances médicales est infini ; la garde comme le médecin, peut employer sa vie à voir, observer, apprendre ; elle sera toujours écolière.

Notre nouveau groupe comprend parmi beaucoup d'autres choses : la variole, la scarlatine, le typhus, l'érysipèle, que nous allons rapidement présenter.

A la variole ou *petite vérole* s'annexe la *varioloïde* ou variole légère ; on réserve aux cas plus graves le nom de variole. La *varicelle ou petite vérole volante* semble bien un tout petit diminutif de la variole, mais il n'en est rien. Une varicelle ne se transforme jamais par contagion ni en varioloïde ni en variole. Vacciner avec un bouton de varicelle donne une varicelle qui ne préserve pas de la vraie variole, tandis que la *vaccine* ou une variole précédente en préservent. Germes de varicelle ou de variole sont évidemment de même famille, mais différents. Il en est de même pour les streptocoques qui forment, en une même espèce, des variétés nombreuses. A telle enseigne que le sérum de Marmoreck, excellent pour telle variété et telle infection streptococcique, ne fait rien sur telle autre.

La varicelle est une petite maladie sans fièvre ou avec une fièvre très légère et très fugitive. Des taches rouges, disséminées, se montrent le second jour. Quelques-unes à la gorge ou au voile du palais se comportent comme des aphtes. Isolez l'enfant, gardez-le à la chambre. Varicelle.

Il en va autrement de la variole dont l'incubation (12 à 14 jours) est déjà marquée par des vertiges, de la courbature, une douleur de reins qui devient atroce au moment de l'invasion. Là, frisson violent ou petits frissons répétés, puis, forte température, nausées, vomissements, état gastrique, tiraillements douloureux dans les membres. Apparition de taches rouges, quelquefois injectées de sang (pétéchies), et vers le 4e jour de la fièvre, éruption. Les taches rouges deviennent papuleuses, boutonneuses. L'éruption commence par le voile du palais, puis couvre la face, le cou, le tronc, les membres. Les papules deviennent vésicules, puis pustules. Ces pustules ne sont pas, comme celles de la varicelle, sous-épidermiques seulement. Le derme est atteint et c'est l'ulcération du derme qui fera la profondeur et l'importance des cicatrices. Variole.

Jenner découvrit que les individus atteints de la variole des vaches (cowpox) étaient rebelles à la contagion de la variole. Il eut l'idée d'inoculer le liquide des vésicules varioliques des vaches et fonda cette méthode scientifique de la vaccine, dont Pasteur a donné la clef en démontrant l'atténuation des virus par leur passage d'un organisme à un autre. La vaccine est le préservatif assuré de la variole. La Vaccine.

garde-malade est la première intéressée à mettre en pratique cette notion pour elle-même et à la vulgariser.

Les soins. La chambre d'un varioleux sera la chambre des malades atteints de maladies infectieuses, pas de rideaux, pas de tapis, le lit au milieu de la pièce, la plus grande propreté du lit, de la chambre, du malade. L'aération est d'autant plus importante que la variole dégage une odeur particulièrement forte et désagréable. Nous recommandons à la garde une désinfection scrupuleuse de ses mains après chaque contact de son malade, les lavages fréquents de la bouche. Elle ne mangera jamais dans la chambre, et lorsqu'elle en sortira elle laissera sur le seuil sa blouse de garde.

La désinfection. La désinfection des linges, des selles, des vêtements et plus tard des locaux, se fait suivant les règles que nous avons données.

La quarantaine ou durée d'isolement doit être de 40 à 45 jours pour la variole. Le malade aura pris plusieurs bains avant d'être livré à la circulation. Ce sont les produits de l'éruption cutanée qui sont à surveiller au point de vue de la contagion.

Scarlatine. Il en est de même de la scarlatine qui, après une courte incubation (un jour ou deux), commence par une fièvre intense. C'est la maladie infectieuse qui donne les plus hautes températures au début. Celles-ci sont telles qu'on peut y succomber dès le commencement. En même temps que la fièvre apparaît l'angine scarlatineuse, très rouge, quelquefois avec un enduit pultacé sur les amygdales. La rougeur gagne la langue, le palais, puis, dès le 1er et le 2e jour, elle s'étend à la face, au cou, à la poitrine, etc..., avec une sensation de brûlure et de démangeaison. Température, brûlure et démangeaisons indiquent le traitement par les bains, enveloppements, lotions, dont nous avons donné la technique pour la fièvre typhoïde. Il est aujourd'hui fort employé.

Lorsque l'inflammation de la peau est éteinte, l'épiderme tombe et se renouvelle suivant la même progression que l'éruption. C'est la période de desquamation et de contagion. Desquamation.

La scarlatine est une des maladies qui nécessitent le plus des soins ; elle est avant tout redoutable par ses complications pulmonaires, rhumatismales et surtout rénales. L'albuminurie est considérable, persistante, récidivante. Les complications peuvent surgir même et surtout après l'éruption. L'altération de la peau donne au moindre refroidissement une importance énorme. La température de la chambre uniformément entretenue doit être une préoccupation principale, 18 à 28°.

L'isolement devra durer de 40 à 45 jours. Les précautions personnelles à la garde-malade ont été indiquées, nous n'avons pas à y ajouter. La désinfection de même, avec mention spéciale pour ce qui a touché à la bouche du malade, ses excrétions buccales ou nasales, les vomissements, les selles, les souillures de toute sorte sur le sol de la chambre. Soins.

Le balayage ne s'en fera pas autrement qu'avec la sciure de bois imprégnée de la solution forte de sulfate de cuivre et brûlée.

La respiration du malade sera surveillée en crainte des complications pulmonaires, les urines mesurées et mises à la disposition du médecin pour l'analyse fréquente et nécessaire.

Un ou plusieurs bains savonneux avant la première sortie, et ces bains avec les plus grandes précautions contre le refroidissement.

Typhus

Le typhus exanthématique et récurrent. — Cette maladie spéciale aux agglomérations misérables, surmenées, comme les armées en marche, est épouvantablement grave et contagieuse. Elle sue l'infection par tous les pores et par toutes les voies. Le vêtement d'un typhique reste presque indéfiniment contagieux. Après une incubation de 7 à 14 jours éclatent des symptômes qui se rapprochent, avec un paroxysme, de tous ceux de la fièvre typhoïde. Nous n'insistons pas, que pour signaler la nécessité d'un redoublement de précautions dans les mesures ordinaires d'isolement et d'antisepsie communes aux infections.

Erysipèle.

Enfin, on ne sait pas assez que l'érysipèle est contagieux, surtout pour toute plaie qui l'approche et qui l'avoisine. Dans les nomenclatures de maladies contagieuses, on l'associe souvent à la scarlatine, dont le germe paraît être, comme pour lui, un streptocoque. On a raison. La garde fera de même dans les soins et les précautions dont elle sera appelée à l'entourer.

QUESTIONNAIRE

La varicelle peut-elle devenir variole ?
Préserverait-elle de la variole ?
Qu'est-ce qui préserve de la variole ?
Qui a inventé la vaccine ?
Qu'est-ce que le vaccin ?
Comment le recueille-t-on et l'expédie-t-on ?
Comment vaccineriez-vous ?
Comment soignerez-vous un varioleux ?
Quels soins vis-à-vis de vous-même, les objets, les locaux, le malade ?
A quoi reconnaîtrez-vous une scarlatine ?
Quelle est l'importance de la température de la chambre d'un scarlatineux ? Comment le soignerez-vous ?
Quelles sont les principales complications de la scarlatine ?
Combien dure l'isolement ?
Le typhus est-il bien contagieux ?
Et l'érysipèle ?

CHAPITRE XXIII

DU REFROIDISSEMENT COMME CAUSE DES MALADIES.

Le refroidissement n'agit pas seul — c'est une cause, importante, fréquente, banale. — Son mode d'action. — Notions sur la pleurésie — la pneumonie — la bronchite — la néphrite et les soins qu'elles comportent. — Suraération — fenêtre ouverte.

L'action du refroidissement sur l'organisme a de tout temps frappé l'attention des observateurs et été incriminée comme cause de la plupart des maladies. Elle est indiscutable. Les explications de ce fait n'ont pas manqué et se sont succédé nombreuses, reflétant les théories scientifiques de chaque époque. Seulement, à mesure qu'on a pénétré plus avant dans la nature des maladies, la quantité des désordres attribuables au refroidissement seul a diminué. Le rhumatisme, par exemple, si impressionnable, comme chacun sait, à l'action du froid, est trouvé relever exclusivement, tantôt d'un vice de nutrition générale (goutte et rhumatisme noueux), tantôt d'une infection dont on retrouve le point de départ (rhumatisme tuberculeux, scarlatineux, dysentérique, etc...). La pneumonie (inflammation du poumon) a un germe connu, c'est un hôte habituel de notre bouche, contagieux, qui profite d'une déchéance de notre revêtement muqueux des bronches pour faire son effraction et sa culture. Le refroidissement avait bien contribué à l'altération de la muqueuse, ouvert la porte, mais n'en était plus que la cause occasionnelle. La pleurésie (1), qui semblait le type le plus avéré des accidents de refroidissement, est tantôt œuvre du bacille tuberculeux, tantôt aussi d'autres microbes, de presque tous les germes pathologiques, y compris celui de l'intestin (*bacillum coli*), qui développe, à la suite de l'appendicite, la pleurésie appelée appendiculaire. Nous avons dit dans quelque endroit que le simple rhume était contagieux, que la bronchite (2) était souvent complication d'une maladie infectieuse : rougeole, fièvre typhoïde, que la néphrite (3) albu-

(1) La pleurésie est l'inflammation de la plèvre ou enveloppe séreuse du poumon. C'est le propre des séreuses enflammées (plèvre, péritoine, séreuses articulaires) de sécréter. Si la sécrétion est peu considérable et épaisse, la pleurésie est dite *sèche, adhésive*. Si la sécrétion est abondante, c'est la pleurésie *avec épanchement*, dont la quantité plus ou moins grande justifie la ponction, avec ou sans aspiration.

(2) La bronchite est l'inflammation de la muqueuse des bronches. Suivant l'extension de l'inflammation dans l'arbre aérien, la bronchite est dite *moyenne*, ou *capillaire* si elle va jusqu'aux derniers ramuscules. La bronchite capillaire, appelée aussi *bronchite suffocante*, est très grave. Le rhume est la laryngo-trachéite, ou inflammation de la muqueuse du larynx et de la trachée seulement.

(3) La néphrite est l'inflammation passagère ou chronique du rein. La maladie du rein est décelée par la pré-

mineuse trouvait son explication dans la fatigue imposée à l'émonctoire rénal, ce filtre du sang, par les toxines et les germes eux-mêmes. En sorte que le refroidissement se range aujourd'hui avec toutes les causes dépressives qui peuvent diminuer la résistance vitale, altérer certains épithéliums et ouvrir une porte dangereuse. C'est une cause fréquente, banale, pas davantage. On sait que le froid paralyse les organes de défense de l'organisme, les globules blancs, ce qu'on appelle la leucocytose ; on sait également qu'il congestionne, c'est-à-dire détermine, par contraction ou relâchement des vaisseaux sanguins, des troubles circulatoires. On sait surtout qu'un malade est extrêmement sensible au refroidissement, et que c'est une préoccupation que la

sence de l'albumine dans l'urine. Cette présence n'est démontrée que par l'analyse qui consiste à faire bouillir l'urine ou à l'additionner de quelques gouttes d'acide nitrique. Par la chaleur ou l'action de l'acide, l'albumine (blanc d'œuf) se coagule en flocons plus ou moins abondants. Une urine claire, mousseuse, à mousse persistante, est presque toujours albumineuse ou sucrée. Ce n'est pas l'albumine qui fait l'empoisonnement urinaire ou *urémie*, si redoutable dans les maladies du rein. L'albumine n'est qu'un signe. L'urine albumineuse indique que le filtre rénal est en mauvais état Dès lors, les déchets organiques (sels urinaires) non éliminés restent dans le sang, s'y accumulent et l'empoisonnent : c'est l'urémie. La garde comprendra l'intérêt que comporte pour le malade et le médecin l'examen des urines dans la plupart des maladies. Le rein fonctionne-t-il régulièrement en quantité (12 à 1500 gr. par 24 heures chez l'adulte) et en qualité à déterminer par l'analyse.

garde doit toujours avoir auprès de lui, qu'elle doit en occuper sa pensée toutes les fois, par exemple, qu'elle est obligée de le découvrir pour les besoins naturels, pour un pansement : ceci surtout quand la fonction de la peau est suractive et que ce malade transpire. La température de la chambre, les moyens de recouvrir devront donc être en sa main.

Il reste, en effet, à concilier cette sensibilité de la peau au refroidissement, l'importance pour les malades de ne pas refroidir, avec le conseil que nous avons donné plusieurs fois d'une aération large dans les maladies infectieuses, et même du maintien de la fenêtre ouverte. On se rappelle que la tuberculose pulmonaire se traite aujourd'hui par l'aération continue et la fenêtre ouverte jour et nuit. Les sanatoria d'altitudes destinés à cette suraération du malade dans un air plus pur, mais également plus froid, sont organisés pour l'absence de toute reclusion d'air. Les heures de repos, d'allongement au cours de la journée, se passent dans les hamacs pour une imprégnation plus complète.

D'abord, l'aération et la suraération ne sont jamais la ventilation ou le courant d'air. Ensuite, le malade doit toujours être suffisamment protégé, surtout par des lainages, pour ne pas être refroidi. Proportionnellement donc à la température extérieure, il sera recouvert. L'aération empêche la transpiration. Enfin, il va de soi qu'aux moments où le malade devra se sortir de son lit, changer de vêtements, pourvoir aux soins de toilette, il trouvera une température ambiante convenable et sûre, et qu'il y aura des moments où la fenêtre sera fermée. Le thermomètre donnera à cet égard ses indications et fait partie doublement de l'arsenal d'une garde, pour le malade, pour son ambiance. En résumé, la réfrigération par l'air employé d'une façon thérapeutique ne doit pas dépasser certaines limites que la sensation du malade et de la garde elle-même indiquera ; le danger principal est dans le refroidissement.

QUESTIONNAIRE.

Croyez-vous que ce soit le refroidissement qui fasse le rhumatisme ? — la pneumonie ? — la pleurésie ? — la néphrite ?

Savez-vous comment agit le refroidissement sur l'organisme ?

Savez-vous ce que c'est qu'une pneumonie ? — une pleurésie ? — une bronchite ? Sa différence avec le rhume ! La néphrite ?

Comment on reconnaît l'albumine dans l'urine ? — Quel est le danger de l'albuminurie ?

Quelle est la moyenne d'urine que l'adulte émet en 24 heures ?

Qu'est-ce que la suraération ?

Dans quels cas traite-t-on par la fenêtre ouverte ?

Quelles précautions cela comporte-t-il ?

CHAPITRE XXIV

SOINS DANS LES MALADIES DU SYSTÈME NERVEUX.

Considérations générales. — Troubles de la sensation — du mouvement — de l'intelligence.
Sensation : **douleur. — Lutte contre la douleur. — Névralgies — coliques — neurasthénie — vertige.**
Troubles moteurs : **la syncope — le choc — la congestion cérébrale — l'apoplexie — la paralysie. — Troubles produisant la contracture : convulsions — hystérie — asthme — spasme de la glotte — hoquet.**
Troubles de l'intelligence **: le délire. — Les aliénés : leur isolement — les soins.**

Le système nerveux.

Notre système nerveux est constitué par le cerveau, la moelle et les nerfs. Le cerveau reçoit les sensations de l'extérieur par les nerfs comme par des fils télégraphiques, renvoie par le même chemin sa volonté : c'est la mise en œuvre de notre force motrice. Cette volonté, « notre âme », a pour centre d action le cerveau, qu'on a comparé à un clavier. La vie suppose l'intégrité du cerveau, des nerfs, leur entretien normal par le sang; et le sang lui-même doit être maintenu nutritif par l'intégrité de la respiration et de la digestion. D'où il résulte que la vie est un mécanisme compliqué et que le désordre d'une de ses parties a un retentissement forcé sur l'ensemble. En ce qui regarde le système nerveux les troubles retentissent sur la *sensation*, la transmission volontaire et involontaire (battements du cœur, mouvements intestinaux) du mouvement, enfin dans la *pensée*.

La douleur

Du côté *sensation* se rencontre tout d'abord, en ce qui concerne la garde-malade, la *douleur* ou expression indéfiniment variée, en intensité, en forme et en localisation, du mal. La douleur n'a pas une formule de traitement, le soulagement dépend d'un nombre infini de moyens matériels et moraux, à l'augmentation duquel l'humanité travaille depuis sa naissance. La garde a son arsenal dans lequel nous avons le plus possible entassé; le médecin a le sien. Tous les deux se liguent avec des attributions et une autorité différentes ; le mieux doit résulter de l'union de leurs efforts. La connaissance, pour chacun, de leur profession et de ses ressources, est beaucoup ; mais le calme, le doigté, l'à-propos, un sage discernement, un empressement dans lequel on sent l'espoir et la commisération, ne sont pas de moindre importance pour les résultats. C'est en face de la douleur que l'expérience est précieuse ; c'est de la diminution et de la suppression de sa souffrance que naît la reconnaissance du malade. Voir souffrir, dans l'impuissance d'apporter un secours, est le supplice moral le plus épouvantable ; pouvoir donner le soulagement est la plus grande satisfaction qu'on puisse éprouver. La garde se passionnera donc dans l'étude des moyens nombreux, surtout extérieurs, que nous lui avons offerts pour sa lutte de tous les jours contre la douleur, et aussi dans l'étude des causes qu'elle peut souvent supprimer ou faire disparaître, en sachant à point faire intervenir le médecin.

La douleur, en effet, est un symptôme. Quelquefois, il est vrai, ce symptôme constitue à peu près la maladie, comme dans les névralgies, les névralgies de la face, le tic douloureux avec crises paroxystiques, la névralgie intercostale. De même dans les crises gastriques ou intestinales, comprises sous le terme très générique de *coliques*, et qui sont tantôt une contracture pénible de l'estomac ou de l'intestin, tantôt ces affreuses douleurs hépatiques ou néphrétiques dues à des calculs de la vésicule biliaire ou du rein, opérant leur migration à travers des conduits disproportionnés à leur volume. Voilà des cas où il est précieux à une garde-malade de savoir dépister la cause, de soulager dans l'un avec un lavage intestinal et des applications chaudes, dans l'autre en appelant à son aide la piqûre de morphine. Cette piqûre ne doit relever de la garde que sur l'ordre du médecin et avec les précautions antiseptiques qu'on connaît. En ce qui concerne la crise d'estomac (gastralgie), les applications chaudes au contraire seraient nuisibles si la crise est due à un ulcère en voie de perpétrer une hématémèse.

Névralgies.

Coliques.

Il existe une catégorie de malades dont le système nerveux souffre d'une exagération de la sensibilité physique et morale. Le moindre bruit prend pour eux l'intensité du tonnerre, le moindre froid l'intensité d'une congélation, une petite impression la gravité d'un drame; quelques mouvements insigni-

Neurasthénie.

fiants suffisent à amener une fatigue extrême. Cette délicatesse maladive des perceptions qui s'accompagne de douleurs réelles autour du front (le casque) et en un point variable de la colonne vertébrale, immobilise les malades, qui dès lors éprouvent les multiples inconvénients de l'inactivité, de la reclusion, d'une stagnation nuisible à toutes les fonctions vitales. Ils sont très malheureux et par contre rendent leur garde très pénible. C'est une erreur et une faute de les heurter, d'entreprendre avec eux cette cure morale qui consiste à leur démontrer que leur souffrance est imaginaire et que leur volonté (qui ne leur appartient plus) les guérirait. Il faut les plaindre, être persuadé qu'ils subissent, s'armer auprès d'eux de tact, de discrétion, de patience, favoriser l'isolement auquel ils se condamnent instinctivement et que le médecin leur impose, prendre pour tout détail de sa conduite auprès d'eux l'avis et l'autorité de celui-ci.

Le vertige. *Le vertige*, étourdissement, est un phénomène dépendant d'une quantité assez considérable de causes : troubles circulatoires d'origine cardiaque, prodromes de syncope, troubles de l'oreille, intoxications variées dont la plus fréquente est l'alcool, nervosisme, enfin et surtout le vertige est une sensation réflexe de même ordre que la migraine et qui vient de l'estomac. Les objets oscillent et fuient comme si le malade était sur une escarpolette ou sur le pont d'un bateau soumis au roulis et au tangage ; les vomissements arrivent et se répètent au moindre mouvement, comme dans le mal de mer. Allonger le malade, la tête plutôt basse, faire l'obscurité autour de lui, diète absolue ou tout au plus liquide. Régime très léger, progressif. Les tisanes amères et les eaux alcalines sont de bon emploi. Jamais de purgatif.

Du côté des accidents nerveux retentissant sur la transmission volontaire ou involontaire du mouvement, nous avons à étudier le rôle de la garde-malade dans les cas suivants : Troubles moteurs.

La syncope est le fait d'une irrigation sanguine insuffisante du cerveau, causée par une paralysie partielle et momentanée du cœur et des vaisseaux qui restent distendus. La douleur, l'hémorrhagie, une émotion vive, la fatigue en sont la cause ; nous connaissons le traitement : allongement horizontal, tête basse, flagellation de la face, frictions générales, inhalation de sels anglais, vinaigre, faire prendre un cordial dès que possible, enfin, si le retour à la connaissance et à la vie tarde à se faire, respiration artificielle, tractions rythmées. La syncope

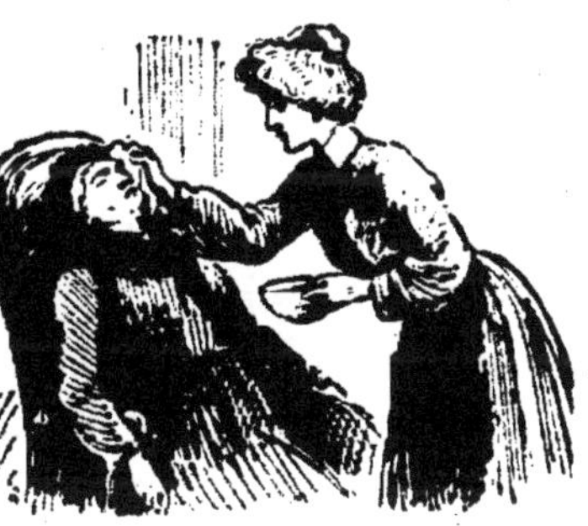

Syncope.

Le choc, opératoire ou traumatique (commotion cérébrale) est un état syncopal prolongé. Il faut continuer la stimulation extérieure, la révulsion. Le médecin appelé conseillera les injections sous-cutanées de caféine, le sérum, etc... Le choc.

Dans la congestion cérébrale, au contraire, l'afflux Congestion cérébrale.

de sang au cerveau (sous l'influence fréquente des affections du cœur, du poumon ou du rein) fait que la face, d'une pâleur livide pour la syncope, est rouge, violacée, turgescente. Le pouls est plein et lent, la respiration ronflante. Mettez le malade assis, la tête haute, faites des applications froides sur la tête, sinapisez les parties basses, faites même la ligature des membres.

Apoplexie. L'apoplexie cérébrale a d'ordinaire l'aspect de la congestion, mais il arrive que le malade ne change pas de coloration et même pâlisse. La congestion peut se faire sans rupture vasculaire dans le cerveau; l'apoplexie ou attaque de paralysie ne va pas sans cela. Voici alors ce qui se passe: un vaisseau s'est rompu dans l'un ou l'autre hémisphère cérébral. Le sang, sorti par cette rupture avec toute la force de la pression sanguine, inonde la pulpe cérébrale du voisinage. Un foyer hémorrhagique se creuse une place dans cette substance molle du cerveau, à la fois détruite et comprimée par le caillot sanguin. Si l'accident a lieu dans l'hémisphère gauche, la paralysie est à droite, et réciproquement. Le danger immédiat dépend de deux choses: la quantité de sang extravasé; la région plus ou moins importante qui est comprimée dans le cerveau. La mort peut être à peu près instantanée, la connaissance se perdre pendant des jours, ou se reprendre assez vite; la paralysie hémi-latérale peut être de quelque temps ou persistante, tout dépend, avons-nous dit, du siège et du volume de l'hémorrhagie cérébrale et des accidents de réaction du cerveau comprimé. Cette compression amène, en effet, quelquefois le ramollissement.

Les soins de l'attaque d'apoplexie sont ceux de la congestion cérébrale. La garde saura que cette attaque souvent s'accompagne de vomissements, d'émission involontaire d'urine. Elle aura prévu ces éventualités. En ce qui concerne le vomissement, lorsqu'il aura lieu, la tête sera toujours portée de côté, de peur que les aliments chassés par l'effort ne soient aspirés, le malade sans connaissance ne sachant plus débarrasser sa bouche. Donner à boire avec précaution, par petite quantité (cuiller à café), après avoir fortement appelé l'attention du malade. La déglutition est-elle impossible? Défiez-vous, ce que vous versez dans la bouche va tomber dans les bronches et déterminer une crise de suffocation, derrière laquelle il se trouvera peut-être de l'inflammation : bronchite ou pneumonie alimentaires. En attendant le médecin : applications froides sur la tête, sinapismes, lavement purgatif.

Les paralysies.

La crise aiguë passée, votre paralytique sera justiciable des soins constants que nécessitent toutes les affections chroniques du cerveau ou de la moelle épinière (myélites, ataxie avancée, ramollissement cérébral.) Y a-t-il ou non paralysie des sphincters, c'est-à-dire émission involontaire des urines et des selles? Ces émissions sont-elles totales ou partielles? La vessie ou l'intestin se vident-ils par une sorte de regorgement, ou gardent-ils un stock qui enflamme et infecte les organes? Le contact forcé des liquides excrémentitiels, qui corrodent l'épiderme, ne se joindra-t-il pas à l'atonie paralytique des tissus pour produire et creuser des eschares? Autant de questions que la sagacité d'une garde lui fera se poser en pareils cas et pour lesquelles elle trouvera en elle-même ou cherchera ailleurs la réponse.

Voici maintenant des troubles moteurs nerveux consistant, non plus en paralysie, mais en contractures.

Epilepsie. *La convulsion.* — Se rangent sous ce titre : la convulsion des enfants, la crise d'épilepsie, la crise d'hystérie. Nous en avons parlé et avons donné les soins qu'apportera la garde-malade. Entre la convulsion des enfants, la crise d'épilepsie, la crise d'éclampsie des femmes en couche, ou des albuminuriques en urémie, il n'y a aucune différence. Effet uniforme de causes variées et par conséquent de gravité variable. Cri, propulsion, chute, perte de connaissance, congestion et contracture de la face, puis pâleur, secousses dans les muscles des membres et du tronc, souvent unilatérales, poings serrés avec le pouce en dedans, mousse à la bouche contracturée, souvent sanguinolente par morsure, tel est le tableau de cette affreuse chose. Rien à faire, sinon mettre le malade en état de ne pas se faire mal, c'est-à dire le coucher, le surveiller, lui ouvrir la bouche. On ne meurt jamais d'une convulsion.

Hystérie. La crise d'hystérie n'a pas le même aspect, n'enlève pas la connaissance ; c'est une agitation plus ou moins violente, sans changement de coloration de la face, sans secousse ni contracture, sans poings fermés, qui se terminera par un flot de larmes et de sanglots. L'éther, les ablutions froides, sont de bon emploi, avec la surveillance, le calme, le silence. Charcot a réhabilité l'hystérie, qu'on a trop longtemps tenue en mépris comme un résultat passionnel. C'était une erreur. L'hystérie est une maladie nerveuse, digne de pitié et de commisération comme une autre maladie, plus qu'une autre, parce qu'elle rend sa victime très malheureuse et qu'elle est très peu accessible à la thérapeutique. Commune à l'homme et à la femme, bien que plus fréquente chez celle-ci, elle est contagieuse par imitation, et doublement justiciable de l'isolement, pour elle-même et pour autrui.

Asthme.

L'asthme est une contracture des bronches, un spasme respiratoire, Il est causé par certaines affections du poumon, du cœur, de la muqueuse des fosses nasales (asthme des foins). Il est provoqué par certaines poussières, certaines odeurs. L'accès d'asthme cause un essoufflement terrible, sifflant, angoissant. Desserrer les vêtements, position assise, air sec et chaud, sinapismes, bains de pieds sinapisés, frictions de la poitrine à l'essence de térébenthine, faire prendre du café très fort, des petits morceaux de glace.

Spasme de la glotte.

Une contracture d'origine également nerveuse et dans la même région est le spasme de la glotte C'est le phénomène douloureux qui se produit quand on avale de travers. Seulement, il se développe sous des influences spontanées, intrinsèques. C'est un symptôme de rachitisme chez l'enfant. Chez l'adulte c'est le signe d'une sensibilité spéciale des réflexes du larynx qui peut être mise en jeu sans cause apparente ou pour la cause la plus insignifiante, comme un effort de voix. Ce spasme est sujet à répétitions. Asperger le front et les tempes d'eau, recommander le calme, les inspirations profondes, froides. Chez les enfants (comme pour le spasme de la coqueluche), enfoncer profondément l'index dans la bouche et comprimer la base de la langue en l'amenant en avant.

Le boquet. Le boquet est un spasme respiratoire dû à une contraction intermittente et saccadée du diaphragme. Il se prolonge quelquefois des heures et des jours. Il est souvent provoqué par des troubles de la digestion. Retenir longtemps la respiration, boire à très petites gorgées, prendre une cuillerée à café de sucre en poudre sur lequel on a versé quelques gouttes de vinaigre.

Il nous reste à étudier les troubles de l'intelligence et les soins que peut leur donner la garde-malade. Les troubles passagers de l'intelligence constituent le délire ; s'ils sont persistants et sans fièvre, c'est la folie.

Le délire. Le délire est le résultat de désordres apportés à l'activité cérébrale par le sang vicié dans les maladies infectieuses de toute sorte, et les intoxications.

Il y a le délire de l'alcool, de la morphine, de l'atropine, des hautes températures de fièvre. Le *subdélire* est léger ; c'est un rêve qui se poursuit tout haut, dont on peut tirer le malade pour un moment en secouant vivement son attention. Il y retombe aussitôt laissé à lui-même. A un degré plus considérable, le malade s'agite, poursuit des visions, veut sortir de son lit, devient violent ; la garde, même aidée, ne suffit plus, la *camisole* est une nécessité pour lui-même et pour l'entourage. Rarement les choses en viennent à ce point, et l'assistance morale de la garde, l'obscurité ou la lumière, une diversion habilement trouvée, ramènent le malade au délire doux, qui durera autant que la fièvre et en suivra les péripéties.

L'aliénation.

Les altérations chroniques de l'organisme peuvent déterminer des désordres cérébraux chroniques comme leur cause. On a étudié la folie du diabète, des maladies du cœur, des reins, du poumon. Mais le désordre cérébral est souvent primitif. La folie est une lésion dont l'expression, c'est-à-dire le délire, est, comme elle-même, plus ou moins limitée. Très rarement le délire est général. Quand il est général, quand il prend tous les côtés de l'intelligence, la situation est grave et ne saurait se prolonger. Ordinairement le délire est partiel, ne s'étend qu'à une partie de l'intelligence, toutes les autres restant saines. La folie est partielle.

Comme toute lésion, la folie a ses périodes d'arrêt et d'excitation. Pendant une période d'excitation, un malade peut toujours devenir dangereux. On a remarqué qu'une période d'excitation est dangereuse pour l'entourage, tandis qu'une période de prostration, de mélancolie et de persécution est dangereuse pour le malade.

Un aliéné est donc un malade dont on a le tort de ne considérer que le trouble de l'âme, qu'on sépare artificiellement du corps ; le corps est atteint.

Qu'est-ce que le spasme de la glotte ? — Que ferez-vous ?

Qu'est-ce que le hoquet ? — Comment l'expliquez-vous ? que ferez-vous ?

Que ferez-vous en cas de délire ?

Qu'appelle-t-on subdélire ?

Quelle est la différence entre le délire et la folie ?

La folie est-elle toujours générale ?

Est-ce une lésion cérébrale ?

Quels sont les aliénés dangereux pour autrui, pour eux-mêmes ?

Quel est le moyen principal contre l'aliénation ? (l'isolement). — Comment aborderez-vous un aliéné ?

Connaissez-vous le manchon, l'entrave, la camisole de force ?

QUATRIÈME PARTIE

Soins aux femmes en couche et aux nouveau-nés

CHAPITRE XXV

SOINS A LA JEUNE MÈRE

Limites de ce sujet. — L'antisepsie par la garde — ses moyens. — Le pansement — lavages vulvaires — injections.

Les lochies — physiologie de la plaie utérine. — L'hémorrhagie — le temps de repos après l'accouchement. — Retour de couches. — Soins généraux — régime — température.

Incidents : inertie de la vessie — cathétérisme. — Tranchées utérines. — Montée du lait — gerçures et leurs soins. — Pathologie puerpérale.

Nous limitons cette étude à la période qu'on appelle puerpérale et qui va de l'accouchement à la reprise par la jeune femme de sa vie ordinaire, avec dans ses bras le petit être auquel elle a donné le jour et qu'elle aura appris à élever. **Limites du sujet.**

Le médecin ou la sage-femme ont donc terminé l'accouchement, la garde-malade arrive ; quelles notions spéciales devra-t-elle avoir ?

Celle-ci d'abord, qu'elle est en présence d'un cas de chirurgie, d'une blessée, porteuse d'une plaie utérine impressionnable comme toute plaie, plus peut-être, aux germes extérieurs, sujette à des hé- **La garde ; son antisepsie.**

morrhagies, aux complications communes des plaies. D'où pour elle l'obligation stricte de ne rien ignorer et ne rien négliger des précautions que l'arsenal antiseptique met à sa disposition. Une garde qui viendrait de soigner un érysipèle, une maladie infectieuse, purulente, ne doit pas approcher d'une accouchée, et, à plus forte raison, lui donner des soins sans une désinfection minutieuse et prolongée dont nous avons fixé les règles. Si elle portait sur elle-même, aux mains surtout ou à proximité, quelque plaie, quelque furoncle, une simple érosion enflammée, elle s'abstiendra ou au moins soumettra son cas au médecin. Elle sera chirurgicalement propre dans toute sa personne. Elle n'approchera sa malade qu'enveloppée du sarrau étuvé, les bras nus, les mains brossées et savonnées, plongées fréquemment dans la cuvette antiseptique au sublimé. C'est avec ces mains propres qu'elle fera la toilette de sa malade, maniera la gaze ou le coton hydrophile. Ce coton ne trainera jamais à l'air libre, sur le lit ou sur les meubles, il sera soigneusement abrité dans une boite ou une serviette propre. C'est elle qui préparera l'eau bouillie, s'assurera des récipients, tiendra en réserve ses solutions antiseptiques, ébouillantera le bock, le bassin, les canules et les sondes. Il n'y a pas un détail qui n'ait son importance en pareil cas, et c'est avec ces détails que les accidents puerpéraux sont aujourd'hui une rareté presque introuvable, que la responsabilité du médecin, de la sage-femme et de la garde est telle que si quelque chose de fâcheux arrive, chacun cherche, le public surtout, d'où peut venir la faute commise.

L'antisepsie autour d'une accouchée doit être la préoccupation première, et voici l'ensemble des moyens et instruments qu'il est bon d'avoir, sous la forme d'une note souvent remise aux jeunes femmes par le médecin : L'arsenal antiseptique.

20 paquets de sublimé à 0,25 centigr. ou 0,50 centigr.
Poudre d'aristol — 10 grammes.
Vaseline boriquée — 30 gr., ou vaseline au sublimé.
Alcool rectifié — 500 grammes.
Ergotine Yvon — 1 flacon de 5 grammes.
Bock émaillé, tube avec robinet.
Canule en verre, droite.
Un bassin oblong.
Ouate et gaze aseptisées.

L'emploi prévu de chaque chose se trouvera dans les détails qui vont suivre.

La malade est installée sur un lit garni, c'est-à-dire on a mis, par-dessus le matelas recouvert d'un drap, une toile imperméable (1) et un drap alèze très propre. La chambre est la chambre sévère de l'opérée, aussi dégarnie que possible de tapis et de tentures, propre et tenue propre par les procédés de balayage humide que nous connaissons. La température est de 18 à 20°.

La jeune mère est couchée à plat, en décubitus dorsal, le traversin ou un petit oreiller sous la tête. Elle doit garder cette position pendant les trois pre- Premier pansement

(1) On peut remplacer la toile imperméable par des journaux imbriqués, ou du papier épais.

miers jours. Ensuite elle pourra être relevée par des oreillers, au moment des repas, et se tourner un peu sur les côtés. La première nuit elle sera veillée, en crainte d'une hémorrhagie tardive. C'est contre cette éventualité qu'on a entouré le ventre d'un bandage de corps garni d'ouate et très serré, ou mieux, qu'on a mis en travers un drap de toile plié et très lourd, dont la pression excite et maintient l'utérus. Après l'accouchement, elle a eu le lavage vulvaire avec la solution de sublimé, l'injection chaude avec la même solution ; les déchirures vulvaires, s'il en existe, ont été suturées, poudrées à l'aristol, une gaze aseptique recouvre toute la vulve, par-dessus un bloc d'ouate hydrophile maintenue par une compresse ou une serviette.

Ce pansement sera renouvelé trois fois par jour en moyenne, en tout cas après chaque besoin du bassin plat.

Lavage vulvaire.

Le lavage vulvaire ou *toilette* se fait, la femme étant placée sur le bassin, avec des tampons d'ouate en guise d'éponge, trempés dans une cuvette préalablement flambée, et contenant la solution antiseptique chaude, ou avec une bouteille, un injecteur, dont on verse le contenu. Essuyage avec la gaze aseptique, remise en place du bloc et de la garniture.

Injection.

Il ne doit être donné d'injection qu'après un lavage vulvaire, lequel est une mesure antiseptique première, nécessaire. La garde prendra toujours avis du médecin relativement aux injections, à leur fréquence, à leur nature antiseptique, à leur température. Une injection mal faite ou insuffisamment propre est dangereuse. Le médecin la supprime volontiers quand l'accouchement a été simple, sans manœuvres et entouré de précautions antiseptiques, près de personnes chez qui la propreté est installée.

La canule a été bouillie et conservée dans l'eau bouillie ou dans une solution de sublimé ; le bock a été stérilisé par l'eau bouillante ainsi que son tube de caoutchouc, la solution antiseptique préparée avec l'eau bouillie, et les vases qui la contiennent eux-mêmes aseptisés. Une injection gagne toujours à être de température assez élevée, soit 45°. La garde est en situation chirurgicale : propreté absolue des mains, bras nus, sarrau étuvé. Elle ne touchera à rien de ce qui entoure la malade, les draps, la chemise, les couvertures, les objets, de la main qui devra être en contact avec le pansement.

On appelle « lochies », suites de couche, la perte sanguine qui suit l'accouchement. Dans les 24 premières heures elle est constituée par du sang pur. Au bout de 24 heures, l'écoulement pâlit, devient séro-sanguinolent, puis, 3 à 5 jours après, c'est un liquide séreux, un peu muqueux, dont la teinte rosée va diminuant. On a remarqué que vers le 8e jour et le 15e il se fait une petite poussée sanguinolente. Du 15e au 20e jour, tout écoulement est arrêté. Lochies.

La quantité va en diminuant chaque jour. Le premier imbibe trois et quatre blocs et garnitures, le second deux ou trois assez mal, la décroissance est dans la même proportion, progressivement. L'odeur est douceâtre et saine à l'état normal ; quand elle devient putride, infecte, et qu'en même temps les Quantité et qualité.

lochies deviennent noirâtres, grisâtres, il y a quelque sphacèle de parties déchirées ou contusionnées par l'accouchement, rétention de caillots sanguins en fermentation, ou rétention des membranes et de parties de la délivrance. Le médecin sera aussitôt prévenu.

Physiologie de la plaie utérine.

Les lochies sont le suintement sanguin, séro-sanguin, puis séreux, de la plaie de l'utérus correspondant à la surface d'insertion du placenta. Le placenta s'insère à la surface intérieure de la cavité utérine. C'est un lacis vasculaire, où par de volumineux canaux ou sinus se fait l'échange du sang de la mère et de l'enfant. A la naissance, l'échange se rompt, l'isolement des deux existences se fait, le gâteau placentaire se détache et est expulsé après l'enfant. Les vastes communications sanguines sont béantes et donneraient une hémorrhagie terrible, si elles n'étaient aussitôt fermées par la contraction utérine. L'utérus est un muscle, et la garde doit s'accoutumer à le sentir à travers les parois relâchées de l'abdomen de la jeune accouchée. Contracté, il forme un globe dur, ce que l'accoucheur appelle le *globe rassurant*. Relâché, il laisse ouvertes les portes de l'hémorrhagie *interne* ou *externe*, quelquefois l'une et l'autre, suivant que l'utérus s'emplit, se distend de sang extravasé, ou le laisse fuir au dehors.

L'hémorrhagie.

Le danger de la délivrance est donc l'hémorrhagie. L'immédiate a été prévue et parée par la sage-femme ou le médecin. Mais il y a l'hémorrhagie tardive, qui relève de la garde. Elle a trouvé d'abord le *globe rassurant*, l'écoulement est normal. Puis, au bout de quelque temps, sa malade a des bâillements, pâlit, se plaint d'oppression et de perdre un peu. Regardez, palpez le ventre, l'utérus est mou, il est chargé, est remonté dans le ventre, il s'est rempli de sang et continue à se distendre et le sang coule à la vulve. La garde se hâtera de faire le massage de l'utérus, elle le serrera à pleine main, le frictionnera, l'exprimera à deux mains comme une éponge, faisant ainsi sortir à la vulve les caillots dont il est plein. Elle le sentira se durcir entre ses doigts, se fermer par conséquent; elle a peut-être sauvé sa malade. Si la contracture tardait à se produire et si l'hémorrhagie prenait des proportions inquiétantes, elle a sous sa main, au fond du ventre, l'aorte abdominale dont les battements sont très facilement perceptibles. Elle la comprimera. Il est très rare qu'on soit obligé d'en arriver à ce moyen, le massage suffit presque toujours. Mais alors il faut entretenir cette contracture utérine salutaire, immobiliser le globe. Elle a deux moyens excellents dans son arsenal : 1° l'ergotine Yvon, dont elle donnera un à deux grammes (60 gouttes) dans un peu d'eau sucrée ; 2° l'injection antiseptique chaude, 45 à 50°. Cela fait, tout s'immobilisera dans l'ordre.

Supposez dans cette circonstance une garde non préparée à sa mission, non instruite, elle appelle au secours, fait courir après le médecin, fait respirer de l'éther, prépare une injection, s'affole. Hélas! le drame est de quelques minutes. Il est déjà tard quand les secours arrivent, c'est à l'instant même qu'il faut intervenir. Il n'y a pas dans la vie d'une garde un moment où le savoir soit plus précieux et l'ignorance plus fâcheuse, le manque de décision plus pernicieux. Voulez-vous savoir ce qui peut résulter d'une hémorrhagie dans ces conditions ? La mort quelquefois presque foudroyante, une syncope, qui peut être salutaire en arrêtant assez la circulation pour déterminer la coagulation du sang extravasé, lequel forme tampon à l'orifice béant des sinus utérins. Mais, sortie de sa syncope, dans quelle faiblesse est cette jeune femme qui a pu perdre brusquement un litre ou deux de sang ! Elle va renoncer à élever son enfant, se consacrer à une réparation longue et laborieuse, plus exposée, étant plus faible, à toutes les complications possibles de son état, à l'embolie qui guette les hémorrhagiques. Tout cela parce que la garde n'avait pas, ou n'a pas su employer le tour de main qui ferme l'utérus, a vainement attendu le médecin qui couvre sa responsabilité sans doute, mais ne peut plus rien là où elle pouvait.

Il arrive que, sans être bien nettement hémorrhagiques, les lochies normales ont une abondance excessive ou prolongée. Ce fait sera signalé au médecin. Il n'a que deux explications : les mouvements intempestifs de la malade, ou la rétention aseptique de quelque fragment placentaire. Dans ce dernier cas, à la persistance de l'écoulement sanguin rouge, s'ajoutent toujours des poussées hémorrhagiques subites plus ou moins abondantes, sans distension utérine appréciable, sorte de giclées, vite venues, vite arrêtées.

La palpation de l'utérus à travers les parois renseignera la garde sur la progression décroissante de son volume, ce qu'on appelle l'*involution* utérine, c'est-à-dire le retour aux dimensions normales, dont la régularité est un excellent signe à constater. Elle est complète, ou du moins suffisante, au bout de 20 jours environ.

Le temps de repos après l'accouchement.

C'est ce qui fait que le temps normal de repos au lit après l'accouchement est de 18 à 21 jours, qu'une femme ne peut que perdre à hâter ce moment, et que les médecins ont toujours protesté avec raison contre la brièveté du séjour accordé aux femmes dans les maternités par les règlements administratifs (neuf jours). Le lever hâtif prolonge et rend abondantes les pertes sanguines, et cause dans l'avenir, par distension des supports de l'utérus, des infirmités très pénibles (chutes de matrice, chute de la vessie et du rectum, métrite). De plus, la reprise de la vie ordinaire et des mouvements sera très réglée et progressive. Le premier jour, l'accouchée se lèvera une heure matin et soir et restera allongée dans l'intervalle. Elle ne marchera pas et restera assise. Le 2e jour, deux heures matin et soir. Trois heures matin et soir le 3e jour. Ce jour-là, elle marche un peu dans la chambre. Le 4e jour, cinq heures matin et soir, séparées par un allongement. Ensuite elle est libre, à moins de quelque reprise de perte sanguine, qui nécessitera un ou deux jours de repos au lit.

Retour de couches.

Lorsqu'une femme ne nourrit pas son enfant, sa première règle, qui a lieu 30 et 40 jours après l'accouchement, porte un nom, elle s'appelle : le *retour de couches*. Cette première règle est souvent abondante et longue. Il est bon de garder le lit ou la chaise longue et, quelquefois, de diminuer la perte par quelques injections d'eau bouillie chaude. Il ne doit être entrepris de voyage que quelques jours après cette période.

Soins généraux.

Il est presque oiseux de dire qu'en dehors du pansement spécial que nous avons décrit, la propreté la plus grande régnera autour de la malade; elle-même, le lit, la chambre, seront l'objet des soins minutieux de la garde. Elle sera portée sur un lit voisin le huitième jour, puis, à partir de ce moment, tous les deux jours son lit sera refait.

Régime.

Le régime alimentaire sera fixé par le médecin. En général, une accouchée n'est plus comme autrefois laissée à la diète, mais à un régime à la fois réconfortant et léger, proportionné à l'appétit et au ralentissement digestif qu'amène l'immobilité.

La constipation est à peu près de règle et combattue par un lavement ordinaire le 3e jour, ou par un laxatif, lorsque la jeune mère ne nourrit pas.

Thermomètre.

La garde prendra très régulièrement la température *axillaire* de la malade, matin et soir. La moindre infection d'origine utérine, quelquefois intestinale, est traduite par une élévation. Au-dessus de 37°5, prévenez toujours le médecin.

Incidents ; inertie de la vessie, cathétérisme.

Deux incidents qui n'ont rien d'anormal ni d'inquiétant peuvent troubler la garde dans les deux premiers jours. Le premier est la suppression de l'émission des urines, spasme du col de la vessie, réflexe nerveux dû au trouble général et local apporté par l'accouchement. La garde s'en préoccupera, et si les lavages vulgaires chauds, et rapprochés, n'amènent rien, malgré le besoin de la malade, elle sera prête à faire le cathétérisme aseptique. Les précautions de propreté pour ses mains, la vulve, la sonde, seront celles que nous lui avons enseignées. Nous n'entrons pas dans la description de cette petite opération, c'est une leçon de choses qu'elle ne peut apprendre qu'en voyant pratiquer.

Le second incident est ce qu'on appelle les *tranchées utérines*. Ce sont des contractions douloureuses de la matrice, parfois assez pénibles pour arracher des cris, causer des vomissements et des syncopes. Rares chez les primipares, elles sont fréquentes chez les multipares et proportionnelles en durée et en importance au nombre de grossesses. On les calme avec le badigeonnage du ventre au laudanum, des cataplasmes laudanisés, l'ingestion d'un gramme d'antipyrine, un quart de lavement laudanisé à 10 gouttes. Une compensation à ces douleurs est qu'elles indiquent un utérus contractile, qui met à l'abri de l'hémorrhagie. Tranchées utérines.

Les seins se gonflent, le lait monte, du 3e au 4e jour. La malade s'agite, accuse de la gêne respiratoire, de l'insomnie, a le pouls accéléré et la face rouge. C'est une congestion physiologique, comme celle des glandes salivaires pendant le repas ; ce n'est pas un phénomène expliquant la fièvre. Si, à ce moment, le thermomètre montait, cherchez ailleurs la cause d'une infection. Il n'y a pas, il ne doit pas y avoir de fièvre de lait. On comprend pourtant que Montée du lait.

la poussée congestive, quelquefois très intense, qui durcit les seins, rend les veines mammaires turgescentes, étend son gonflement jusque dans les aisselles et dans le dos, puisse élever de quelques dixièmes la température. Ce doit être tout.

Si la femme ne nourrit pas, les seins seront recouverts d'une couche d'ouate et comprimés par un bandage. Elle prendra deux ou trois jours de suite un laxatif, une infusion de menthe après son repas.

Les gerçures.

Lorsqu'elle nourrit, surtout un premier enfant, un écueil surgit, c'est la gerçure du mamelon, excoriation qui a deux raisons d'être : la finesse de la peau et la succion plus ou moins énergique de l'enfant, souvent celle des gens de l'entourage, qui entreprennent d'amorcer la lactation, de « faire venir le lait », manœuvres tout à fait blâmables. Ces gerçures faites, la douleur arrive, aiguë, terrible, à chaque application de l'enfant ; si terrible que beaucoup de femmes trouvent les douleurs de l'accouchement préférables. Enfin, ces petites plaies infectées par la bouche de l'enfant, quand elles ne le sont pas par des remèdes sales, deviennent le point de départ des complications des plaies, dont les plus communes sont la lymphangite et l'abcès du sein.

La lymphangite.

La lymphangite s'annonce par sa fièvre considérable, les trainées rouges des vaisseaux lymphatiques, la glande de l'aisselle ; l'abcès, par l'induration, la tuméfaction, les douleurs en élancement.

La jeune femme qui veut nourrir a dû depuis longtemps préparer ses mamelons, les pétrir, les former, les allonger, durcir leur épiderme par des lotions d'alcool, de petits bains d'alcool, dans lesquels on a fait dissoudre du tanin. Après chaque tétée, le mamelon sera lavé à l'eau bouillie boriquée, passé à l'alcool et recouvert d'ouate hydrophile sèche. A la moindre érosion, on redouble de soin: lavage au sublimé, glycérine au tanin étendue avec un pinceau et poudre d'aristol, par-dessus laquelle encore ouate sèche. Le pansement humide a l'inconvénient de tremper et d'amollir l'épiderme, par conséquent de le rendre encore plus sensible à l'érosion. Naturellement, un lavage minutieux avant la tétée n'expose pas l'enfant au dégoût et aux autres inconvénients du pansement. Enfin, on pourra adapter sur le mamelon, pour la tétée, un bout de sein artificiel, en verre, en caoutchouc, en baudruche.

La pathologie puerpérale.

La pathologie puerpérale ne diffère pas, sauf par les circonstances et le siège de la plaie utérine, de la pathologie des plaies en général, sur laquelle nous nous sommes étendus avec détails dans la partie chirurgicale de ce manuel. La garde n'a rien à y voir, qu'à prendre toute précaution pour les éviter, et, si ce malheur arrive, de se conformer aux avis qui lui seront donnés par le médecin. Nous n'avons pas à étudier la fièvre ou péritonite puerpérale, devenue, Dieu merci, une rareté, ni tant d'autres accidents. C'est près d'une femme en couche qu'il faut pousser l'antisepsie jusqu'au fanatisme, surtout l'antisepsie et l'asepsie des mains.

QUESTIONNAIRE

Quelles précautions antiseptiques prendrez-vous auprès d'une femme en couche ? — pour vous-même ?
Que comprendra votre arsenal ?
Comment se fait le lavage vulvaire ?
L'injection, la canule, le bock, la température ?
Qu'est-ce que les lochies ?
Comment évoluent-elles ?
Avez-vous idée de la plaie utérine ?
Est-elle vasculaire ?
Comment se ferment les vaisseaux sanguins ?
Quel est le danger de la première nuit qui suit l'accouchement ?
A quoi reconnaîtriez-vous une hémorrhagie interne ?
Que ferez-vous ?
Qu'est-ce qui prolonge ou modifie les lochies ?
Combien une femme doit-elle rester au lit après sa couche ?
Qu'est-ce que le retour des couches ?
Quand faites-vous le lit pour la première fois ?
Mettrez-vous à la diète ?
Quelle est l'importance de la température prise matin et soir ?
Que ferez-vous en cas d'inertie de la vessie ?
Qu'est-ce que les tranchées utérines ? Que ferez-vous ?
Quand monte le lait ? Qu'est-ce que la fièvre de lait ?
Que ferez-vous aux gerçures du sein ?

CHAPITRE XXVI

LES SOINS AU NOUVEAU-NÉ

L'accouchement par surprise : l'enfant, la mère — le bain — le pansement du cordon. — La toilette quotidienne — l'habillement — le couchage. — La mortalité infantile. — L'allaitement maternel. — Le nombre des tétées et leur durée

Moyens de contrôle de la nutrition de l'enfant — les pesées — les garde-robes.

Allaitement artificiel – difficultés et dangers — stérilisation et pasteurisation. — Le tableau de l'alimentation du nouveau-né, de Marfan.

La première bouillie. — Le froid. — Les soins généraux à l'enfant — propreté — aération — le lit — la première sortie. — Quelques conseils sur les premiers accidents possibles.

L'accouchement par surprise.

Une garde-malade professionnelle, celle en particulier qui s'occupera des femmes en couche, se trouvera sûrement quelque jour à un accouchement par surprise, ou prématuré, ou extraordinairement rapide. J'ai vu de ces surprises dans la rue, en voiture, dans les cabinets, dans un salon. La femme s'est pliée sous une douleur unique, expulsive, elle s'affaisse, l'enfant est là. Bon gré, mal gré, il faut y aller. Que faire ?

L'enfant. L'enfant est relié à la mère par le cordon : le placer sur le dos ou sur le côté, tourné vers la mère, attendre quelques minutes que le cordon, qu'on tient entre deux doigts, n'ait plus de battements, analogues à ceux du pouls ; avec un fil triplé ou quadruplé, une petite ficelle, le lier solidement, faire deux ligatures en une partie quelconque du cordon, sectionner avec des ciseaux entre ces deux ligatures, rouler l'enfant dans un linge et l'emporter.

La mère. S'occuper de la mère. L'enfant respire, est couvert, et peut attendre indéfiniment. Celle-ci est exposée à un danger : l'hémorrhagie. La garde l'ayant placée à la hâte aussi commodément que comporte la situation, s'installe près d'elle en attendant le médecin ou la sage-femme, ne la quitte alors que pour la leur remettre.

Jusqu'à leur arrivée elle surveillera la perte, s'assurera de la dureté du globe utérin ; en cas de perte ou si elle le sent mollir et se distendre, elle le frictionnera, le malaxera, se mettant en un mot dans le rôle que nous lui avons appris pour l'*hémorrhagie tardive.*

Cette mission remplie, elle revient à l'enfant.

Le bain. Elle lui prépare d'abord un bain (36 ou 37°). Avant de l'y mettre, elle essuie à sec l'enduit gras qui le recouvre souvent. Si elle a quelque peine à le détacher, une friction huileuse ou vaselinée en vient à bout facilement. Elle le plonge dans l'eau en le soutenant des deux mains, ou bien, prenant d'une main la nuque de l'enfant, elle le maintient ainsi hors de l'eau : elle frictionne tout le corps avec l'autre main.

Le bain ne doit pas dépasser en durée 3 à 5 minutes. L'enfant est enveloppé de linges chauds, essuyé, poudré si l'on veut avec de l'amidon, surtout dans les plis. Il ne reste qu'à faire le pansement définitif du cordon et l'habiller.

Pansement du cordon.

Le pansement définitif du cordon consistera dans une ligature mise à deux ou trois centimètres de l'ombilic. Une ligature insuffisamment serrée, sur un cordon gras, gélatineux, expose à des hémorrhagies secondaires de la section, quelquefois graves, quelquefois mortelles si on n'y remédie promptement par une nouvelle ligature. Le fil est désinfecté par l'ébullition ou le bain de sublimé. La section, le cordon et la région ombilicale sont lavés avec l'antiseptique. Et alors, ou bien on saupoudre d'aristol, on recouvre d'une couche d'ouate assujettie par une ceinture, ou bien on entoure le cordon d'une petite couche d'ouate trempée dans la solution de sublimé et pressée de façon qu'elle reste seulement humide; on recouvre d'un morceau d'ouate sèche, également assujettie par la ceinture. Ce pansement, à moins qu'il ne soit sali, reste en place jusqu'au 6e jour. On l'enlève avec précaution en inondant d'eau bouillie chaude; on trouve en général le cordon détaché et, à sa place, la cicatrice ombilicale à peu près faite. Lavage, poudrage à l'aristol, ouate sèche, ceinture. Si le cordon n'est pas détaché, refaire le premier pansement, attendre encore deux jours. C'est donc la nature qui fait la section définitive du cordon et l'élimine, et l'œuvre de la garde ou du médecin est de fermer aux germes cette petite plaie sur laquelle, comme sur toute plaie, les complications habituelles peuvent venir se greffer: lymphangite, érysipèle, purulence, etc... Nous approuvons donc que, jusqu'à fermeture de la plaie ombilicale, on respecte le pansement et on ne donne pas de bains quotidiens. Les lavages peuvent y suppléer. Mais à partir de ce moment, nous estimons que la toilette générale de l'enfant est favorisée par le bain tiède quotidien, qui constitue une excellente mesure d'hygiène.

L'habillement. L'habillement de l'enfant comprend deux types, avec variantes suivant les pays: le maillot et la culotte. Dans l'un et l'autre il n'y a pas de différence pour la partie supérieure du corps de l'enfant, c'est toujours la chemise et la brassière qu'on passe ensemble. Le maillot enveloppe les jambes et les serre un peu, en les allongeant dans un triple enveloppement fait avec une serviette, une couche en toile épaisse et un lange de laine ou flanelle. — La culotte laisse les jambes libres, garnies aux pieds de bas et chaussettes de tricot, tandis que le ventre, le bassin et les cuisses sont enveloppés des trois mêmes linges triangulaires, dont deux angles supérieurs font ceinture et l'angle inférieur est ramené entre les jambes et fixé à la ceinture. Une longue robe de flanelle recouvre l'enfant. La culotte est certainement préférable l'été, peut-être toujours, à cause de la liberté qu'elle laisse à l'enfant. L'hiver, des nouveau-nés un peu grêles se trouveront mieux du maillot.

Le couchage. Le nouveau-né, ainsi vêtu, est couché dans son berceau (une boule d'eau chaude à côté de lui en hiver), sur le côté, de préférence le droit. On a observé que, couché sur le dos, l'enfant se débarrassait mal de ses régurgitations, qui sont fréquentes, et que celles-ci pouvaient en partie passer dans les voies aériennes, y déterminer des accidents. Une mère ne couchera jamais son enfant auprès d'elle dans son lit; elle peut l'étouffer dans un mouvement inconscient, pendant son sommeil.

La mortalité infantile.

A partir de ce moment, la vie de l'enfant n'est plus qu'une question d'hygiène, plus spécialement d'étude de sa digestion. Les fautes commises contre l'estomac de l'enfant, et Dieu sait si elles sont nombreuses, ont pour résultat les diarrhées, les entérites, des infections générales, le rachitisme, la dilatation d'estomac qui se retrouve indéfiniment dans sa vie, en fin de compte, une mortalité infantile (de 0 à un an), aussi meurtrière que celle de la tuberculose. Il meurt en France 150.000 nouveau-nés par an, et quelques médecins, serrant de plus près la statistique de mortalité, croient qu'elle va à 200.000. Et les naissances diminuent !

C'est donc faire œuvre patriotique et humanitaire à la fois que de vulgariser les saines notions d'élevage des enfants, de préciser des règles, de signaler des dangers. La garde-malade devrait être l'intrépide soldat de cette croisade dans laquelle les résultats sont plus près de nous, et plus sûrs les moyens, que pour la croisade antituberculeuse. D'autant que rien, à première vue, ne parait plus simple, si d'une part, comme nous le disions tout à l'heure, la vie de l'enfant est tout entière dans sa digestion, et qu'il n'a d'autre part dans sa première enfance qu'un seul aliment, le plus parfait et le plus digestible, le lait. Par quelle incroyable série de fautes, avec cet aliment unique et parfait, peut-on arriver à produire, après une infinité de désordres nutritifs, l'épouvantable mortalité qui sévit sur les nouveau-nés ?

Allaitement maternel.

Et d'abord par l'oubli du premier devoir de la maternité, qui est l'allaitement maternel. On n'est pas mère pour avoir donné le jour à son enfant, on est mère pour lui avoir donné le jour et l'avoir allaité. Il peut y avoir à l'allaitement des difficultés matérielles dont le médecin sera juge ; elles sont très rares. Les difficultés d'ordre moral ne contrebalanceront jamais l'intérêt supérieur de la vie de l'enfant.

Comment se fait l'allaitement maternel qui est, comme la Providence l'a voulu, le type de l'alimentation du nouveau-né et sur lequel se modèleront les autres méthodes dites artificielles ? Voici : le premier jour, les seins sont vides, il est inutile de les donner à l'enfant. L'enfant lui-même n'est pas prêt à une digestion. Ses muqueuses intestinales sont tapissées d'un enduit particulier qu'il rendra dans ses premières selles, le *méconium*. Il doit être, comme la mère, laissé tranquille. L'habitude qu'on a de faire prendre à la cuiller de l'eau sucrée plus ou moins aromatisée est donc mauvaise. Tout au plus est-on autorisé à donner une ou deux cuillerées à café de tilleul. Le tilleul est un infusion, l'eau a bouilli, donc elle est propre. Le second jour, les seins contiennent un peu de liquide séreux, acide, laxatif, qu'on appelle le *colostrum*. On mettra l'enfant au sein quatre fois dans la journée. S'il semble affamé, ce

Le nombre de tétées.

qui arrive, on ajoutera au tilleul un peu de lait bouilli ; on lui en donnera une très petite quantité. Le troisième jour, le lait monte, on le présentera au sein *toutes les deux heures*, plutôt même toutes les trois heures. La nuit, une seule fois. Et il n'y a plus qu'à continuer. Pourquoi deux heures, et mieux trois, d'intervalle entre les tétées ? — Parce qu'il faut ce temps-là pour la digestion par l'estomac de la quantité absorbée. — Pourquoi une seule fois la nuit ? Parce qu'il faut que l'estomac se repose. Mais l'enfant crie ? — Il crie parce qu'il est sali, parce qu'il est serré, parce qu'il a froid, parce qu'il a quelques coliques, parce qu'il veut qu'on le prenne ; il ne crie pas parce qu'il a faim, s'il est en digestion. S'il n'est ni sale, ni serré, ni refroidi, laissez-le crier. Mais comment savoir qu'il a pris suffisamment ? — Parce que vous l'aurez vu avaler lors de sa tétée, que vous savez qu'il y a du lait dans les seins, que vous vous êtes assurée, en le pesant une ou deux fois avant et après sa tétée, qu'il absorbe suffisamment. Mais si je lui donne à prendre, il se tait ? — Parce que vous avez fait une diversion (ce qui n'est jamais une solution) et malheureusement peut-être préparé une indigestion, en surajoutant. — Votre méthode est donc sûre ? — Parfaitement. Employez-la, vous verrez votre enfant au bout de quelques jours aussi tranquille que florissant. Encore un conseil : placez bien l'enfant au sein, ne le tenez pas tout contre ; qu'il ait la respiration libre par ses narines ; le sein doit pendre au-devant de sa bouche. Ne l'y laissez pas longtemps. Dix minutes, un quart d'heure au

leur durée.

plus doivent suffire. Il se gave à rester davantage.

Moyens de contrôle — la pesée.

Ces règles, qui sont le fruit de l'observation et de l'expérience, ont un contrôle, et ce contrôle, deux moyens : la pesée et l'examen des garde-robes de l'enfant.

Le poids moyen d'un nouveau-né est de 3k. 200 gr. Il perd dans sa première semaine 150 à 200 grammes qu'il doit reprendre dans sa deuxième semaine. A partir de ce moment, l'augmentation sera régulière dans les proportions suivantes :

25 à 30 gr.	par	jour pendant	les 2	premiers	mois
20 à 25 gr.	—	—	le 3e	et 4e	—
15 à 20 gr.	—	—	le 5e	et 6e	—
10 à 15 gr.	—	—	le 7e	et 9e	—
5 à 10 gr.	—	—	le 9e	et 10e	—

A six mois, il a doublé de poids. A un an, il a un peu plus que triplé.

Le poids moyen des tétées et leur augmentation progressive a été également déterminé. On le trouvera un peu plus loin dans le tableau de Marfan. Rien n'est facile comme de peser l'enfant avant et après sa tétée et de se rendre compte de la quantité de chacune. La pesée, de chaque semaine au moins, est indispensable et donnera les plus précieux renseignements.

Les garde-robes

Non moins importants sont les renseignements fournis par les produits de la digestion ou les garde-robes, qu'on ne manquera jamais d'examiner. L'enfant a *deux évacuations* par jour, en moyenne. Le *méconium* des trois premiers jours, d'un vert très foncé, se mêle ensuite de grumeaux de lait jaunes, A la fin de la première semaine ou peu après, les

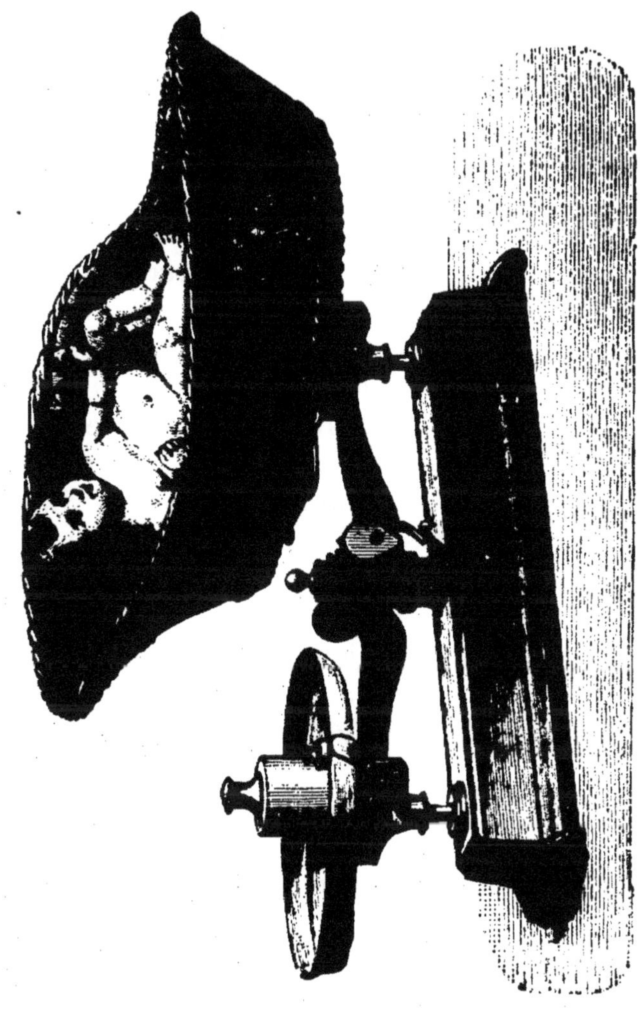

Pèse-bébés.

selles de lait bien digéré arrivent avec la coloration jaune et la consistance d'œufs brouillés, ou mieux de mayonnaise bien liée, que tout le monde connait. Les gardes disent : « il a son bouton d'or », ce qui met un peu de coquetterie à la chose. Plus fréquentes, trop liquides, mêlées de grumeaux blancs verdâtres, mêlées de muqueuses, les selles traduisent les difficultés digestives, qui expliquent les cris ou le malaise qui les a précédées La suralimentation, les tétées trop abondantes, mal réglées, en sont la cause la plus ordinaire ; quelquefois un trouble dans la santé de la nourrice, une préoccupation un peu sérieuse, auront suffi.

Une mère a donc deux moyens pour ainsi dire mathématiques de mesurer la nutrition de son enfant et de juger à coup sûr son lait et sa méthode. Il y a sans doute beaucoup d'autres signes de la souffrance du bébé : la pâleur, les régurgitations ou les vomissements, son amaigrissement, sa flaccidité, ses cris. Mais, c'est objet d'appréciation et par conséquent soumis à l'angle sous lequel on regarde. La balance et la couche ne trompent jamais.

Allaitement mixte. Nourrice insuffisante, la jeune mère saura de bonne heure qu'elle doit s'aider d'un ou deux biberons et faire ce qu'on appelle l'*allaitement mixte*, lequel est toujours et de beaucoup préférable, soit à la nourrice mercenaire, soit à l'*allaitement artificiel* dont nous allons nous occuper, qui ne doit être qu'un pis-aller, des plus malheureux pour l'enfant.

Allaitement artificiel. L'allaitement artificiel se rapprochera le plus possible de l'allaitement maternel, pour le lait, et plus sévèrement que jamais pour la méthode. Etude faite de tous les laits d'animaux domestiques utilisables, on en est arrivé à la démonstration que le meilleur était le lait de vache ordinaire, non pas d'une vache, mais de la traite de l'étable. Etendu d'un quart d'eau, il se rapproche du lait de femme autant que possible.

Immédiatement une première difficulté, un premier danger se présentent. Le lait maternel est stérile, c'est-à-dire ne contient aucun microbe. Le lait de vache en fourmille, ce qui ne saurait surprendre quand on pense à tous les contacts que peut subir une tasse de lait, de la vache qui l'a fourni aux lèvres qui le boivent. Et le lait est un bouillon de culture parfait pour tous les germes. Un de ces germes les plus redoutés est celui de la tuberculose, très fréquente chez les vaches. Quantité de recherches, d'analyses et de discussions se sont produites sur cette question non encore résolue à l'heure actuelle, à savoir : le lait d'une vache tuberculeuse est-il contagieux ? Le fût-il, il est certain que le bacille de Koch n'y sera jamais seul, mais accompagné d'une légion de germes plus ou moins pernicieux ramassés en chemin. En conséquence, la première mesure qui s'impose est une stérilisation du lait que réalisa longtemps sans le savoir le petit-pot normand, qui mijotait dans la cendre chaude d'une tétée à l'autre. Ses difficultés.

Mais alors, nouvel écueil. Stérilisé, c'est-à-dire chauffé à 110°, le lait est profondément modifié, les lécithines sont décomposées, la crème, transformée en beurre, flotte à la surface. Si on l'enlève, il ne Stérilisation.

reste que du lait écrémé, c'est-à-dire privé de matière grasse aussi bien que de phosphore, ses éléments les plus importants.

En résumé, naturel, le lait est dangereux parce qu'infecté ; stérilisé, il devient de digestion difficile et de nutrition imparfaite. Aussi se contente-t-on, un peu forcément, d'une stérilisation moyenne, ou pasteurisation, qui consiste à chauffer le lait à 80° pendant cinq minutes, à 70° pendant 10 minutes, chauffage suffisant pour détruire les bactéries de la tuberculose et la plupart des germes ordinaires du lait. On réalise cette pasteurisation, qui ne va pas à l'ébullition, avec les appareils de Budin, de Soxhlet et les similaires que nous ne décrirons pas. C'est le procédé de stérilisation adopté par les « *Gouttes de lait* », qui de plus *maternisent* le lait de vache, c'est-à-dire le ramènent le plus possible à la composition du lait de femme par l'adjonction d'eau, de sucre, de crème, de façon à réduire la proportion trop grande de caséine. Le tout, en des flacons stérilisés, contenant la quantité nécessaire à une tétée. Autant de flacons que de tétées, avec un bouchage hermétique au moyen d'une coiffe de caoutchouc qu'on remplace, au moment de l'emploi, par une tétine conservée après lavage dans l'eau bouillie. A ce moment, le flacon qui sert de biberon a été chauffé au bain-marie à 37°.

Pasteurisation.

Voilà assurément le procédé le plus sûr de stérilisation du lait. Avec beaucoup de soins de propreté des vases qui reçoivent le lait, de ce lait lui-même depuis sa sortie du pis de la vache (soumise à l'épreuve de la tuberculine) jusqu'au moment où il va servir à l'enfant, pourrait-on arriver à une antisepsie suffisante ? Peut-être. Le lait, coupé comme il convient (quart d'eau), sera pasteurisé au commencement de la journée et chauffé au moment voulu, conservé dans un vase, comme la marmite d'Escherich. Cette marmite a dans son couvercle un tube qu'on bouche avec de l'ouate, à sa base un robinet qui permet de prendre le lait. Elle est immergée avec sa provision dans l'eau bouillante pendant une 1/2 heure. Le biberon sera dépourvu de tube de caoutchouc, il sera de nettoyage facile, tenu à la main pour la tétée.

On voit toutes les complications que suscite l'allaitement artificiel dans sa préparation. Son emploi demande une attention de tous les instants qu'une mère ne confiera qu'à une garde soigneuse, en attendant qu'elle en prenne elle-même la charge. Les doses, la régularité d'administration, la correction prompte des troubles intestinaux inhérents à cette méthode, sont d'une extrême importance. Aussi ne saurions-nous trop recommander le tableau suivant fait par le professeur Marfan.

On verra que le professeur Marfan emploie le sucre de lait ou lactose, ce qui est préférable sans être indispensable. On remarquera également qu'il attend 10 mois pour la première bouillie et qu'il recommande par conséquent l'alimentation lactée exclusive jusqu'à cette époque. Beaucoup de médecins estiment qu'un enfant vigoureux, sans accrocs digestifs, nanti de ses incisives, peut sans dommage aborder la bouillie à six mois, surtout s'il est élevé au sein. On la donne alors dans la matinée, au lieu et place d'une tétée ou d'un biberon, au risque de revenir aussitôt au lait seul, si quelque trouble semblait en résulter. La bouillie ayant fait son chemin pendant un mois ou deux, avec la petite variété que donnent les différentes farines employées (farine d'avoine, lactée, racahout, nutrilactine), on admet l'œuf cru battu avec la poudre de sucre, ou à peine tourné à la chaleur. Après dix mois seulement, les panades passées, et après douze mois le bouillon gras, le potage gras. Avec la surveillance assidue des garde-robes, du poids hebdomadaire, une surprise et un danger ne sauraient se rencontrer.

POIDS DE L'ENFANT	AGE	NOMBRE DE TÉTÉES		Intervalles des repas	QUANTITÉ approximative par biberon		QUANTITÉ PAR JOUR		TOTAL	LACTOSE
		Jour	Nuit		Lait	Eau	Lait	Eau		
3k250	1 j.	4	0		5 gr	5 gr	20 gr	20 gr	40 gr	2 gr
	2 j.	6	0	3 h.	10 »	10 »	60 »	60 »	120 »	6 »
	3 j.	6	1	—	25 »	25 »	175 »	175 »	350 »	17 »
	4 j.	6	1	—	30 »	30 »	210 »	210 »	420 »	20 »
	5 à 30 j.	6	1	—	50 »	25 »	350 »	175 »	525 »	20 »
3k750	à 1 mois	6	1	—	65 »	30 »	455 »	225 »	680 »	20 »
4k500	à 2 mois	6	1	—	75 »	40 »	525 »	275 »	800 »	30 »
5k250	à 3 mois	6	1	—	85 »	35 »	600 »	250 »	850 »	25 »
6k	à 4 mois	6	1	—	100 »	30 »	700 »	200 »	900 »	20 »
6k700	à 5 mois	6	1	—	115 »	25 »	775 »	125 »	900 »	20 »
7k150	à 6 mois	6	0	—	145 »	15 »	875 »	50 »	925 »	20 »
7k600	à 7 mois	6	0	—	160 »	0 »	975 »	0 »	975 »	20 »
7k900	à 8 mois	6	0	—	165 »	0 »	1.000 »	0 »	1.000 »	20 »
8k200	à 9 mois	6	0	—	175 »	0 »	1 050 »	0 »	1.050 »	20 »
8k500	à 10 mois	5	0	—	200 »	0 »	1.600 » plus une bouillie	0 »	1.200 »	20 »

En résumé, ce sont les fautes dans l'alimentation

qui tuent le nouveau-né... Ces fautes sont dans la *quantité*, suralimentation qui peut se faire même dans l'allaitement maternel, et dans *la qualité*, qui est le gros malheur de l'alimentation artificielle.

Tout enfant dont le poids hebdomadaire n'est pas

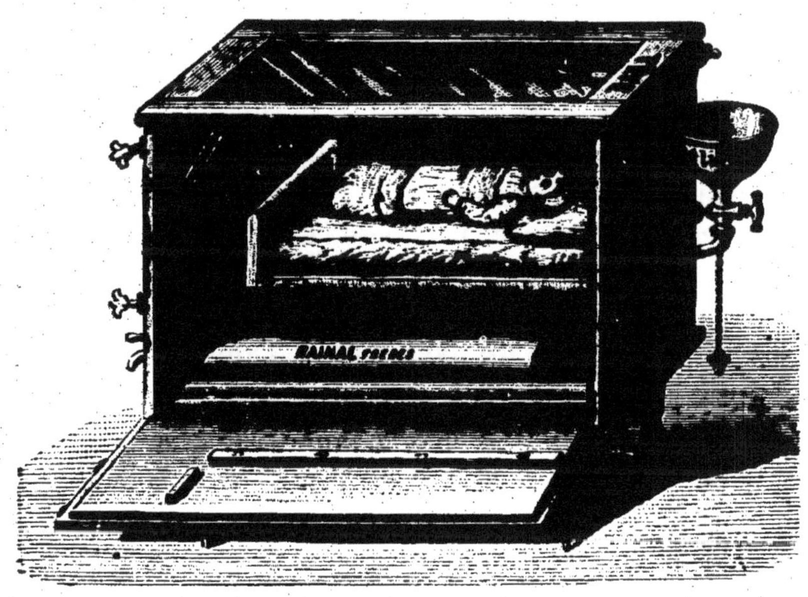

Couveuse.

en progression constante, souffre et recule. L'explication s'en trouve dans des selles indigérées, selles blanches compactes ; dans les selles irritatives, vertes, grumeleuses, muqueuses, fluides et trop fréquentes. Il faut promptement aviser.

Un autre ennemi du nouveau-né, surtout dans les **Froid.** premiers jours et les premières semaines de sa naissance, en proportion de sa petitesse relative, est le froid. Les prématurés, les très petits, doivent être

Couveuse. revêtus d'ouate et sinon mis dans la *couveuse* à 25 ou 30°, entourés de boules d'eau chaude et ainsi enfermés dans les rideaux du berceau, qui supplée à la couveuse.

Soins généraux. Nous avons, chemin faisant, indiqué presque tout ce qui constitue les *soins généraux* du nouveau-né. Nous insistons sur l'exquise propreté dont il doit être entouré. Le bain quotidien suivi d'une friction sèche et chaude, la poursuite obstinée de toute concrétion sébacée, surtout sur le cuir chevelu, le lavage à l'eau

Propreté. alcoolisée ou boriquée des plis de la peau et le poudrage, doivent faire partie de la toilette de chaque matin, sans préjudice des lavages partiels de la journée. C'est un signe de produits digestifs mauvais que les rougeurs du pourtour de l'anus et des régions de la peau des cuisses, en contact avec les déjections. Il faut, en ce cas, changer l'enfant dès qu'on le suppose sali, le laver à l'eau plutôt fraîche et bouillie. Ne jamais enduire de corps gras ou de pommades, mais poudrer largement et ouater. Ces inflammations, qui s'exulcèrent vite, si l'on n'y prend pas garde, sont très douloureuses.

Sa chambre. L'enfant a besoin de plus d'air que l'adulte, sa chambre est son lieu de séjour presque constant, il convient donc de se préoccuper des conditions hygiéniques de cette chambre, de son cubage, de la pureté de son air, de sa propreté, de son éclairage. Toutes ces choses ont une grande influence sur son développement.

Le lit. Son lit sera chauffé en hiver et pendant les premières semaines surtout. On ne bercera jamais. Quand on couche l'enfant dans un panier portatif ou moïse, ce panier sera surélevé ; l'air au ras du sol est plus mauvais et plus froid.

La première sortie se fera au bout de 15 jours en été, au bout de six semaines en hiver, et dès lors tous les jours, sauf par les mauvais temps et les grands froids. Il sera conduit dans les endroits aérés et tranquilles. Il sera porté de préférence horizontalement pour éviter à son ossature, molle encore, le poids lourd de sa tête ; jamais sur le même bras. A ses premières sorties l'air extérieur lui sera tamisé par un voile assez épais.

La première sortie.

Les indications que nous pouvons donner à la garde sur les maladies du nourrisson dans ses premières semaines, sont les suivantes : soumettez vite au médecin tout ce qui concerne les troubles digestifs sérieux : diarrhée, vomissement. La constipation est moins grave, se combattra avec de petits lavements d'eau tiède, donnés à la poire de caoutchouc, avec une canule molle ; ou en faisant prendre un peu d'eau bouillie entre les tétées. Elle indique quelque modification utile dans le régime.

Sur la pathologie du nouveau-né.

Mais surtout si vous apercevez une gouttelette de pus entre les paupières de l'enfant, hâtez-vous de consulter. Vous avez peut-être affaire à cette terrible affection nommée *ophtalmie purulente des nouveau-nés*, qui perd l'œil en un jour ou deux. Sachez d'autre part qu'un œil atteint peut contaminer l'autre, peut contaminer aussi vos propres yeux. Prenez pour tout ce qui touche l'œil et pour vos mains les précautions antiseptiques les plus sévères.

Ophtalmie du nouveau-né.

Le muguet

Enfin, le muguet sera très rare si les soins de propreté du bout du sein, de la tétine, ont été pratiqués suivant les indications que nous avons données. C'était le fait de la malpropreté ignorante d'autrefois, des suçons, avec lesquels on prétendait consoler l'enfant ! Le muguet est produit par un champignon (*oïdium albicans*) qui se développe sur la muqueuse buccale. Le balayer avec le doigt entouré d'un linge fin trempé dans de l'eau de Vichy, badigeonner ensuite avec un collutoire au miel rosat et borate de soude.

Pas de remèdes.

J'ai souvent vu des sages-femmes ou des gardes, et ce ne sont jamais les meilleures, céder à la manie de la prescription médicale, qui, en droit et en raison, leur est absolument interdite. Et alors se dresse autour du nouveau-né, dont la vie si frêle a déjà tant à lutter contre les erreurs de l'hygiène, le danger énorme du soi-disant remède. Il crie parce qu'on a surchargé son estomac, il crie pour les causes nombreuses dont ce cri est l'unique expression, on lui répond par « le trésor du berceau », sirop de M. X. ou Y., outrageusement vanté dans le prospectus. On le trouve ballonné ou constipé, vite la cuillerée à café de sirop de chicorée ou de pommes de reinette ! Plus tard « les dents », puis « les vers » amèneront aussi leur cortège de spécialités infinies. Et les étagères s'encombrent de fioles autour du petit malheureux. Sinistre armée, qui n'apporte à ses souffrances inexprimées qu'une horreur de plus. C'est, en effet, sous la forme de spécialités pharmaceutiques, commode pour elle, mais condamnable comme toute inconscience, que la garde-malade a le tort de prescrire des remèdes. Ne le faites jamais. Quand votre sagacité, votre savoir ne paraissent pas suffire, vous continuerez à faire ce que vous devez en ouvrant la porte au médecin, au lieu de la lui fermer par l'illusion d'un moyen dont la portée vous est forcément inconnue. Se substituer au médecin, ou simplement saper son autorité dans une famille et près d'un malade, est le plus mauvais service qu'une garde puisse rendre à ce malade.

QUESTIONNAIRE

Que ferez-vous dans un cas d'accouchement par surprise ?

La mère ? L'enfant ?

Le bain de l'enfant ? — Le pansement du cordon ? — La toilette quotidienne ?

Quelles sont les méthodes d'habillement de l'enfant ?

Pourquoi ne couche-t-on pas un enfant sur le dos ? — avec sa mère ?

Quelle est la mortalité infantile en France actuellement ? pourquoi ?

Quelles sont les règles de l'allaitement maternel ?

Faut-il nourrir l'enfant la nuit ?

Pourquoi un enfant crie-t-il ?

Quelle est la durée d'une tétée ?

Quels sont les moyens de contrôle de la nutrition de l'enfant ?

Que pèse un enfant moyen à sa naissance ?

Quels doivent être les progrès par semaine ? — par jour ?

Le poids moyen des tétées ?

Que doit être la bonne garde-robe ? — la mauvaise ?

Qu'est-ce que l'allaitement mixte ?

D'où viennent les dangers de l'allaitement artificiel ?

La tuberculose est-elle contagieuse par le lait de la vache ?

Qu'est-ce que la stérilisation du lait ?

Les méthodes ?

Les inconvénients ?

Qu'est-ce que la pasteurisation ? — sa température ? — celle de la stérilisation ?

Qu'est-ce que le lait maternisé ? — à quelle température donnez-vous le biberon ?

Connaissez-vous plusieurs procédés de pasteurisation ?

Quel est l'intervalle des tétées ?

Quand la première bouillie ?

Avec quoi la fait-on ?

Quand le potage gras ?

Le froid pour l'enfant ?

Qu'est-ce que l'enfantin ?

Bercerez-vous un enfant ?

Où mettrez-vous le moïse ?

Quel est le danger de la suppuration des paupières les premiers jours ?

Qu'est-ce que le muguet ?

CHAPITRE XXVII

L'HYGIÈNE DU NOURRISSON

Les types d'allaitement — l'allaitement artificiel — le lait de femme, les différents laits, le lait de vache — le coupage du lait — la physiologie du lait de femme et de vache.

Les microbes du lait — le lait primitivement stérile — le lait tuberculeux. — Atténuations virulentes. — Désinfection.

Laits centrifugés — humanisés — « gouttes de lait » — laits concentrés.

Le mode d'administration — le sevrage — hâtif — tardif.

Hygiène de la bouche — de la circulation — de la respiration — de la peau — de l'appareil locomoteur — du système nerveux chez le nouveau-né.

Cette question de l'élevage de l'enfant est si importante, l'enfant est victime de tant d'erreurs et de tant de préjugés, qu'on nous pardonnera d'entasser ici pour la jeune mère et pour la garde un certain nombre de renseignements et de conseils. Il meurt une telle quantité de nouveau-nés parce qu'on ne sait pas les soigner, surtout parce *qu'on ne sait pas les nourrir!* L'enfant est avant tout un tube digestif. Il relève de l'hygiène et non de la thérapeutique. Reconnaître et redresser à temps une déviation de régime est autrement utile que de lui trouver un remède.

Le types d'allaitement.

Le point essentiel de l'élevage est donc l'allaitement. Plus on s'éloigne du type naturel, plus la mortalité infantile augmente. 1° Le type naturel est l'allaitement par la mère. 2° Après lui vient l'allaitement mixte : la mère aidée du biberon. 3° L'allaitement par une nourrice sous les yeux de la mère 4° L'allaitement artificiel conduit par la mère elle-même, suivant les principes scientifiques. 5° L'allaitement par une nourrice au sein à distance. 6° L'allaitement artificiel à distance. Dans cette dernière condition de l'enfant, la mortalité est de 60 0/0. Avec une surveillance assidue, la mortalité dans l'alimentation artificielle est encore de 45 0/0 (1). La mortalité au sein n'est que de 29 0/0.

L'allaitement artificiel.

Si défectueux qu'il soit, il faut pourtant subir cet expédient de l'alimentation artificielle ; le nombre des enfants qu'il est impossible, par une quantité de raisons, d'élever au sein sera toujours légion. Il en résulte qu'il n'y a pas en ce sujet de détail indifférent et que chaque détail doit être scrupuleusement fouillé. Le problème n'a pourtant que deux termes : le lait, le mode d'administration.

Le lait de femme.

Le lait doit se rapprocher le plus possible du lait de femme, avoir ses qualités nutritives et digestives, et être comme lui *stérile*, c'est-à-dire privé de germes vivants qui peuvent ou l'altérer ou produire des

(1) Clinique Baudeloque, service du professeur Pinard, 1894. Mad. Dlusks.

maladies. C'est un idéal qui n'est pas encore réalisé.

Le lait animal qui se rapproche le plus possible du lait de femme est le lait d'ânesse. Après lui le lait de jument. Le lait de chèvre, trop riche en caséine. est inférieur au lait de vache et ne serait supporté, d'après Tarnier, que du 4e au 6e mois. Il n'y a de réellement pratique que le lait de vache.

Or, chimiquement le lait de vache s'éloigne singulièrement du lait de femme. Ils ont la même quantité de matières grasses ou *beurre*, mais le lait de vache contient le double de *caséine*. Le coupage, qui équilibrerait, avec une quantité voulue d'eau pure, la proportion, diminue celle des autres principes non moins importants, tels que le beurre, le sucre et surtout les sels, les sels de chaux en particulier. Le lait de vache.

Faut-il couper le lait ? — Non, disent les uns, et des plus autorisés, comme Budin, Variot, Chavanne, Heubner. Donnez-le pur dès la naissance. Coupage du lait.

Le lait non coupé, disent les autres (Marfan, Baginsky, Biedert), amène la dyspepsie avec gros ventre ; coupez-le au tiers à la naissance, venez au quart à la fin du 1er mois, maintenez-vous à cette dose jusqu'au 5e ou 6e, et alors lait pur. Cette ligne de conduite nous paraît la meilleure, bien que nous n'admettions en pratique rien d'immuable, à la condition de faire des essais prudents et d'observer scrupuleusement les digestions.

Il faut couper le lait avec de l'eau pure, c'est-à-dire de l'eau bouillie, ou des eaux minérales à faible minéralisation, comme Evian, Vittel, Alet. Les décoctions de gruau, de riz, d'orge, de pain, de gomme, fermentent facilement, ajoutent à l'eau des substances farineuses pour lesquelles l'intestin de l'enfant n'est pas prêt. Ne les employez pas.

Un peu de sucre, de préférence le sucre de lait, un gramme pour cent, un peu de sel, sont favorables à la digestion du lait en comblant les vides à cet égard faits par le coupage.

Physiologie du lait. Du lait de femme

Le lait n'est pas seulement un produit chimique, c'est un liquide pour ainsi dire vivant, et comme tel il prend à l'organisme producteur des qualités qui échappent à toute analyse, mais modifient beaucoup ses vertus nutritives ou digestives. Une colère ou une émotion vive d'une nourrice donnent à l'enfant des vomissements ou de la diarrhée. Les irrégularités alimentaires ont sur le lait une action indéniable, et sans aller jusqu'à l'interdiction inexplicable de différentes substances aux nourrices (les choux, l'oseille, les asperges, la salade, le cresson, la glace, etc.), puisque le sein, la glande mammaire, puise le lait dans le sang, où les produits alimentaires ne se retrouvent plus, il est certain qu'une vie calme, surveillée au point de vue digestif, régulière, exempte d'émotions, est une condition indispensable de bon allaitement.

Il est également certain que le sang et par conséquent le lait peuvent véhiculer des maladies dont l'étude et la détermination relèvent exclusivement du médecin. Mais ce que tout le monde doit connaître, c'est que rien ne se transmet vite et bien de la nourrice au bébé comme l'alcool et les médicaments. Le secret d'agitations bizarres de l'enfant, d'indigestions, de convulsions, d'arrêt de développement, est souvent dans la dose excessive de vin ou de boissons fermentées qu'absorbe la nourrice. La nourrice mercenaire est le plus souvent une femme malheureuse, privée de tout chez elle, car la misère seule peut amener une mère à quitter et souvent à sacrifier son enfant pour un autre ; elle a soif, très soif (une nourrice qui fournit un litre de lait et plus par jour doit le retrouver dans ses boissons), elle a du vin à discrétion, elle boit et elle boit trop, inconsciemment.

La ration quotidienne de vin ou de bière d'une nourrice ne doit pas dépasser un demi-litre.

De même, combien de conditions peuvent modifier le lait de vache en ses qualités digestives et nutritives ! La race, la saison, les indispositions inexprimées de l'animal, ses aliments, certains herbages, le trèfle gâté, les drèches fraîches ou sèches de brasseries ou de distilleries, la mauvaise eau des mares, la malpropreté de l'étable, font un lait insupportable et malfaisant, que l'examen extérieur ne révèle jamais tel, non plus que l'analyse chimique. L'estomac de l'enfant n'y manque pas et les accidents s'engrènent aussitôt. Il y a des différences de densité et de qualité de lait dans la même traite et pour la même vache. Le lait du commencement de la traite ne ressemble pas, à l'analyse, à celui du milieu et de la fin. La moyenne des garanties se trouve donc dans le mélange de la traite d'une étable et non dans le lait d'une vache en particulier. Les insuffisances ou imperfections de l'un se

Du lait de vache.

fondent ou s'atténuent dans les qualités des autres.

Mais les imperfections chimiques ou physiologiques du lait ne sont rien auprès de ce qui résulte des ensemencements microbiens, qu'il subit avec une facilité dont on n'a l'idée que lorsqu'on l'a étudié, infections dont le résultat est double : altération du lait à brève échéance, introduction par lui dans l'organisme d'éléments pathogènes les plus dangereux.

Traite stérile.

Voici un procédé de traite des vaches qui a donné du lait stérile : 1° le pis est lavé à l'eau bouillie, puis à l'eau boriquée saturée. 2° Le trayeur a les mains antisepsiées, c'est à-dire savonnées et passées à un antiseptique. 3° Il a soin pendant la traite que le lait ne touche pas à ses mains. 4° Le lait est reçu directement dans un récipient stérilisé, puis dans des bouteilles également stérilisées, hermétiquement fermées. 5° Le commencement de la traite n'est pas recueilli, il sert à laver les conduits galactophores du pis. Quand réalisera-t-on ce prodige du lait stérile ?

Les microbes du lait.

Après une traite ordinaire, on trouve de 19 à 320 germes par centimètre cube de lait, une heure après 900 à 23.000, 24 heures après de 3.000.000 à 6.000.000 1/2 par centimètre cube.

Il y a parmi ces germes : les agents de la transformation du sucre de lait ou fermentation lactique, les agents de la transformation de la caséine, les agents de la transformation visqueuse, du lait jaune, du lait bleu, du lait rouge, du lait amer, du lait rance. Voilà pour sa décomposition. Reste la pléiade des agents pathogènes.

Le lait tuberculeux.

Ce milieu de culture parfait pour tous les microbes les a presque tous transmis. Les faits sont nombreux dans la science, de contagion de fièvre typhoïde, de diphtérie, de pyohémie, de péripneumonie, de fièvre aphteuse, de dysenterie et de choléra, de diarrhées colibacillaires par le lait. Mais la grosse préoccupation est la tuberculose, qui, comme on sait, est fréquente chez la vache où elle était depuis longtemps connue sous le nom de « la pommelière ». Cinq pour cent au moins des vaches amenées à l'abattoir sont atteintes de la pommelière. Dans les campagnes, où l'on abat sans contrôle, surtout des bêtes suspectes ou en mauvais état, la proportion est beaucoup plus considérable. Et alors la question est celle-ci : la vache tuberculeuse donne-t-elle un lait tuberculeux, sans avoir des lésions tuberculeuses de la mamelle, lésions qui sont assez promptement reconnaissables ?

Le lait tuberculeux d'une mamelle malade ne fait aucun doute. Il semble, en plus, établi aujourd'hui d'après les analyses les plus exactes, que le lait d'une vache pommelière est infecté de tuberculose dans la proportion de plus de 50 0/0. Le fait doit être actuellement considéré comme acquis. Acquis également cet autre fait, de la tuberculose intestinale donnée à des enfants par un lait tuberculeux.

Ses atténuations virulentes.

On décèle la tuberculose chez la vache par l'épreuve de la tuberculine ; c'est un premier moyen contre cet épouvantable danger. On est arrivé ensuite à reconnaître que l'intestin se prête beaucoup moins à l'inoculation que le poumon ; que le suc gastrique était un milieu très défavorable au bacille, bien que cette propriété soit moins grande chez l'enfant ; que la dilution du lait tuberculeux (condition réalisée par le mélange de la traite d'une étable) atténuait la virulence, et qu'enfin, avant même d'en savoir la valeur désinfectante, on avait contre cette virulence le chauffage du lait.

Sa désinfection.

C'est en effet dans la chaleur qu'est la désinfection. Quel degré doit-elle atteindre pour donner la sécurité? Nous avons dit dans le chapitre précédent 80° pendant 5 minutes, ou 70° pendant plus longtemps. Cette *pasteurisation*, répétée à quelques heures d'intervalle, arrive à une stérilisation absolue. L'inconvénient est l'incertitude d'une mesure exacte de la température, l'à peu près, auquel les appareils de Soxhlet, Budin, avec les réglementations qui les accompagnent, remédient d'une façon suffisante, sans être complète.

Le lait entre en ébullition à 98°. Il n'est complètement débarrassé de germes et spores, c'est-à-dire complètement stérile qu'à 110° pendant 3/4 d'heure, ou avec un chauffage sous pression à 125° pendant deux minutes. Seulement ces hautes températures modifient le lait dans sa qualité nutritive et surtout digestive. Il devient mauvais, lourd et désagréable.

Il faut se contenter d'une stérilisation relative. Elle est en tout cas suffisante pour le germe de la tuberculose.

Le lait bouilli.

Le lait bouilli à la température ordinaire est supporté ; il l'est autant que le lait cru, il l'est moins que le lait pasteurisé.

Nous ne ferons que nommer le lait centrifugé, humanisé, maternisé, c'est-à-dire chimiquement ramené aux proportions du lait de femme, puis stérilisé par différents systèmes qui sont employés dans les établissements spéciaux, dans les « gouttes de lait ». Ces entreprises, sérieusement conduites, sont absolument louables, rendent d'immenses services et ont contribué partout dans une notable mesure à diminuer la mortalité infantile. C'est la preuve de leur raison d'être et de l'excellence de leurs procédés.

Laits centrifugés; humanisés — « gouttes de lait ».

Quant aux laits concentrés, laits en pâte, en poudre, en tablettes, ils constituent assurément une ressource, mais ne sont qu'un pis-aller dont il faut se défier à cause des altérations que le temps apporte forcément à ces produits.

Laits concentrés.

Enfin, le mode d'administration du lait est de non moindre importance que la qualité du lait. Les règles en ont été formulées ci-dessus; le tableau de Marfan les résume clairement. Nous insisterons simplement ici sur la propreté nécessaire pour continuer jusqu'à la bouche de l'enfant l'asepsie du lait si péniblement acquise. Propreté du bout de sein, maternel ou artificiel. Chaque tétée doit se précéder et se suivre d'un lavage soigneux du mamelon avec l'eau bouillie et une solution antiseptique. La tétine en caoutchouc est, après l'emploi, lavée à l'eau bouillante et maintenue dans une solution boriquée. Le biberon est énergiquement frotté à l'aide d'un goupillon on crin dur dans l'eau bouillie, et plongé dans la même solution. Sans ces précautions toute stérilisation est illusoire. Le biberon est simple, fait

Le mode d'administration.

pour être tenu à la main lors de la tétée ; les tubes sont un reste de barbarie.

Le sevrage. Il vient un moment où l'enfant doit passer du régime lacté exclusif au régime lacté mixte, c'est-à-dire adjoindre à son régime d'autres aliments que le lait. C'est le sevrage. Il ne doit jamais être brusque. Il n'a pas d'époque de début absolue. Le moment dépend de plusieurs facteurs : 1° l'état général de l'enfant ; 2° la poussée dentaire ; 3° les accidents intestinaux qu'il a pu éprouver ; 4° la saison. Les chaleurs de l'été constituent une période intestinale critique : il reste le printemps, ou l'automne et l'hiver. Il ne faut jamais sevrer à un moment de poussée dentaire ; il faut reculer le sevrage d'un nourrisson qui est et a été atteint de diarrhée, de dyspepsie, d'un nourrisson chétif. Quand un enfant est vigoureux, a poussé ses premières incisives à 5 ou 6 mois, est et a été indemne de souffrances digestives, si la saison est favorable, si par ailleurs il y a quelque intérêt à aider la mère, il peut aborder à 6 mois sa première bouillie, avec précautions et surveillance des selles. S'il est au biberon et qu'il l'ait bien supporté jusque-là, il ne trouvera pas une difficulté nouvelle dans la digestion de sa bouillie. Le sevrage est œuvre de tâtonnement et de lenteur.

Donc, à six mois, dans certaines conditions, un repas dans la matinée, partiel d'abord, c'est-à-dire un peu de bouillie, puis le lait ; peu à peu, repas complet. C'est une bouillie à base de lait faite avec les farines d'avoine torréfiée (Morton), de maïs, arrow-root, manioc, gruau, orge, riz.

A 8 mois : deux repas semblables, le second dans le milieu de l'après-midi.

A 12 mois: trois repas: bouillon gras, potage gras, à la place toujours d'un repas de lait : plus un litre de lait par jour. L'œuf cru, ou à peine tourné à la chaleur, est admis dans les potages, et seul, à partir de 8 mois.

La viande, à 24 mois. Pas de vin avant trois ans, et vin très mouillé d'eau. Repas toujours strictement réglés. Jamais rien entre les repas Les repas espacés de 3 heures pour les petits repas, de 4 heures pour les grands.

Petits repas : 8 heures du matin et 3 heures de l'après-midi.

Grands repas : midi et 7 heures.

Un sevrage hâtif est dangereux ; c'est une erreur de donner avant six mois à un enfant quoi que ce soit, hormis le lait. C'est une erreur de donner la panade avant 10 mois ; de multiplier les repas plus que nous l'avons indiqué ; d'y introduire autre chose que ce que nous avons dit. Sevrage hâtif.

Un sevrage tardif est également dangereux. A partir de 10 mois, l'alimentation exclusivement lactée ne suffit plus à l'enfant sain. Si on insiste, il s'arrête dans son développement et s'étiole. Sevrage tardif.

Elevé au biberon, son estomac n'a rien à redouter de la bouillie à base de lait qui ne présente qu'une différence insensible avec le biberon. Elevé au sein, il ne trouve plus en qualité, sinon en quantité, un lait suffisamment riche. Invariablement, la nourrice se surmène et s'étiole à son tour. De sorte qu'il y a pour les deux un avantage sérieux à ce que l'époque du sevrage, compris ici comme *suppression du sein*, se trouve (suivant la dentition. la saison et la situation générale de l'enfant) entre 12 et 15 mois, au plus tard. Il faut laisser aux Japonaises ces allaitements prolongés jusqu'à 5 et 6 ans, qui sont aussi inutiles que ridicules.

Sevré du sein, l'enfant ne l'est jamais du lait, lequel constitue jusqu'à sa deuxième année (où commence la seconde enfance) la base de son alimentation. Seulement, à cette époque de sa vie, les difficultés de l'alimentation lactée sont surmontées, il n'est plus question de coupages, de précautions infinies, mais de l'hygiène générale de cet aliment.

On voit que lorsqu'au début de ce chapitre nous disions : « la vie du nouveau-né, son hygiène, se ré« sument dans son alimentation bien conduite, « l'enfant est, avant tout, un tube digestif », nous n'exagérions rien. En dehors de cette question primordiale, le reste se trouve avoir été suffisamment indiqué. Les quelques conseils suivants nous semblent pourtant encore utiles à donner.

Hygiène de la bouche.

Ayez bien soin de la bouche de l'enfant, ce vestibule de l'estomac. Ne laissez pas de concrétions de lait fermenter dans un repli des joues, le long des gencives. A la moindre rougeur inflammatoire, lavez avec un tampon d'ouate hydrophile monté, imbibé d'eau boriquée. Pensez que la bouche est le réceptacle de nombreux germes qui peuvent devenir mauvais. Les hochets, des bâtons de guimauve, les suçons, sont d'usage détestable.

Défiez-vous de cet instinct de l'enfant de tout porter à sa bouche, des objets malpropres laissés à sa portée, de la peinture des jouets. Quand la gencive se gonfle et travaille sous l'effort de la dentition, frottez-la de temps en temps avec le doigt bien propre ou un tampon boriqué ; évitez le miel rosat, les sirops dits de dentition.

De la circulation — chaleur.

L'enfant a une surface de rayonnement calorique proportionnellement considérable, contre laquelle il lutte par une circulation plus énergique et une nutrition plus active ; aidez-le en le couvrant et en l'abritant. Il est frileux. Mais, quel que soit le mode de vêtement que vous adoptiez, ne le ligotez pas, ne le comprimez pas, laissez-lui la possibilité de quelque mouvement. Ces pauvres petits sanglés, ficelés dans certains maillots, ou épinglés dans des oreillers qui les surplombent, font mal à voir.

Aération. Poussières.

Il a besoin de beaucoup d'air, et d'air pur ; il lui faut ses 15 à 20 mètres cubes d'un air bien renouvelé et bien lumineux. Ce grand purificateur de l'air, le soleil, est son ami. Pourquoi les rideaux de berceau hermétiquement clos qui le confinent et l'étouffent ? Rappelez-vous, pour lui surtout, les inoculations possibles contenues dans les poussières. Ni balai, ni plumeau autour de lui ; pas de tapis. Le balayage et l'essuyage humides.

Hygiène de la peau

Et l'hygiène, la propreté de la peau ! Son importance se décuple chez l'enfant. Donnez le bain fréquent, l'immersion quotidienne. Défiez-vous des éponges, elles sont un réceptacle de germes ; réservez-les du moins pour le nettoyage du périnée et l'enlèvement des matières fécales. Pour le reste, ayez les tampons d'ouate hydrophile que vous jetterez après emploi. Pas de savon pour la toilette de l'enfant avant plusieurs mois. Quand la crasse s'accumule sur certains points, comme au cuir chevelu (l'enfantin), décapez avec une friction à la vaseline ou à l'huile, suivie d'un brossage.

Poursuivez dans tous les plis l'accumulation des concrétions sébacées : la propreté, c'est la santé. Enfin, habituez progressivement l'enfant à l'eau froide.

Hygiène de sa charpente et de ses muscles.

Nous avons signalé déjà la flexibilité de son ossature, plus cartilagineuse qu'osseuse, le danger de faire prendre quelque courbure malheureuse à ses jambes, en le portant sur le même bras toujours, en essayant de le faire marcher prématurément, en faisant porter trop tôt le poids de sa tête et de ses épaules sur ses reins encore faibles. Il y a beaucoup à reprocher à ce sujet aux glissières, aux promeneuses d'enfant, aux bretelles pour les soutenir. Le premier exercice musculaire de l'enfant doit être la roulade sur le tapis et la marche à quatre pattes, c'est-à-dire l'effort, la gymnastique qu'il mesure lui-même.

Hygième du système nerveux.

Relativement enfin au système nerveux de l'enfant, voici quelques points sur lesquels nous appelons la vigilance de la jeune mère ou de la garde. 1° Le nouveau-né est extrêmement sensible aux bruits, surtout aux bruits brusques et stridents. Il sursaute, il crie, il s'effare. Ce choc est mauvais, il est souvent chez les prédisposés un point de départ d'accidents nerveux. 2° Très sensible également le réseau nerveux sous-jacent à la peau qui constitue le tact. Un enfant a une convulsion pour une piqûre d'épingle. Le sinapisme, la compresse d'eau chaude, le contact brusque du froid, provoquent chez lui des réactions considérables. 3° Ne laissez pas un objet ou un point brillant à peu de portée des regards d'un enfant couché dans son berceau. Il a l'hypnose facile. 4° Le besoin de sommeil est énorme pour lui Tout le premier mois il dort et tète. Il ne reste éveillé qu'à partir d'un mois, puis, de plus en plus longtemps. Mais jusqu'à 3 ans et au delà, il lui faut la sieste dans la journée. Jusqu'à 12 ans les heures de sommeil l'emportent sur celles de la veille. N'abrégez jamais son sommeil, couchez-le aux mêmes heures et faites le calme et l'obscurité autour de lui. *Ne bercez jamais*; le bercement imprime au cerveau une trépidation malfaisante. 5° Commencez à la naissance son éducation. L'enfant devient vite un petit tyran ; la première notion qu'il acquiert est celle de l'obéissance de son entourage à son cri, et naturellement il en abuse. C'est vite fait de distinguer le cri de volonté et le cri de souffrance. Laissez crier ce petit volontaire ; apprenez-lui, en le laissant crier, à mettre entre ses tétées l'intervalle réglementaire, à dormir toute la nuit, réservée à son estomac, à sa mère ou à sa garde, comme une indispensable période de repos.

QUESTIONNAIRE

Quels sont les types d'allaitement, d'après la mortalité infantile ? mortalité du biberon et du sein ?

Quelle différence entre le lait de femme et le lait de vache ? Sur quels éléments ? Que fait le coupage ? Avec quoi coupe-t-on le lait ?

Faut-il donner le lait de vache pur ou coupé ? Y a-t-il des inconvénients du lait qui échappent à l'analyse et rendent l'enfant malade ? Dans quelles conditions se produisent-ils, chez la nourrice et chez l'animal ?

Le lait transmet-il à l'enfant l'alcool et les médicaments ? Quelle est la dose quotidienne de vin d'une nourrice ?

Le lait d'une traite de vache est-il uniforme de constitution ? Pourquoi y a-t-il avantage à prendre du lait mélangé de la traite d'une étable ?

Comment pourrait-on obtenir une traite stérile ? par quelles précautions ?

Le lait ordinaire contient-il des microbes ? Dans quelle proportion et que devient la culture ?

Le germe de la tuberculose se trouve-t-il dans le lait de vache ? Souvent ? Même quand la mamelle n'est pas malade ?

Comment peut-on s'en préserver ?

Comment désinfecte-t-on le lait ? La pasteurisation. La désinfection complète. Ses inconvénients. A quel degré le lait entre-t-il en ébullition ? La pasteurisation est-elle une désinfection complète ?

Qu'est-ce que le lait humanisé ? les laits concentrés ? Comment administrerez-vous le lait au nourrisson ? Quelles précautions pour le bout du sein, la tétine, le biberon ?

Qu'est-ce que le sevrage? Son époque? Ses contre-indications, sa méthode ? Quand est-on autorisé à donner à un enfant le bouillon gras, le vin, la viande? Distribution des repas? Quels sont les inconvénients d'un sevrage hâtif? tardif?

Comment surveillerez-vous la propreté de la bouche du nourrisson? Que valent les hochets, les suçons? Que ferez-vous à la poussée de dentition?

Pourquoi l'enfant est-il frileux?

Que pensez-vous des rideaux, des poussières, autour de l'enfant? des éponges? Quand emploierez-vous le savon pour sa toilette?

Les glissières, promeneuses, bretelles sont-elles mauvaises? Pourquoi?

Quelles précautions faut-il prendre contre les bruits autour de l'enfant? la sensibilité de sa peau? Son besoin de sommeil? Quand doit commencer l'éducation d'un enfant, comment?

PLAN D'ÉTUDES

des notions d'Anatomie et de Physiologie élémentaire nécessaires à une Garde-Malade

SOUS FORME DE QUESTIONNAIRE.

Qu'est-ce qu'un élément anatomique — un tissu — un organe — un appareil — un organisme — l'anatomie ?

Qu'est-ce que la physiologie ?

Qu'est-ce que la cellule ?

Les trois divisions du corps humain — tête — tronc — membres.

La peau — l'épiderme — les ongles — les poils — follicules — glandes sébacées — sudoripares — la sueur — la mamelle.

Le derme.

La peau organe du toucher ou tact. — Sensations tactiles — actions réflexes.

Le tissu cellulaire sous-cutané. — Le fascia superficiel. — Aponévroses d'enveloppe — et tendons d'insertions.

Les muscles — contraction — élasticité — tonicité. — Le travail musculaire — les muscles lisses.

Les os — périoste — os longs — plats — courts — diaphyses et épiphyses — apophyses.

Articulations — sutures et diarthroses — ligaments intra et extra-articulaires.

Le crâne, combien d'os ? — Nommez-les.

Nerfs — moteurs et sensitifs — circulation nerveuse.
Système ganglionnaire ou sympathique.

Sens. — L'œil — ses membranes — ses humeurs — conjonctive — paupières — voies lacrymales et glandes.
Audition. — Oreille — ses divisions — externe — moyenne — interne.
Odorat. — Les fosses nasales.
Le goût.
Le toucher.

Sécrétions. — Tableau des liquides sécrétés en 24 heures par le corps humain.
Le rein — son siège — sa fonction.
Matière sébacée.
Mucus.

DICTIONNAIRE DES MOTS SCIENTIFIQUES

EMPLOYÉS DANS « LE LIVRE DE LA GARDE-MALADE »

OU DANS LE LANGAGE MÉDICAL ORDINAIRE

A

Abcès. — Collection de pus, située le plus souvent sous la peau, qui est alors rouge, chaude et tendue.

Abdomen. — Moitié inférieure du corps depuis la poitrine jusqu'au pli de l'aine.

Acné. — Eruption pustuleuse des glandes sébacées.

Adénite — Inflammation des glandes et des ganglions lymphatiques.

Aine. — Région qui sépare l'abdomen de la partie supérieure de la cuisse, marquée par un pli oblique : — le pli de l'aine.

Aisselle. — Le creux situé entre le bras et le tronc.

Albumine. — Liquide transparent, à peu près sans saveur, qui compose presque entièrement le blanc d'œuf, et se coagule par la chaleur. L'albumine existe dans le sang (etc.).

Albuminurie. — Etat de maladie dans lequel les urines contiennent de l'albumine. L'albuminurie signifie : maladie des reins ou du sang.

Albuminoïde. — Substance qui ressemble à l'albumine ou en contient, comme la caséine.

Amygdales. — Petits organes de la forme et de la grosseur d'une amande, qui sont situés de chaque côté du fond de la gorge, entre les piliers du voile du palais.

Anatomie. — Connaissance des diverses parties du corps, obtenue à l'aide de la dissection.

Anaérobies. — Microbes à la vie desquels l'air n'est pas nécessaire.

Aérobies. — Microbes à la vie desquels l'air est nécessaire.

Animalcules. — Animaux microscopiques : tel celui de la malaria.

Anémie. — Etat de faiblesse et de pâleur passager ou durable, et reconnaissant pour cause une diminution de la quantité ou une altération de la qualité du sang.

Anesthésie. — Insensibilité générale ou locale, que l'on rencontre dans certaines maladies — L'anesthésie chirurgicale est celle que l'on provoque à l'aide de l'éther, du chloroforme ou de la cocaïne avant de pratiquer une opération.

Anévrisme. — Tumeur contenant du sang, formée par la dilatation d'une artère, et située sur le trajet de ce vaisseau, due à une altération des parois artérielles L'anévrisme aboutit toujours à une rupture et à la mort subite.

Angine. — Maladie de la gorge, inflammatoire et infectieuse

Ankylose. - État d'immobilité permanente d'une jointure causée par une soudure des os.

Anorexie. — Perte de l'appétit.

Anthrax. — Furoncles accumulés et soudés en une tumeur inflammatoire volumineuse.

Antidote. — Synonyme de contrepoison.

Antisepsie. — Méthode de destruction des microbes, comprenant tous les agents physiques ou chimiques de destruction dont l'ensemble constitue les :

Antiseptiques. — Moyens ou substances avec lesquels on détruit germes et spores.

Aorte. — La grosse artère qui part du côté gauche du cœur pour fournir du sang rouge à tout le corps.

Aphtes. — Petites ulcérations blanchâtres et douloureuses situées dans la bouche.

Apophyse. — Eminence naturelle des os.

Apoplexie. — Perte de connaissance survenant ordinairement tout à coup et due à une maladie du cerveau, ordinairement hémorrhagie cérébrale, c'est-à-dire rupture d'un vaisseau dans la pulpe même du cerveau, extravasation, compression, paralysie. — Il peut y avoir apoplexie par congestion sans rupture.

Artères. — Vaisseaux qui portent dans tous les points du corps le sang qui a été régénéré par la respiration.

Arthrite. — Inflammation aiguë ou chronique d'une articulation.

Articulation. — Juxtaposition de deux os, maintenus en contact par des ligaments dits articulaires.

Ascite. — Epanchement de liquide dans le ventre, hydropisie.

Asphyxie. — Suffocation due soit à la suppression, soit à certaines altérations de l'air que l'on respire.

Asthme. — Affection caractérisée par une gêne de la respiration revenant ordinairement par accès.

Athrepsie. — Maladie des nouveau-nés, caractérisée par

un amaigrissement lent et progressif. Trouble de la nutrition chez les enfants qui n'assimilent plus et maigrissent, tout en absorbant quelquefois beaucoup.

Atrophie. — Amaigrissement d'une partie du corps, causant la perte de ses fonctions.

Auscultation. — Recherche, au moyen de l'application de l'oreille sur la poitrine, des signes qui permettent de reconnaître une maladie de l'appareil de la respiration (poumons) ou de la circulation (cœur et vaisseaux).

Absorbants. — Substances destinées à l'absorption de liquides ou gaz sécrétés par une partie malade : à l'intérieur, par exemple, la magnésie ; à l'extérieur, l'amidon, le lycopode, le charbon.

Astringents ou **Styptiques.** — Substances qui ont la propriété de contracter les vaisseaux ou les tissus : — le froid, les acides.

Appareil. — Se dit d'un ensemble d'organes concourant à une même fonction : appareil digestif par exemple, qui comprend l'intestin, l'estomac, le foie, la rate. Appareil urinaire : le rein, l'uretère, la vessie, l'urèthre ; appareils respiratoire, circulatoire, moteur, etc.

Appendice. — Petit cul-de-sac de 5 à 15 centimètres de longueur, qui naît de la partie inférieure du cæcum. Son calibre est celui d'une plume d'oie. Il est libre et flottant dans la fosse iliaque droite. Dans sa cavité peuvent s'accumuler des corps étrangers, des concrétions fécales ; causes ou effets de l'inflammation qu'on nomme : **Appendicite**. Cette glande (?) ou ce diverticule intestinal s'enflamme souvent, et les accidents inflammatoires : pus, infections variées, perforations, ont dans la cavité abdominale un retentissement et une gravité faciles à comprendre.

B

Bactérie. — Dénomination d'une variété de microbes : bactérie du charbon.

Bactériologie. — Etude des bactéries ou microbes (en général des infiniment petits).

Bacille. — Dénomination d'une autre variété de microbes : bacile de la tuberculose, du choléra ; bacille virgule.

Blépharite. — Inflammation des paupières.

Borborygmes. — Bruits déterminés dans le ventre par des gaz qui se déplacent au milieu des liquides intestinaux.

Boulimie. — Appétit exagéré, vorace.

Bronches. — Tubes disposés à la façon des branches d'un arbre, et servant à faire pénétrer l'air dans toutes les parties des poumons.

Bronchite. — Inflammation des tuyaux bronchiques des poumons, plus exactement de la muqueuse des bronches.

Broncho-pneumonie. — Maladie qui offre, comme son nom l'indique, un mélange de bronchite et de noyaux de pneumonie. — Plus fréquente chez l'enfant.

Bile. — Liquide jaune verdâtre formé par le foie, et jouant un rôle important dans la digestion. Versé dans le duodénum par le canal *cholédoque*. C'est dans ce canal, formé par la réunion du canal cystique venant de la vésicule biliaire et du canal hépatique venant directement du foie, que les concrétions biliaires, sous forme de calcul, déterminent la colique hépatique.

C

Cal. — C'est la cicatrice d'un os qui a été fracturé.

Calcul — Petite concrétion qui se trouve ordinairement dans la vessie (calcul vésical), pierre — ou dans la vésicule biliaire (calcul biliaire) — ou dans les reins (calcul rénal).

Calomel. — Sel mercuriel très employé comme purgatif et vermifuge chez l'enfant. Se défier avec lui des substances salées ou acides.

Cancer. — Tumeur maligne, destructive des tissus.

Cantharide. — Mouche vésicante qui sert à faire les vésicatoires.

Capillaires (vaisseaux). — Vaisseaux sanguins, situés dans les artères et les veines.

Carcinome. — Une des formes du cancer.

Cardiaque. — Qui se rapporte au cœur.

Carie. — Maladie des os, des dents, caractérisée par leur destruction progressive.

Cartilage. — Un des tissus de l'organisme formant les surfaces articulaires, les parties solides du larynx.

Carpe. — Os du dos de la main réunissant le poignet au *métacarpe*.

Catalepsie. — Etat nerveux particulier pendant lequel les membres conservent la position dans laquelle on les place, quelle que soit cette position.

Cataracte. — Etat nuageux ou opaque de la lentille de l'œil ou cristallin.

Catarrhe. — Sécrétion muqueuse, ou à la fois muqueuse et purulente, d'une membrane muqueuse.

Caustique. — Toute substance qui détruit les tissus animaux par une action chimique.

Cautère. — Instrument destiné à appliquer le feu ; galvanocautère, celui qui agit par l'électricité ; thermo cautère, celui qui est mis en jeu par des vapeurs inflammables. — Cautère actuel, le fer rougi au feu.

Cautère. — Se dit de la plaie produite par l'action d'une substance caustique.

Caséine. — Est le principal élément constitutif du lait, forme à peu près seul le fromage (en latin *caseum*) ; substance qui se rapproche chimiquement de l'albumine (albuminoïde) et qui s'y ramène par l'action des sucs digestifs. Les proportions du beurre et de la caséine forment les qualités nutritives et digestives du lait.

Céphalique. — Qui a trait à la tête. Veine *céphalique* est la veine du pli du coude qu'on ouvre pour la saignée.

Céphalalgie et **Céphalée.** — Douleur de tête.

Cérébral. — Qui a trait au cerveau.

Cerveau — Partie la plus considérable de l'encéphale partagée en deux hémisphères recouverts de *circonvolutions*.

Cervelet. — Organe situé sous le cerveau et en arrière ; il fait partie de l'encéphale.

Cervical — Qui appartient au cou.

Chlorose. — Maladie connue sous le nom de pâles couleurs ; maladie des globules sanguins.

Chloroforme. — Composé chimique liquide, employé pour endormir et produire l'insensibilité à la douleur.

Choléra. — Maladie épidémique, caractérisée par une grande prostration, des crampes, des vomissements et par des selles nombreuses dites riziformes (en forme de grains de riz), du refroidissement, puis une réaction avec fièvre. C'est une infection intestinale due au bacille virgule découvert par Koch.

Chorée ou danse de Saint-Guy... — Maladie nerveuse caractérisée par des mouvements involontaires continus que le sommeil seul arrête pendant qu'il dure.

Chyle. — Ce que devient la nourriture apré avoir subi l'action des sucs digestifs avant d'être absorbée dans le sang.

Chyme. — Bouillie grisâtre qui est le résultat de la digestion des aliments par l'estomac.

Cirrhose. — Maladie du foie ; fréquente chez les buveurs.

Clinique. — Qui a rapport au lit. Leçons cliniques, leçons faites au lit d'un malade.

Clystère. — Un lavement. On dit assez souvent : un remède.

Coagulation. — Phénomène en vertu duquel les éléments solides d'un liquide se réunissent ensemble et se séparent de ses éléments liquides ; — exemple : le lait qui se caille, le sang qui forme un caillot.

Cœcum. — Renflement qui marque le commencement du gros intestin auquel l'appendice forme un prolongement qu'on a comparé à la mèche d'un bonnet de coton.

Coccus. — Microbe de forme arrondie, micrococcus.

Col. — Portion rétrécie : col anatomique, col de l'utérus, col de l'humérus, du fémur, col de la vessie.

Colite. — Inflammation de la muqueuse du côlon. — *Entéro-colite*, causée surtout par la constipation prolongée.

Colique. — Douleur de ventre — Colique hépatique : celle qui vient du foie. — Colique néphrétique : celle qui provient des reins. — Toutes les deux sont dues à des calculs.

Collodion. — Solution de coton-poudre dans l'éther ; employé comme topique ; moyen d'isoler une piqûre et de fermer une petite plaie.

Collutoire. — Médicament liquide ou demi-liquide employé comme topique dans la bouche.

Collyre. — Topique liquide qu'on verse sur le globe de l'œil.

Côlon. — Gros intestin qui commence au cœcum, remonte jusqu'au-dessous du foie (côlon ascendant), traverse l'abdomen en avant de l'estomac (côlon transverse), et descend au rectum (côlon descendant), en faisant, avant d'arriver au rectum, une courbure en S — l'S iliaque.

Colostrum. — Premier lait d'une femme qui vient d'accoucher. Ce lait est séreux, à peine blanchâtre, purgatif.

Coma. — Prostration complète avec perte de connaissance, sommeil profond, comateux.

Compression. — Pression méthodique exercée avec la main, un bandage, etc.

Condyle. — Masse arrondie qui termine quelques os, et est ordinairement articulaire.

Congénital. — Qui date de la naissance.

Congestion. — Une accumulation de sang dans un organe, sans rupture de son parenchyme.

Conjonctive. — Membrane muqueuse qui tapisse la partie interne des paupières et la surface de l'œil, sauf la cornée.

Conjonctivite. — Inflammation de la conjonctive, la plupart du temps due à des contacts malpropres apportés à cette muqueuse par les doigts ou les poussières.

Consomption. — Dépérissement.

Contagieux. — Qui se transmet par le contact, immédiat ou médiat.

Contraction. — C'est la fonction du muscle. Elle produit le mouvement de nos organes. La contraction comme celle des muscles lisses de l'intestin, du cœur, n'est pas partout soumise à notre volonté.

Contracture. — Etat de contraction anormale d'un muscle ou d'un groupe de muscles.

Coqueluche. — Maladie très contagieuse et épidémique caractérisée par une toux convulsive, spéciale. — Se vaccine contre elle-même, ne se prend pas deux fois.

Cornée. — Partie de l'œil saillante et transparente située au milieu du blanc de l'œil, et à travers laquelle on voit l'iris.

Coryza. — Le rhume de cerveau.

Crépitation. — Sensation de craquement perçue par les doigts, lorsqu'on frotte l'un contre l'autre les bouts d'un os cassé.

Croup. — Complication de la diphtérie ou angine couenneuse, chez les enfants. — Quelquefois non diphtérique par une violente inflammation du larynx (faux croup). Consiste dans *une contracture de la glotte* qui peut aller jusqu'à sa fermeture. C'est l'étranglement comme par une cravate.

Cubitus. — Os situé à la partie interne de l'avant-bras.

Cutané. — Qui appartient à la surface de la peau (maladies) ou qui intéresse la peau (plaies).

Cruor. — Partie coagulable du sang formée de globules et de fibrine.

Cyanose. — Coloration bleuâtre des téguments, et apparence violacée des muqueuses, due le plus souvent à l'asphyxie.

D

Décoction. — Tisane faite par ébullition plus ou moins prolongée.

Décubitus. — Manière d'être couché. — Décubitus dorsal, latéral, abdominal.

Déglutition. — Acte d'avaler, c'est-à-dire de faire passer le bol alimentaire par-dessus l'épiglotte dans le pharynx d'abord, puis l'œsophage.

Délire. — Trouble d'esprit. — Aigu dans les affections aiguës, les fièvres. — Chronique dans la folie.

Delirium tremens. — Délire avec visions, tremblement des mains et des doigts, spécial à l'alcoolisme.

Deltoïde. — Muscle qui forme la saillie de l'épaule et a la forme de D grec (Δ delta)

Démence. — Période terminale de l'aliénation mentale.

Derme. — La couche profonde de la peau située sous l'épiderme.

Diabète. — Affection caractérisée par une faim, une soif excessives et une augmentation en quantité de l'urine, laquelle contient du sucre ou glucose, d'où *glucosurie*.

Diachylon — Emplâtre destiné à faire adhérence à la peau : le diachylon des hôpitaux est formé d'une toile recouverte de cet enduit ; il sert à faire des bandelettes agglutinatives.

Diagnostic. — Etude des signes qui permettent la distinction des maladies les unes des autres.

Diaphragme. — Muscle intérieur qui sépare la poitrine, dont il forme la base ; de la cavité de l'abdomen, dont il forme la voûte.

Diaphyse. — Signifie le corps des os.

Diarthroses. — S'appellent ainsi les articulations mobiles avec surfaces articulaires cartilagineuses ; ligaments périphériques et synoviales. — La plupart de nos grandes articulations : épaule — coude — cuisse — genou, sont des diarthroses.

Diastole. — Dilatation du cœur qui se remplit de sang ; — opposé à la contraction ou *systole*, qui le vide.

Diète. — Mot qui désigne le régime alimentaire chez l'homme sain ou malade. Diète lactée, diète hydrique.

Digestion. — Ensemble de phénomènes physiques et chimiques qui se passent dans le canal alimentaire.

Diphtérie. — Maladie contagieuse et épidémique caractérisée par l'apparition de fausses membranes, principalement sur les amygdales et dans le larynx, produite par le bacille de Lœffler.

Diplopie. — Mot qui signifie voir double.

Diurèse. — Augmentation de la quantité d'urines rendues.

Duodénum. — La première partie du petit intestin qui commence à l'estomac.

Dysenterie. — Affection du gros intestin, caractérisée par des selles très fréquentes, sanglantes et douloureuses.

Dyspepsie. — Maladie d'estomac caractérisée par des troubles digestifs.

Dysphagie. — Difficulté de la déglutition.

Dysurie. — Difficulté de la miction, ou acte d'uriner.

E

Ecchymose. — Ep[illegible]chement de sang sous la [illegible]eau ou sous une muqueuse.

Eclampsie. — Convulsions épileptiformes survenant dans le cours et surtout à la fin de la grossesse ou sous l'influence d'une intoxication. (E. des femmes ; E. des ouvriers empoisonnés par le plomb ; E. de l'urémie.)

Eczéma. Maladie de la peau caractérisée par une éruption vésiculeuse qui se recouvre de croûtes.

Electuaire. — Médicament en forme de pâte demi-molle ; confiture.

Embolie. — Transport d'un caillot dans les vaisseaux artériels.

Embrocation. — Onction de grande surface sur la peau.

Emétique. — Se dit du tartre stibié, et en général, d'un agent destiné à provoquer le vomissement.

Emphysème. — Introduction de l'air dans un tissu (emph. chirurgical) ou accumulation d'air dans le poumon trop dilaté (emph. médical).

Encéphale. — La partie du système nerveux central située dans la boite osseuse du crâne.

Endémie. — Maladie endémique, dont les principes ou germes sont dans un pays, une région, où ceux qui y habitent les retrouvent périodiquement.

Endermie. — Méthode endermique, a précédé la méthode hypodermique. Consiste à profiter de la faculté d'absorption des plaies ; semer sur le derme dénudé, par exemple par un vésicatoire, une substance médicamenteuse : un centigr. de sel de morphine. On avait l'effet de l'injection de même dose.

Endocarde. — La membrane interne du cœur faisant suite

à celle des veines et correspondant à celle qui revêt le dedans des artères.

Entérite. — Inflammation de l'intestin causant des selles liquides et des coliques.

Entéroclyse. — Lavage intestinal ; grand lavement simple ou médicamenteux.

Entorse. — Foulure ; ordinairement du cou-de-pied.

Epidémie. — Maladie microbienne, contagieuse, qui frappe en même temps et dans la même localité un certain nombre de personnes.

Epidémique. — Qui appartient à une maladie épidémique.

Epiderme. — La couche la plus superficielle de la peau, ayant la forme d'une mince pellicule plus ou moins cornée qui protège les parties profondes.

Epigastre. — Région du creux de l'estomac.

Epiglotte. — Un des cartilages du larynx ; celui qui protège la cavité de cet organe contre l'introduction des corps étrangers passant dans l'œsophage.

Epilepsie. — (Haut mal, mal caduc.) Affection caractérisée surtout par des accès convulsifs accompagnés de perte absolue de la connaissance. — Petit mal : Une forme atténuée de l'épilepsie. — Etat de mal : Succession de crises épileptiques qui surviennent les unes à la file des autres — Epilepsie partielle : Convulsions survenant sur un ou plusieurs membres paralysés.
— Epilepsie larvée : Accidents quelconques dus à l'épilepsie, mais revêtant l'aspect trompeur d'une autre maladie.

Epileptiforme. — Semblable à une convulsion épileptique.

Epiphyse. — Extrémité des os.

Epistaxis. — Saignement par le nez.

Epithélium. — Epiderme fin des muqueuses.

Erysipèle. — Affection de la peau survenant soit chez des blessés, soit chez des fiévreux, et s'accompagnant d'une rougeur de la peau, de gonflement et quelquefois de la formation de petites cloches ou ampoules, due au streptocoque.

Erythème. — Toute rougeur superficielle de la peau, accompagnée ou non de boutons.

Eschare. — Médicale : mortification de la peau et des tissus sous-jacents, qui survient spontanément chez les malades qui restent longtemps au lit, ou sont atteints de paralysie. En général aux points de pression. — Chirurgicale : c'est celle qui survient à la suite de l'application du cautère ou des caustiques.

Esquille. — Fragment d'os détaché par mortification maladive ou fracture.

Etiologie. — Etude des causes.

Etranglement. — La constriction d'un organe, à travers un orifice naturel ou accidentel, ou par la torsion.

Excoriation. — Synonyme d'écorchure.

Excrétion — Mécanisme physiologique que cause l'expulsion du produit des glandes.

Excrétions. — Se dit des matériaux de rebut qui sont expulsés du corps (sueur, urine, excréments) ; déchets microbiens.

Exostose. — Une tumeur osseuse comme base.

Expiration. — Second acte de la respiration. — Le premier acte est l'inspiration.

Extension. — Méthode chirurgicale destinée à redresser une partie courbée ou rompue, suppose une contre-extension ; — en physiologie, l'extension c'est l'opposé de la flexion.

F

Facial. — Abréviation pour nerf facial, ou pris comme adjectif : qui a trait à la face.

Fémorale. — Ayant trait à la cuisse ; artère fémorale.

Fémur. — Os de la cuisse ; le plus long du corps.

Fibrine. — Substance soluble et coagulable qui fait partie du sang et de nos tissus.

Fissure. — Plaie, en général linéaire, au pourtour d'un orifice muqueux : fissure à l'anus, fissure aux lèvres.

Fistule. — On donne ce nom à tout conduit anormal par lequel un organe intérieur communique soit avec un autre organe, soit avec l'air extérieur : fistule anale.

Flatulence. — Gaz dans l'estomac ou dans les intestins.

Fluctuation. — Sensation de flot perçue par les mains du chirurgien quand il explore une collection liquide (abcès, kyste).

Fomentation — Réchauffement d'une partie par des applications chaudes, humides ou sèches.

Fracture. — La brisure d'une partie solide du corps (os, cartilage).

Fuchsine. — Matière colorante très employée pour colorer les microbes, ce qui permet de les voir plus facilement.

Fuliginosités. — Matières noirâtres qui recouvrent les dents, les lèvres, les narines, dans les maladies fébriles graves.

Furoncle. — Le clou ; accident inflammatoire de la peau dû au staphylocoque.

G

Ganglion. — Une glande, c'est-à-dire l'aboutissant des vaisseaux lymphatiques.

Gangrène. — Mortification d'un tissu ou d'une partie du corps.

Gastralgie. — Etat douloureux de l'estomac dû à des causes multiples ; en général, toutes les maladies de cet organe et quelques autres comme le tabes ou ataxie locomotrice.

Gastrique. — Chose qui regarde l'estomac : suc gastrique — trouble gastrique.

Gastrorrhagie. — Saignement de l'estomac.

Germe. — Equivalent de graine, de microbe pathogène; point de départ de la maladie et de la contagion.

Glandes. — S'emploie pour signifier les ganglions lymphatiques. Anatomiquement une glande est un organe sécréteur: glande lacrymale, glande salivaire, glande mammaire, etc.

Glotte. — Est l'ouverture des voies aériennes dans le larynx. Plus exactement, est un sphincter formé par les muscles et les cordes vocales, qui ferme et ouvre à volonté les voies aériennes. Sa contraction fait la voix et l'effort. — Sa contracture fait le croup.

Glycosurie. — Equivalent de diabète.

Goitre. — Tumeur du corps thyroïde située en avant du cou, le déformant, et survenant le plus souvent chez certaines races abâtardies.

Goutte. — Affection caractérisée par des attaques de douleurs vives survenant par accès, avec gonflement des petites articulations et surtout de celles du pouce et du gros orteil. Maladie de la nutrition.

Granulation. — Gonflement, hypertrophie d'une petite glande des muqueuses — en particulier de l'arrière-gorge et de l'œil. Pris comme une petite tumeur ayant l'aspect d'un grain, on dit : Granulation tuberculeuse. granulations d'une plaie (bourgeons charnus).

H

Hanche. — Région de l'articulation coxo-fémorale.

Hématémèse. — Vomissement de sang venant de l'estomac.

Hématurie. — Fait de rendre du sang avec l'urine

Hémianesthésie. — Perte ou paralysie de la sensibilité dans une moitié du corps.

Hémophilie. — Disposition à perdre du sang trop fluide.

Hémoptysie. — Crachement de sang venant du poumon, avec toux.

Hémorrhagie. — Ecoulement de sang.

Hémorroïdes. — Veines variqueuses du pourtour de l'anus formant de petites tumeurs et pouvant saigner.

Hémostase. — Procédés pour tarir une hémorrhagie ; arrêter le sang.

Hépatique. — Qui a trait au foie.

Hernie. — Issue à travers la paroi abdominale, accidentellement, de parties qui devraient être contenues, comme l'intestin. La hernie forme tumeur dans l'aine ou à l'ombilic.

Herpès. — Maladie caractérisée par une éruption de vésicules : telles sont celles qui se montrent aux lèvres et qu'on appelle vulgairement boutons de fièvre.

Humérus. — L'os du bras.

Hydarthrose. — Accumulation de sérosité ou synovie dans une cavité articulaire.

Hydrique. — Diète hydrique :

diète par l'eau pure, ou lavage de l'estomac et du tube digestif par ingestions successives et abondantes d'eau bouillie ou d'eau minérale naturelle désignée par le médecin. S'emploie surtout dans les infections intestinales de l'enfant.

Hydrophobie. — La peur de l'eau (quelquefois : la rage).

Hydropisie. — Une collection de liquide dans une partie du corps.

Hyperesthésie. — Sensibilité exagérée, souvent douloureuse, ou de la peau ou d'un organe.

Hypertrophie. — Augmentation de volume.

Hypnose. — Sommeil particulier, état nerveux duquel dérivent la catalepsie, le somnambulisme. Sommeil hypnotique.

Hypochondre. — Région de l'abdomen correspondant aux deux régions sous-costales, de chaque côté de l'épigastre.

Hypochondrie. — Tristesse sans cause, forme atténuée de la folie, fréquente chez ceux qui souffrent d'un organe abdominal.

Hypodermie. — Méthode qui consiste à injecter sous le derme, dans le tissu cellulaire sous-cutané, une solution médicamenteuse. — Injection hypodermique.

Hypogastre. — Partie de l'abdomen située entre le nombril et le pubis.

Hystérie. — Maladie qui s'observe surtout chez les femmes, caractérisée par des accidents convulsifs, avec ou sans perte absolue de connaissance et des troubles de la sensibilité.

Hystéro-Epilepsie. — Maladie convulsive semblable à l'hystérie et à l'épilepsie ; c'est la forme grave de l'hystérie.

I

Ictère. — Coloration jaune des téguments survenant dans quelques affections du foie.

Iléon. — Portion du petit intestin.

Iliaque. — Os de la hanche (un des os du bassin).

Impétigo. — Gourme ; affection de la peau caractérisée par des vésicules qui deviennent pustules, c'est-à-dire purulentes. Contagieux.

Inanition. — Dépérissement par manque de nourriture.

Incontinence. — Emission involontaire de l'urine.

Incubation. — La période pendant laquelle se couve un œuf, et par extension, celle qui précède l'apparition d'une maladie.

Infection. — Empoisonnement par les microbes ou leurs produits : toxines, ptomaïnes.

Inflammation. — Etat d'un tissu dans lequel se livre un combat entre la défense de l'organisme et l'attaque d'un agent extérieur nuisible ou infectieux. Le tissu devient gonflé, rouge, chaud, douloureux.

Infusion. — Boisson préparée en jetant dans une eau bouillante, au moment où on la retire du feu, des substances médicinales ou aromatiques : tilleul, thé.

Ingestion. — L'acte par lequel une substance est avalée pour être soumise aux actions digestives.

Inhalation. — Aspiration avec l'air de substances médicamenteuses dissoutes dans la vapeur d'eau.

Injection. — Propulsion mécanique d'un liquide dans l'intérieur d'une cavité de l'économie, d'un vaisseau (en anatomie), ou d'un canal accidentel.

Inoculation. — Introduction dans les tissus, en dernier ressort dans le sang, par un mode d'effraction ou pénétration varié (piqûre, injection sous-cutanée, etc.).

Inspiration. — Premier temps de l'acte respiratoire.

Instillation. — Se dit de l'apport doux et en petite quantité de liquide médicamenteux aux orifices naturels — à l'œil : collyres ; — à l'oreille — au nez — à l'anus.

Intestin. — Appareil de la digestion contenu dans l'abdomen, s'étendant de l'estomac à l'anus et ayant la forme d'un tube membraneux à parois concentriques. Intestin grêle, gros intestin.

Intoxication. — Synonyme d'empoisonnement. Introduction d'une substance toxique dans l'économie.

Iris. — Muscle de l'œil qui règle la grandeur de la pupille et dont la couleur est considérée comme celle de l'œil. Le médecin interroge souvent la sensibilité de l'œil à la lumière, c'est-à-dire la mobilité de la pupille, en ouvrant et fermant les paupières à la lumière vive.

Irrigation. — Lavage par un courant liquide d'une partie du corps interne ou externe.

K

Kératite. — Inflammation de la cornée.

Kyste. — Tumeur formée d'un contenant : poche membraneuse ; d'un contenu : liquide ou semi-liquide, logée dans les tissus où elle ne cause que des accidents de déplacement. Kyste synovial, de l'ovaire, etc.

L

Lacrymale. — La glande qui sécrète les larmes.

Lacrymaux. — Conduits situés à l'angle interne de l'œil, et conduisant les larmes dans le nez.

Laparatomie. — Opération qui consiste à ouvrir les parois de l'abdomen.

Laryngite. — Inflammation du larynx.

Larynx. — Partie supérieure des voies aériennes, et organe de la voix.

Lésion. — Toute blessure du corps soit causée par un instrument, soit due à l'effet de la maladie.

Léthargie. — Etat de mort apparente ; phénomène hypnotique.

Leucocytes. — Globules blancs du sang, organes de défense de l'organisme. Où est l'irritation, l'effraction, le microbe, la toxine, l'économie envoie une armée, une succession ininterrompue d'armées faites par ces globules de différentes origines. Ils forment les uns un rempart, les autres englobent la substance nuisible, l'isolent ou la paralysent en la modifiant dans sa nature, et l'éliminent.

Leucocytose. — Est la fonction de production et d'organisation des leucocytes. — Le secret merveilleux de notre lutte continuelle contre les agents destructifs est dans cette fonction.

Liniment. — Médicament, en général huileux, qui s'emploie en frictions.

Lobe. — Portion arrondie et saillante d'un organe quelconque : cerveau, poumon.

Lobule. — Petit lobe, souvent l'organe en réduction. Le lobule pulmonaire, hépatique, mammaire, etc. Le lobule est assez isolé et peut faire son inflammation sa maladie spéciale au sein de la glande totale : ce qui arrive dans le sein, le poumon : broncho-pneumonie, etc.

Lombes. — Région des reins ; c'est la région lombaire.

Lombric — Ver de terre. Se dit aussi de l'ascaride lombricoïde.

Looch. — Potion spéciale faite de lait d'amande et de médicaments incorporés ; par extension quelquefois et à tort on appelle looch toute potion.

Luette. — Petite masse pendue au milieu du voile du palais.

Lumbago. — Douleur dans les reins.

Luxation. — Rupture par violence des ligaments articulaires et déplacement d'un des os formant une articulation. On dit : se démettre une articulation.

Lymphangite. — Inflammation toujours infectieuse de vaisseaux et ganglions lymphatiques.

Lymphatiques. — Vaisseaux qui charrient la lymphe et ganglions qui la collectionnent et l'élaborent.

M

Malaria. — Infection qu'on attribuait autrefois à des effluves marécageux qu'on sait aujourd'hui être l'inoculation d'un animalcule microscopique par les piqûres de moustiques.

Malléoles. — Les saillies des chevilles du pied.

Mamelon. — Le bout du sein de la femme.

Mastication. — Acte premier de la digestion, très important et très négligé, qui consiste à diviser et imprégner de salive les aliments.

Maxillaire. — Os de la mâchoire.

Méat. — Embouchure d'un conduit. Exemple : l'entrée de l'urèthre.

Médiastin. — Cloison séreuse qui sépare les deux poumons et forme la loge du cœur.

Médication. — Ensemble de moyens extérieurs à l'aide desquels on combat la maladie et la souffrance.

Méléna. — Sang noir dans les selles.

Méninges. — Enveloppes membraneuses du cerveau, au nombre de trois.

Méningite. — Inflammation des membranes du cerveau, toujours infectieuse, quelquefois épidémique.

Ménopause. — Cessation normale des règles.

Ménorrhagie. — Menstruation excessive.

Métacarpe. — Os intermédiaires entre le carpe et les phalanges occupant le dos de la main.

Métatarse. — Os occupant au pied une position comparable au métacarpe à la main, réunissant par conséquent le tarse aux orteils.

Météorisme. — Gonflement du ventre causé par des gaz.

Métrite. — Maladie inflammatoire de l'utérus.

Métrorrhagie. — Hémorrhagie interne, ou de la matrice.

Microbes. — Infiniment petits; cause de toutes nos maladies et des fermentations en général. Végétaux, rarement animalcules.

Microbiologie. — Etude des microbes.

Miction. — L'acte d'uriner.

Mitrale. — La valvule du cœur gauche, rendue le plus souvent insuffisante par le rhumatisme.

Morbide. — Qui a trait à une maladie spéciale ou aux maladies en général.

Moelle. — Portion du système nerveux central faisant suite à l'encéphale, et logée dans le canal rachidien. C'est d'elle que partent les nerfs.

Mucus. — Sécrétion des muqueuses, toujours humides en effet, par le produit de petites glandes.

Muscle. — Organe du mouvement, sa contraction déplace les leviers osseux auxquels il s'attache; sa contracture constitue la crampe.

Myélite. — Maladie de la moelle épinière.

N

Narcotique. — Substance qui fait dormir: morphine, chloroforme, chloral.

Nécrose. — Destruction maladive d'une partie osseuse en général; par extension on dit qu'un tissu, n'importe lequel, s'est nécrosé, est devenu mort, mortifié.

Néphrite. — Maladie du rein; se traduit par la présence de l'albumine dans l'urine.

Neurasthénie. — Maladie consistant en un affaiblissement du système nerveux, physique et moral.

Névralgie. — Douleur sur le trajet d'un nerf.

O

Œdème. — Infiltration par un liquide séreux du tissu cellulaire sous-cutané, reconnaissable à ce que la pression du doigt y laisse son empreinte. Ordinairement aux membres. Signe d'une gêne circulatoire ou d'une altération du sang.

Œsophage. — Canal qui va de la bouche à l'estomac.

Olfactif. — Qui se rapporte à l'odorat.

Ombilic. — Nombril.

Ophtalmie. — Inflammation de l'œil.

Optique. — Qui concerne la vue.

Orbite. — Cavité osseuse de la face qui renferme et protège l'œil.

Oreillette. — Cavités supérieures du cœur qui reçoivent le sang du poumon (cœur gauche), des veines caves (cœur droit), et le font passer dans les ventricules du cœur.

Oreillons. — Maladie infectieuse, contagieuse, caractérisée par le gonflement inflammatoire des glandes salivaires ; en général les parotides.

Orthopédie. — L'art de redresser les déformations.

Orthopnée. — Dyspnée extrême dans laquelle le malade ne peut respirer qu'en étant debout.

Ostéite. — Inflammation de l'os.

Otite. — Inflammation de l'oreille.

Otorrhée. — Ecoulement d'oreille.

Ovaire. — Organe dans lequel se produit l'œuf

Ovariotomie. — Opération pour enlever l'ovaire

Ovules. — Préparation médicamenteuse ayant la forme d'un œuf, en substance fondante à la chaleur humide : beurre de cacao, glycérine solidifiée, qu'on introduit dans les cavités, rectum, vagin.

Oxyure. — Petit ver blanc semblable à un fil, long de 3 à 10 millimètres. Habite exclusivement l'anus et les environs.

P

Palais. — Voûte de la bouche.

Palmaire. — Qui se rapporte à la paume de la main.

Palpitations. — Frémissements d'un organe, en particulier du cœur ; les battements de cœur sont des palpitations.

Panaris. — Inflammation phlegmoneuse des doigts, due au microbe du pus.

Pancréas. — Glande digestive située près du duodénum, audessous de l'estomac.

Paracentèse. — Ponction d'une cavité pleine de liquide.

Paralysie. — Perte du mouvement ou de la sensibilité, souvent des deux.

Paraplégie. — Paralysie de la moitié inférieure du corps.

Parasite. — Plante ou animal qui vit aux dépens du corps d'un autre.

Parenchyme. — Tissu des organes glandulaires, le parenchyme du foie, du poumon est l'ensemble des lobules qui constituent l'organe. Il se compose des différents éléments de ces glandes : tissu cellulaire ou d'enveloppe, et éléments propres.

Pariétal. — Os qui forme les côtés du crâne.

Parotide. — Glande salivaire située sous l'oreille, en arrière de la mâchoire inférieure ; la *parotidite* est l'inflammation de la parotide, survient dans les oreillons et différentes maladies infectieuses.

Paroxysme. — Point culminant d'un accès soit fébrile, nerveux, soit inflammatoire.

Pathogène. — Qui engendre la maladie : bactérie pathogène.

Pathologie. — Etude des maladies : Pathologie interne, la médecine ; Pathologie externe la chirurgie.

Pectoral. — Qui a trait à la poitrine et à ses parois ; — par extension ce qui s'emploie contre les affections de la poitrine. Tisane pectorale, sirop pectoral.

Pédicule. — Endroit d'attache d'une tumeur.

Pelade. — Chute des poils par place, de cause parasitaire ; quelquefois trophique ou nutritive, — nerveuse.

Pelvis. — Synonyme de bassin ; nom sous lequel les accoucheurs désignent le bassin.

Pepsine. — Principe actif de la digestion stomacale.

Peptogène. — Producteur de la digestion de la viande.

Peptone. — Viande dissoute, digérée dans la pepsine, et prête à être assimilée par les vaisseaux de l'intestin.

Percussion. — Moyen d'exploration qui fait reconnaître en frappant sur le doigt et d'après la sonorité de la région percutée : le plein, le vide, la limite du plein dans une lésion.

Perforation. — Orifice qui traverse un organe.

Péricarde. — Enveloppe séreuse du cœur.

Péricardite. — Inflammation de cette enveloppe.

Périnée. — Région située immédiatement en avant de l'anus.

Périoste. — Membrane qui entoure et qui nourrit les os.

Périostite. — Inflammations du périoste.

Péritoine. — Membrane séreuse qui entoure les intestins, leur permet de glisser les uns sur les autres dans la cavité péritonéale.

Péritonite. — Inflammation du péritoine.

Péroné. — Le plus petit os de la jambe situé à sa partie externe.

Phagocytose. — Equivalent de la leucocytose ; moyen de défense et d'élimination de l'organisme par les phagocytes ou leucocytes.

Phalanges. — Les os des doigts de la main ou des orteils du pied.

Pharmacopée. — Liste des

médicaments et de leur mode de préparation.

Pharynx. — Commencement de l'œsophage.

Phlébite. — Inflammation des veines.

Phlegmasie. — Etat inflammatoire des organes intérieurs.

Phlegmatia. — Phlébite de la cuisse, ou mieux de la veine crurale après l'accouchement.

Phlegmon. — Inflammation circonscrite ou étendue du tissu cellulaire d'un membre se terminant souvent par un abcès, due à une infection microbienne.

Phlyctène. — Petite ampoule transparente, formée par l'épiderme, que soulève un amas de sérosité.

Photophobie. — Impossibilité de supporter la lumière.

Phtisie. — Consomption pulmonaire, tuberculose pulmonaire.

Physiologie. — Etude des fonctions d'un être vivant.

Pied-bot. — Déformation de la voûte osseuse du pied.

Placenta. — Le délivre ou arrière-faix.

Plasma. — Liquide organique servant de milieu : plasma sanguin, liquide dans lequel nagent les globules.

Pléthore. — Plénitude, surabondance de sang.

Pleurésie. — Inflammation de la plèvre, sèche ou avec épanchement.

Pleurodynie. — Douleur dans le côté : point de côté.

Plèvre. — Enveloppe séreuse du poumon destinée à faciliter son glissement de haut en bas et d'expansion dans l'acte respiratoire.

Plexus. — Réseau nerveux ou vasculaire ; on dit : Plexus nerveux, plexus sanguins.

Pneumocoque. — Agent microbien de la pneumonie ; habite notre bouche à l'état ordinaire.

Pneumonie. — Inflammation du poumon, due au pneumocoque.

Poitrine. — Moitié supérieure du corps, depuis le cou jusqu'à l'épigastre.

Polyurie. — Exagération de la sécrétion urinaire.

Polype. — Une végétation charnue ; exemples : Les polypes du nez, ceux de l'utérus.

Ponction. — Procédé d'évacuation d'une collection liquide par le moyen du bistouri (abcès) du trocart (kystes) ou de l'aspirateur (ponction capillaire).

Pouls. — Le battement d'une artère.

Poumon. — Organe de la respiration, de l'oxygénation du sang. — Il y a deux poumons, séparés par le médiastin et le cœur, situés dans chaque moitié du thorax.

Prolapsus. — Chute ou glissement d'un organe ; prolapsus utérin.

Prolifération. — Reproduction d'un organisme, d'un animalcule, d'un germe.

Pronation. — Situation de la

main quand sa face dorsale est dirigée directement en avant.

Pronostic. — Opinion du médecin sur l'issue d'une maladie.

Prophylaxie. — Ensemble des moyens de préservation contre une maladie, un germe, un danger; mesure prophylactique, l'un de ces moyens.

Prurit. — Démangeaison.

Ptomaïnes. — Liquide de décomposition de fermentations microbiennes toxiques.

Ptyaline. — Substance active de la salive nécessaire à la digestion.

Pubis. — Partie antérieure du bassin et la région correspondante.

Puerpéral. — Qui a trait aux femmes en couches.

Pulmonaire. — Qui a trait au poumon.

Pupille. — Orifice circulaire circonscrit par la petite circonférence de l'iris.

Purpura. — Des taches rouges de sang sous la peau venues spontanément.

Purulent. — Qui contient du pus.

Pus. — L'ennemi des plaies; champ de culture microbien, ordinairement le staphylocoque ; à prévenir et combattre énergiquement.

Pustule. — Collection de pus circonscrite sous l'épiderme.

Pyohémie. — Infection purulente ; empoisonnement du sang, de l'organisme par le pus.

R

Rachitisme. — Maladie des os chez l'enfant, qui aboutit à des déformations souvent permanentes : enfants « noués ». Le rachitisme est causé par un trouble de nutrition auquel l'alimentation contribue pour une large part ; allaitement artificiel.

Radius. — Le plus externe des deux os de l'avant-bras, et celui auquel la main est spécialement attachée.

Rate. — Organe abdominal situé dans le flanc gauche.

Réceptivité. — Aptitude plus ou moins grande, ou nulle, de l'organisme à subir telle impression ou infection.

Rectum. — La dernière partie du gros intestin.

Réduction. — Remise en place d'un organe ou d'un os déplacé; réduction de hernie, de luxation, de fracture.

Réflexe. — Mouvement réflexe, involontaire, provoqué par une excitation. Excitation de la lumière brusque pour la pupille; celle du choc sur le ligament rotulien. L'étude du réflexe sert à mesurer la sensibilité nerveuse.

Rein. — Organe sécréteur de l'urine situé de chaque côté de la colonne vertébrale, un peu au-dessous du diaphragme.

Résection. — Action de couper, de retrancher. En chirurgie, opération qui consiste à enlever une portion d'un os.

Respiration. — La fonction

physiologique des poumons.

Rétention. — Accumulation dans un réservoir (ordinairement de l'urine dans la vessie).

Rétine. — Expansion du nerf optique situé en dedans et en arrière dans le globe oculaire, et recevant les impressions lumineuses pour les transmettre au cerveau.

Rétrécissement. — Un point plus étroit dans un canal d'excrétion.

Révulsion. — Médication qui consiste à produire extérieurement une irritation, qui supprime ou diminue une irritation interne; méthode révulsive.

Rubéfaction. — Congestion passagère de la peau accompagnée de rougeurs.

S

Sacrum. — Gros os qui est en bas de la colonne vertébrale, entre les os iliaques. C'est sur les parties molles qui le recouvrent que se forment les eschares pendant les maladies aiguës et les maladies de la moelle.

Scapulo-humérale. — Articulation de l'épaule ou du scapulum avec l'humérus.

Sciatique. — Douleur le long du trajet du nerf sciatique; névralgie.

Sclérotique. — Le blanc de l'œil; membrane fibreuse qui forme la coque de l'œil.

Scrofule. — Tuberculose locale.

Sébacée. — Glande de la peau sécrétant une matière grasse: matière sébacée.

Sécrétion. — Mécanisme physiologique par lequel une glande produit un suc.

Septicémie. — Infection générale de l'organisme consécutive à des plaies.

Septique. — Substance toxique pouvant produire la septicémie.

Séquestre. — Un morceau d'os atteint de nécrose ou mortification.

Séreuse. — Membrane d'enveloppe d'un tissu spécial, le tissu séreux : séreuses pulmonaires, cardiaques, articulaires.

Sérothérapie. — Traitement par les sérums.

Sérum. — Est la partie aqueuse du sang; c'est cette partie du sang d'animaux inoculés qui forme le vaccin de la diphtérie et d'autres maladies, dont le germe est déterminé et cultivé. Le sérum chirurgical, qu'on injecte comme une sorte de transfusion à 500, 1,000 gr., est une solution saline stérile qui ressemble au sérum sanguin.

Sonde. — Un instrument creux destiné à passer par un canal pour évacuer le liquide qui est retenu derrière.

Sonde cannelée. — Instrument de chirurgie servant à explorer les plaies, et dont la cannelure sert de guide au bistouri.

Sous-cutané. — Qui est situé

sous la peau. Tissu cellulaire, graisseux, situé sous le derme, dans lequel se font les injections sous-cutanées, et les phlegmons.

Spasme. — Contraction temporaire d'un muscle. Exemple : les crampes ; certaines formes d'asthme.

Spatule. — Couteau à bords mousses destiné à étaler les médicaments, en particulier les pommades.

Spéculum. — Instrument pour regarder dans les conduits : l'oreille, le vagin.

Sphacèle. — Equivalent de nécrose, mort, mortification.

Sphincter. — Muscle situé autour d'un orifice et destiné à le maintenir fermé ; exemple : l'anus, la glotte.

Spore. — Graine du microbe

Squirrhe. — Forme dure du cancer.

Sternum. — L'os vertical situé en avant de la poitrine et s'articulant avec les côtes.

Stertor. — Respiration accompagnée de ronflement.

Stéthoscope. — Instrument pour écouter le cœur et les poumons.

Stomatite. — Inflammation de la bouche.

Streptocoque. — Famille nombreuse de microbes dont l'une fait l'érysipèle.

Strumeux. — Equivalent de scrofuleux.

Stylet. — Petit instrument destiné à explorer la profondeur d'une plaie.

Sublimé. — Sel mercuriel très employé en solution comme antiseptique et qui est le meilleur connu à 1 gr. pour 1 000.

Sudoripare. — Qui produit la sueur ; glandes sudoripares.

Supination. — Attitude de la main quand la paume regarde directement en avant ; mouvement opposé à la pronation.

Suture. — Procédé qui consiste à recoudre les tissus.

Sutures. — Articulations dentelées des os de la tête.

Symptôme. — Signe d'une maladie.

Symptomatologie. — Etude des symptômes, c'est-à-dire des phénomènes dont l'ensemble constitue une maladie.

Synovie. — Liquide qui humecte l'intérieur des articulations.

Systole. — Contraction des ventricules du cœur.

T

Tarse. — Les os qui forment la partie postérieure du pied.

Teigne. — Maladie parasitaire du cheveu, qui cause sa chute ; elle est très contagieuse.

Tendon. — Continuation fibreuse des muscles. C'est ce qu'on appelle vulgairement, et bien à tort, les nerfs.

Ténia. — Le ver solitaire.

Tétanos. — Maladie caractérisée par des contractions spasmodiques des muscles, débutant par ceux de la mâchoire et de la nuque. Le principe du tétanos est le bacille de Nicolaïer, qui habite le sol profondément. Sa toxine porte son action élective sur le tissu nerveux, comme le microbe inconnu de la rage.

Thalle. — Microbe adulte.

Thérapeutique. — Partie de la médecine qui s'occupe du traitement des maladies.

Thorax. — La poitrine. Cavité, cage osseuse qui contient les poumons et le cœur.

Thyroïde. — Se dit d'un des cartilages du larynx qui constitue la pomme d'Adam, et d'une glande située au-dessous de ce cartilage en avant du cou. C'est l'hypertrophie de cette glande qui fait le goitre.

Tibia. — Os volumineux de la jambe et le plus interne ; facile à sentir sous la peau.

Tonique. — Se dit d'un remède fortifiant, et de contractions musculaires prolongées amenant la rigidité dans les convulsions ; opposées aux contractions *cloniques*, qui sont instantanées, comme une secousse.

Topique. — Moyen local de traitement.

Toxine. — Produit de sécrétion des microbes qui cause la maladie infectieuse. Toxine fait *toxique, toxicité*.

Trachée. — Le canal aérien qui s'étend du larynx aux bronches et qu'on ouvre dans l'opération de la *trachéotomie*.

Traumatique. — Qui a trait au traumatisme.

Traumatisme. — Plaie ; accident, blessure.

Trismus. — Contraction tétanique des mâchoires.

Trocart. — Instrument piquant destiné aux ponctions.

Trochanter. — Saillie osseuse située au voisinage de l'extrémité supérieure du fémur et en dehors de la hanche.

Tuberculose. — La phtisie ; maladie générale infectieuse à manifestations multiples : bacille de Koch.

Tympan. — Membrane tendue au fond de l'oreille et qui transmet le son.

Tympanite. — Distension gazeuse d'un organe.

Typhlite. — Inflammation du cœcum ; aujourd'hui appendicite.

U

Ulcère. — Plaie sans tendance à la réparation.

Urémie. — Empoisonnement du sang par les matières excrémentitielles de l'urine, arrêt de fonctionnement du rein.

Urethère. — Canal qui conduit l'urine, du rein à la vessie.

Urèthre. — Conduit par lequel l'urine sort de la vessie.

Urticaire. — Affection cutanée caractérisée par de petites élevures blanches sur un fond rouge, accompagnée de démangeaisons comparables à celles que provoquent les orties.

Utérin. — Qui concerne l'utérus.

Utérus. — Matrice.

V

Vaccination. — Moyen assuré de préserver de la variole. On a les vaccins de plusieurs autres maladies et le nombre s'en étendra à coup sûr ; l'avenir de la méthode Pasteur est là.

Vagin. — Canal membraneux qui aboutit à l'utérus.

Vaisseau. — Tube dans lequel se fait la circulation d'un liquide organique (artères, veines, lymphatiques).

Valvule. — Une soupape. Se trouve dans le cœur et dans les vaisseaux.

Varice. — Dilatation des veines, fréquente aux jambes.

Veine. — Vaisseau contenant du sang noir. Il y a une veine qui charrie du sang rouge ; la veine pulmonaire.

Ventricules. — Les deux cavités du cœur, sous-jacentes aux oreillettes et dont la contraction chasse le sang dans l'aorte et dans l'artère pulmonaire.

Vésicule. — Petite vessie : celle de la bile.

Vessie. — Le réservoir de l'urine.

Villosités. — Saillies filiformes développées sur la muqueuse de l'intestin grêle.

Poitiers. — Société française d'Imprimerie et de Librairie.

www.ingramcontent.com/pod-product-compliance
Ingram Content Group UK Ltd.
Pitfield, Milton Keynes, MK11 3LW, UK
UKHW020157250726
13967UKWH00003B/1109